『』括弧付きの、立ち現れる、条件次第の、文脈依存的な医療

Contingent,
Emergent,
Situated,
Contextual

ナラティブとエビデンスの間

Integrating Narrative Medicine and
Evidence-based Medicine
the everyday social practice of healing

著 James P Meza MD
Daniel S Passerman DO
Forewords by Peter Wyer and Rita Charon • Mark H Ebell

訳 岩田健太郎
神戸大学大学院医学研究科・
医学部微生物感染症学講座感染治療学分野教授

メディカル・サイエンス・インターナショナル

Authorized translation of the original English edition,
"Integrating Narrative Medicine and Evidence–based Medicine :
The Everyday Social Practice of Healing",
First Edition
by James P Meza and Daniel S Passerman

Copyright © 2011 by James P Meza and Daniel S Passerman

This translation is published by arrangement with Radcliffe Publishing Ltd.,
33–41 Dallington Street, London, EC1V 0BB, United Kingdom

© First Japanese edition 2013 by Medical Sciences International, Ltd., Tokyo

Printed and Bound in Japan

献辞

愛する妻、キャロルとトレーシーに捧ぐ。

癒しのための社会的実践

医者が患者さんの話を聞くとき、個々のナラティブ（物語）と医療職の文化的なパワーを統合し、組織化された社会的枠組みという文脈のなかで、ともに構築されたナラティブを作り出します。そしてそれぞれの「内的な経験」と社会的権威をもった同じ話の間に一貫性をもたせます。こうやって二つの話は調和し、個人的な意味と強められた社会的規範を作り出します。

序文

　我々は本書の登場を喜ばしく思います。臨床現場の主流に、臨床医学を立体的に理解する方法が立ち現れてきた証拠でしょう。2008年、コロンビア大学の我々のグループは"Narrative Evidence Based Medicine（ナラティブ・エビデンス・ベイスド・メディシン）"という言葉を提唱しました。単語の間にハイフンを入れないように留意しました。そうすることで、我々は「ナラティブ・メディシン」と「エビデンス・ベイスド・メディシン」のコンセプトをそのままに保ったまま、長期的には「ナラティブ・メディシン」を包括し、取り囲むようなコンセプトとしたかったのです。どんな種類であれ、エビデンスは橋を架けようとする努力が目指す場の真ん中にあります。科学的に情報提供がなされたうえでの、ナラティブ・メディシンというわけです。

　Meza先生とPasserman先生は研修医や指導医に大いに貢献しています。まじめな本ですが、わかりやすく書かれています。エビデンス・ベイスド・メディシン実践を総括するとともに、ナラティブ・メディシンの関係性や社会性、政治的な面に考え方のヒントを与えてくれています。本書は若々しい本です。しかし、我々すべてがある種の診療を想像するのに役に立ちます。患者さんが病気の話をするとき、それをどうやって聞けばよいか医者は知っている。患者さんとともに歩む。そして彼らが尋ねる質問に正確に答える、という診療です。

　本書のような本を読めば我々は元気になります。ナラティブ・メディシンは2000年にコロンビア大学で開始されたのですが、この領域が文系タイプだけでなく、「前線にいる」診療医も含めて、医療の主流にインパクトをもたらしてきたことを、本書の登場が示しています。ミッドウエストの二つの家庭医研修プログラムがナラティブ・エビデンス・ベイスド・メディシンを教えているという事実が、メインな医療が我々のナラティブ・メディシン研究の果実を必要としているという我々の印象を強固にしています。そして、それは我々の医療におけるナラティブな考え方と、常なる探究、臨床的科学的基盤の上で堅牢で「真正なる」思考の追求とを結合することを承認しているのです。

Peter Wyer & Rita Charon
ニューヨーク州コロンビア大学
2011年3月

はじめに

話をさせてください。

　あなたの注意をひいたでしょうか？　人は元来、話を聞き、語るものです。その話を使って複雑なアイディアを、感情を、そして経験を語り合うのです。話は我々に価値を教えます。つながることを、つなげられていることを強調します。コミュニティーを作るのを助けてくれます。本当の意味で患者さんの話を聞くことを学ぶのが、ナラティブ・メディシンにおいて本質的に重要なことなのです。

　受信者動作特性曲線下面積（area under receiver–operator characteristic curve）は 0.89 です。

　まだ起きてますか？　受信者がどうしたって？　エビデンス・ベイスド・メディシン用語はしばしば複雑すぎて、曖昧すぎ、いつも詩を欠いています。端的に申し上げると、話を語るナラティブな要素を欠いているのです。だから、とても多くの医師と学習者がエビデンス・ベイスド・メディシンに興味をなくし、診療に利用するのが困難だと感じるのは不思議でも何でもないのです。

　実のところ、ナラティブ・メディシンとエビデンス・ベイスド・メディシンはオーバーラップすることのない権威と思われていることが多いです。Stephen Jay Gould が宗教と科学の領域を説明したのと同じです[1]。彼の思慮深く、影響力の大きかったエッセイをパラフレーズするならば、宗教は「なぜ」という問い方を、科学は「どのように」という問い方をします。でも、両者はオーバーラップすることは本当にないのでしょうか？　我々は生物学的に利他主義（altruism）や外国人恐怖（xenophobia）や、スピリチャリティーなんかに向かう性向があるのでしょうか？

　同様に、ナラティブやエビデンス・ベイスド・メディシンのような権威は絶対にオーバーラップすることはないのでしょうか？　本書は実に重要な本ですが、Meza と Passerman はナラティブとエビデンス・ベイスド・メディシンの領域は統合可能で、また統合されねばならないと論じます。患者さんに考えられる限り最良のケアを提供するためです。

　昔、私が大学一年生だった頃、CP Snow の「二つの文化」[2] を読みました。スノウはヒューマニティーと科学の断裂について説明していました。片一方のキャンプのメンバーは、他の成したことに無知なのでした。シェークスピアを引用できない物理学者のなんと

多いことか。熱力学第二法則を説明できない文芸批評家のなんと多いことか。スノウが文化の断裂を仲介する「第三の文化」に積極的だったように、MezaとPassermanも医療において積極的な提唱を行ってきたのです。

　患者ケアにおいてもっと統合的なアプローチをしよう、患者さんの話と、手に入る最良の科学的エビデンスどちらからも学ぼう、という見解をもつのは彼らだけではありません。本書の多くがPOEMs（patient oriented evidence that matters：意味のある、患者ベースのエビデンス）、DOEs（disease oriented evidence：疾患ベースのエビデンス）、あるいはSORT rating（strength of recommendation taxonomy, based on the POEMs concept：POEMsのコンセプトに乗った、推奨の強さの分類）といったコンセプトを論じているのは興味深いことです。このような革新的な枠組みは、Allen ShaughnessyとDavid Slawsonが1994年に最初に提唱したものでした。ナラティブとエビデンス・ベイスド・メディシンをつなぎ合わせる最初の重要なステップだったのです[3]。

　ShaughnessyとSlawsonは患者さんの話を聞かねばならない、と確信をもって訴えました。彼らが一番大事にしているアウトカムを我々が学ぶことができるのだから。このような患者主体のアウトカムは、彼らがどのくらい長く、どのくらいよく生きているかを教えてくれます。数字がどれだけ高かったり低かったりだけじゃないんです。POEMsに集中しているだけで、我々はどのエビデンスが患者さんにとって最重要かを決めることができるんです。

　結局のところ、我々のプロ、そして癒し手としての成功は、患者さんの話とエビデンスを統合する能力にかかっているのです。でなければ、我々はテクノロジーの奴隷となってしまうでしょう。CP Snowの有名な言葉にありますが、「テクノロジーは……奇妙なものだ。一方では贈り物となり、他方では人を後ろから突き刺す」[2]のです。我々は世界のほとんどどの国よりも一人あたりのCTをたくさん撮っています[*]。このテクノロジーの恩恵を受けている患者さんがいるのは疑いの余地がありません。しかし、我々は不要な放射線曝露、過剰診断、未病の過剰治療によって何万もの病気を作っています。こうしたテクノロジーを無思慮に、無神経に使うコストのために社会は破産しつつあるのです。

　MezaとPassermanはパイオニア的な仕事をしました。医者がどのようにナラティブ・メディシンとエビデンス・ベイスド・メディシンの両方を実践するのかを見事に教えています。初心者にはどちらもおっかないものですが、この本は実践的なので、毎日の患者ケアに両者をどうやればうまく統合できるのかがわかります。

　患者さんの話を聞き、彼らの質問を本当に理解し、手に入る最良のエビデンスを学び、患者さんとパートナーシップを築くことだけが、可能な限り最も効率よく、効果的に、熱

---

[*] 訳注―これはアメリカのこと。訳者は「いや、日本はもっとひどいだろ」と思ったが、必ずしもそうではないようだ。たとえば、Ono K, Yoshitake T, Hasegawa T, Ban N, Kai M : Estimation of the number of CT procedures based on a nationwide survey in Japan. Health Phys., 100, 491-496, 2011. を参照。一方、レントゲン撮影検査数と、それによるがんの発生は日本がダントツで高いという論文もある。Gonzalez AB, Darby S : Risk of cancer from diagnostic X-rays. Lancet 363 : 345-351, 2004.

意あるケアを提供できることを保証しうるのです。

Mark H Ebell, MD, MS
アテネ・ジョージア大学公衆衛生学校疫学生物統計学講座准教授
2011 年 3 月

文献

1. Gould SJ. Nonoverlapping magisteria. *Natural History*. 1997; **106**: 16–22.
2. Snow CP. *The Two Cultures*. Cambridge: Cambridge University Press; 1959.
3. Shaughnessy AF, Slawson DC, Bennett JH. Becoming an information master: a guidebook to the medical information jungle. *J Fam Pract*. 1994; **39**: 489–99.

緒言

医学知識のニュータイプ

健全な医者-患者関係という文脈のなかで、そのとき手に入る最良の科学的エビデンスを活用することで、良い医療は提供されます。この二つの原材料はよい決断を下すためのコツなのです。医療の提供には決断が必要で、これはまぎれもない事実です。我々はどのように決断を下すのか理解する必要があるのです。健全なる人間関係も科学も必要です。どちらが欠けてもだめなのです。しばしば、この事実は見逃されており、「プロとしての意見」や「ベッドサイドのマナー」といったミステリーに覆い隠されています。

過去二十年間でテクノロジーも医学も飛躍的な進歩を遂げましたが、ここで私たちが述べたいのは全く異なるタイプの医学知識です。括弧付きの、立ち現れる、ある社会の条件次第で、文脈依存的な知識（contingent, emergent, and situated within a social context）です。このようなタイプの医学知識は純粋な生物医学モデルとは全く異なるものです。診療する医師のために概念化された独特のものなのです。

私たちの世界は変化している。

私たちの世界で唯一不変なのは、世界は常に変化し続けている、という事実です。本書はある時期に合わせた形で書かれています。テクノロジーももちろん変化し続けます。しかし、医学のなかには時代に関係なく、永続的なものもあるのです。私たちが時代に関係なく、永続的なものを医療において説明しようとするならば、そのとき起こっていた（そして時代遅れな）例を用いざるをえないでしょう。読者の皆さんは両者を本書に見いだすことができるはずです。私たちは、10年ほど前に、家庭医学教員学会（Society of Teachers of Family Medicine：STFM）春の年次総会に出席したことを思い出します。ある方が自分の数年にわたるエビデンス・ベイスド・メディシンの経験についてプレゼンされました。結論のところで、このトピックは「死んだ」と彼は述べました。エビデンスにアクセスし、知識を作ることが難しすぎるからだというのです。彼は確信をもって主張していました。時代は確かに変わりました。私たちはみんな多種多様な方法でネットにアクセスで

き、数年前がどんな生活だったか思い出すのも大変なほどです。私たちすべてが情報にアクセスするテクノロジーをもち、それは恐ろしいほどのスピードで可能なのです。でも、その意味するところは何なのでしょう。もっと大事なことを言えば、患者さんにとって意味するところは何なのでしょう。

同時期に、医学知識もやはりすごいスピードで進歩しています。今日真実であるものがなんであれ、その半減期は数か月といったところです。「専門家」は権威を主張することが可能でした。彼らは特定のトピックについて、知らねばならないことはなんでも知っていたからです。知識が膨大になり、今日の専門家ははるかにはるかに小さな領域においてのみ権威を主張せざるをえません。心臓学においては、核医学心臓学、心不全専門家、侵襲心臓学、電気生理心臓学、移植心臓学専門家などがいます*。古き良き普通の心臓学専門家なんていないのです。他の専門領域でも同じことが起きています。神経内科医は運動障害専門家、脳卒中専門家、けいれん専門家、などなのです。

時代に関係なく、永続的な医療

何もかも変化していくなかで、私たちは自問します。「医療において物事が変化しても、次の十年から二十年で変化しないものってなんだろうか？」と。答えは二つあるように思います。一つ目は、医者−患者関係の永続的な価値でしょう。その関係性がどのようなストレスに遭遇したとしても、患者さんは思いやりと熱意にあふれた医者（医療提供者）を求めます。理想的には、自分が知っていて信頼でき、自分たちの欠点も認めてくれ、なじみのない苦しい感覚を経験したときもそれを理解させてくれ、症状の意味を教えてくれるような医者でしょう。このようなタイプの関係性は、「関係性中心のケア」という文脈でうまく説明できるものです。このようなタイプのケアを提供するためには、医者は自身、内省的でなければなりません。自分がケアの過程においてどのような影響を与えているかを知る必要があるのです。

医療がどんなに変化しても不変であり続けるであろう第二の属性は、患者さんは常に自分の領域をわかっている医者を求めるであろうことです。直近の医学進歩にも精通していて、最新の治療についても知識がある。すべてを知ることができる医者などいませんから、自分たちを特定の知識の塊でもって定義することはできません。「自分の領域をわかっている」ためには、診療中に情報をみつけ、その情報の質を吟味し、その情報を患者さんが受診するに至った特定の事情に適応させる方法を知っている必要があります。このことが本当に意味するところは、私たちは批判的な思考と分析におけるエキスパートである必要があるということです。「医学情報」にアプローチするほうが特化された知識の特化された体系を記憶するよりも使いやすい方法です。ですから、「情報をマスターすること」が、患者さんを知り、臨床経験を重ねることに加えて必要な新たなスキルなのです。

＊訳注─本文では専門領域と専門家がごちゃごちゃに記載されているが、そのまま訳出した。

ナラティブとエビデンスを統合するときの障壁

二つの属性を結合させることが、未来の医療における医者の役割を改めて主張するのに必要になります。それが関係性のスキルと分析スキルを伴う批判的思考です。このようなタイプの医者は、私たちの友人が「完全な医者」と呼ぶような医者です。残念なことに、このようなスキルはある人物において、等しい割合で見いだすことは希有なのです。STFM春の年次総会の話に戻りますが、私たちはエビデンス・ベイスド・メディシンと「コミュニケーション・スキル」を統合させるために一年を費やしたワーキング・グループの会合に出席しました。このワーキング・グループの結論は、「一貫した形で二つのコンセプトを結合することはできない」でした。小グループのディスカッションで、傑出した患者コミュニケーションの専門家を配しました。彼がグループをリードしたときに最初にこう言ったのを私たちは今でもはっきり覚えています。「私は何を言ったらよいのかわかりません。エビデンス・ベイスド・メディシンのことなんて何も知らないのですから」。そこに座っていた私たちは考えました。「どうしてこんなに難しいんだろう？ 私たちは診療所で毎日やっていることなのに」。私たちがやっていることを正確にコトバにするのには数年かかりました。それが本書なのです。

認識論の違い（「知り方」の違い）

さて、先に進む前に、ここでちょっと考えてみましょう。なぜ、ナラティブ・メディシンとエビデンス・ベイスド・メディシンは、一つのケアのプロセスに統合させるのがこんなに難しかったのでしょう。この困難を理解するためには、科学哲学のコンセプトを借用する必要があります。話を簡単にするために、特定の哲学的議論ではなく、四つの基本的な哲学的考え方を議論したいと思います。つまり、経験主義（empiricism）、実証主義（positivism）、相対主義（relativism）、そして現実主義（realism）です。経験主義（百聞は一見に如かず）は啓蒙時代に流行りました。西洋医学が現在の仕組みを作ろうとしている最中でした。疾患は観察可能で、臓器の異常という形をとり、剖検でみつけることができました。経験主義の後に、論理的な実証主義が出てきました。実証主義とは、たった一つの真実があり、科学はその真実を発見するのだ、という考え方です。真実は人の営みとは無関係に存在し、私たちは科学を使ってその真実を発見しようとするのです。経験主義と実証主義は医学が受け継いできた遺産であり、多くの医者は所与のものと当然視しており、生物医学の哲学的基盤になっています。

ナラティブにおける知識はどうなっているかといいますと、私たちが「相対主義」と呼ぶものです。相対主義とは、すべての真実は、それが受け止められた形における真実である、ということです。見方によって、たくさんの真実が存在しうるのです。「非科学的だ」という印象が目立ちますね（あるいは、「際立ったカテゴリー」として「普通」とは違うもの、として知られています）。このような理由から、ナラティブ・メディシンは私たち

が通常医学（生物医学）における科学的探求と考えるものに属するのだといつも主張せねばならないのです。統合という妙技を達成するためには、私たちはこれらの科学哲学すべてを棄却し、「現実主義」を好みます。「現実主義」という言葉が示唆するのは、1つの真実は存在する、ただ、私たちがそれを完全に理解することはできない、というものです。私たちにできることは、近接し続けていくことだけです。読者の皆さんは私たちがナラティブにおいて科学を議論し、科学においてナラティブを議論するのを耳にするでしょう。私たちのやっていることは、これら二つの異なる知り方〔認識論、エピステモロジー（epistemologies）〕を混ぜ合わせることなのです。そうすることで、両者は統合され、1つの「知り方」になるのです。

　次のような引用を検討してみましょう。患者さんの知り方は医者の知り方とは違うことが示唆されています。

> 妻が最近病気になり、患者は主治医に読まれるテキストであるだけではなく、自分の肉体や物語の著者でもあることを私は学びました。「読み手－反応」理論が指摘するように、読むことはテキストの再構築となるよりほかないのです。医学用語にして言い換えるならば、医者は、文芸評論家同様、患者のテキストをより抽象的な用語に置き換えるのです。患者を症例に変化させ、彼らの苦しみを疾患に変化させます。医者はしたがって、疾患を論じ、理解し、そして治療できるのです。もっとも、その物語はもとの作者には認識できなくなってしまうかもしれないのですが。しかし、批評家と違い、医者は患者がよくなることに責任があります。したがって、医者は医学症例をもう一度翻訳し直し、個々の物語に、患者の言葉を使って書き直さねばならないのです。そうすれば、患者は自分の苦しみを制御し直し、もう一度、人生の主たる作者となるのです（Paul C Sorum. Patient as author, physician as critic. *Arch Fam Med* 1994；3：549-6）。

この引用が示すものは、贈与と受容、患者さんと医者がともに行う旅、患者さんの十全たる人間として認識しつつ、最良の医科学を提供するプロセスです。それはコラボレーションなのです。モラル領域の関係性なのです。医者が患者さんに尽くす意味の本質をもう一度獲得する方法の一つなのです。ナラティブと「エビデンス」を真に統合するために、私たちはさらにもう一歩前に進みます。医者に患者さんの世界と苦しみの物語を知る方法に入り込むよう促し、患者さんにも医者の世界と科学的エビデンスを知る方法に入り込むよう促します。医者と患者さんの両方がこれらの領域において「知っている」と言え、ともに構築されるナラティブに至るような会話が可能になるのです。そんなことできっこないという人もいますが、私たちはやっています。本書において、どうやればあなたにもできるか示したいと思っているのです。

ナラティブ・メディシンとエビデンス・ベイスド・メディシンの相互依存：T1、T2、T3、そしてさらに

　ある意味、この実践的な「ハウツー」のガイドは、理論的な議論の予兆になっています。医学において平行線をとってそれぞれバラバラに追求されている二つの動きを統合する理

論なのです。二つの動きが一つにまとまるようなヒントはあります。ナラティブ・メディシン推進者の一人、Rita Charon の言葉を聞こうではありませんか。

> （エビデンス・ベイスド・メディシンの実践者である）彼は、私たちのところに来てこう言いました。「エビデンス・ベイスド・メディシンは、あなたたちが言うナラティブ・メディシンの知るものを欠いています」と。私は彼にこう言うことができました。「ナラティブ・メディシンはあなたがエビデンス・ベイスド・メディシンにおいて知っていることを欠いています」。それで、私たちは一緒に集中スタディー・セミナーを開きました。私たちはそれをナラティブ・エビデンス・ベイスド・メディシンと呼びました。ナラティブにもエビデンスが必要だとわかっていたからです。ですから、二つを二元論で語るのは私に言わせれば間違いなのです。そんなことをすれば、診療において重要だと私が信じるものをたくさん手放してしまうでしょう。ナラティブ・ベイスド・メディシンは定義からして、エビデンスのない医療を意味するものではありません……私たちは今や高度に複雑化した世界にあるのです（Rita Charon の言葉。引用者は John D Engle et al. *Narrative in Health Care : healing patients, practitioners, profession and community*. Radcliffe Publishing : Oxford, 2008）。

Rita Charon が言っているのは、私たちが強調したい、まさにそのことなのです。今日行われている医療における問題と取り組むのであれば、ナラティブとエビデンスに基づく医療の統合は必要です。実際、コロンビア大学のナラティブ・エビデンス・ベイスド・メディシン（Narrative Evidence based Medicine：NEBM）のワーキンググループはアメリカ国立健康研究所（National Institute of Health：NIH）[*1]におけるトランスレーショナル・リサーチ・ロードマップにおける用語でそれを表明したのです。NIH はこのような問題を T1、実験科学から得られた知識を臨床研究に、そして T2、臨床研究を実地診療に、と名づけています。NIH のロードマップにおける最大の欠点は、「知識」が実証主義的知識であるという前提です。それ自身真実で、臨床医がそれを知っていれば、それを使うだろうという前提です。臨床医も患者さんも（実証主義的）真実を認識し、それに従って行動するという前提です。NEBM ワーキンググループは T3 という用語と多くのバリエーション（意思決定の共有、実施科学、知識のトランスレーション、実践に基づくリサーチなど）を吟味し、こう指摘しました。

> 発表されたほとんどのトランスレーショナル・リサーチのパイプラインは、個々の患者さんの手前で止まってしまいます。患者さんが最終的に治療の推奨を受け入れるか受け入れないかで、生物医学事業すべての成功か失敗かが決められてしまいます。患者さんが実際に医療の推奨を受け入れ、その利益を得るかどうかを決める問題の複雑さをみると、この領域が独立したものなのは明らかです。私たちがレビューした、いろいろな方が提唱している「T3」の延長とは異なる形でトランスレーショナルなのです（R Goyal, R Charon, H Lekas, et al., 'A local habitation and a name' : how narrative evidence-based medicine transforms the translational research paradigm. *Journal of Evaluation in Clinical Practice* 2008；14：732-41）。

[*1] 訳注―NIH は日本でしばしば国立衛生研究所と訳されているが、明らかに誤訳なので本書では別訳を用いた。

私たちが真実と知っていることを彼らも認めました。NIH は患者さんを自分たちの「トランスレーショナル・リサーチ・パラダイム」に入れる手前でとどめました。私たちは、臨床医にとって真にトランスレーショナルな問題は、知識を社会的な現状にトランスレートすることである、と主張しました。T3 という用語の代わりに、私たちは「トランスレーショナル・プラクティス」という用語を使っています。「プラクティス」という語には社会文化的倍音があるからです。この知識はもはや「実証主義的」真実ではありません。新しいタイプの知識であり、括弧付きの、立ち現れる、条件次第の、文脈依存的なものです。私たちはそのことを今後何度も繰り返し強調するのです。このような知識は、社会的プラクティスであるという理解があれば、科学的現実主義に採用することは可能です。

NEBM が示唆するものすべてに私たちは賛同しますが、もっとこれを広げたいとも思っています。ナラティブ・エビデンス・ベイスド・メディシンは方法です。私たちは、これをとても良い方法だと思っています。健康アウトカムを改善するよう、私たちを導いてくれることを保証するような手段です。しかし、私たちはこの議論を、より広い治癒の社会的理論に拡張します。本書には二つのメッセージが込められています。第一には、ナラティブ・エビデンス・ベイスド・メディシンの実践的な入門書としてであり、第二にはその方法を理論と、なぜその方法が機能したかを説明する例として使うことです。私たちは両方とも重要だと考えています。二つのメッセージはパートⅠとⅡを、パートⅢと対比させて並べています。私たちは、このフォーマットによって、読者がケアのプロセスをより深く理解できることを望んでいます。理論と手段の両方を言葉にして説明することで、科学研究を癒しの実践にまで推し進めることができるのです。

本書のパートⅢでは、私たちは医療の文脈と、それがどのように変化してきたかを説明します。巨大な組織がサービスの「コモディティー（商品）化」を推し進めています。善意ある運営者たちが、慢性疾患マネージメント、アウトカムに応じた給与（pay for performance）[*2]、膨大に増えるガイドライン、患者満足度スコア、その他たくさんの測定法などを、医療の本質的なミッションと関係あるなしにかかわらず取り入れてきました。医者はしばしばストレスを感じ、イライラし、心が折れています。自分が患者さんにとって良い、正しいと思っているやり方で診療できないからです。プロフェッショナリズムへの負荷にもなっているのです。「社会的契約」としてのプロフェッショナリズムの認められている定義は現在の世の中では不十分です。現在では医療は商品であり、サービスとモラルの実践を同時に行うのです。我々の国は永遠に「医療危機」にあるように思えます。私たちは医者たちの理にかなった対応を提案します。それは、時代と関係ない医療の根っこ、癒しという社会的営みと医者を再び結びつけることです。

---

*2 訳注—pay for performance とは、医療者への支払いを患者のアウトカムの改善に応じて行うこと。アメリカで実践され、あまりうまくいっていなかったが、イギリスで一定の成果を出しつつある。

新米からマスターに至るための学習プラン

　私たちが説明するプロセスに必要なスキルに熟達するには、実践と継続的学習が必要です。ナラティブ・メディシンにもエビデンス・ベイスド・メディシンにも深遠なる学的知識がありますが、本書はビギナー・レベルであり、診療で使えるよう、一番重要なツールのみを提供しています。ほかにもリソースはあります。それは文献に示し、各セクションごとにさらに学習できるようにしています。標準的な文献も入れました。私たちはナラティブ・メディシンやエビデンス・ベイスド・メディシンの発明者ではありません。これらの領域には、ずっと専門性の高いエキスパートがいます。私たちは高度に進歩した両者の相互依存性を強調したいのです。本書を読み終えれば、それらがお互いに補完して、それぞれ独立して実践することなどできないとわかることを願っています。本書でユニークなのは、NEBM は癒しの社会的役割に必要な部分を埋めるのだ、という私たちの主張です。

　しかしながら、私たちは経験から得られた「実践知」も入れました。特に、どのように Google Scholar を効率的に使い、エビデンス・ベイスド・メディシンの構造で必要とされる問題と取り組むかを扱いました。私たちは経験に基づく実践知を共有しているので、自然、自分たちの意見もたくさん入りました。それに反対するのも、また自分で試してみるのもご自由に行ってみてください。すべての臨床医は、エビデンスを他人とは異なるやり方で解釈します。私たちは、意見の正当な違いをよくわかっています。医学はだから素晴らしく、面白いのです。むしろ、私たちは共通言語を開発しようと努力しました。情報提供が十分になされた臨床的議論が経験ある臨床医たちに起きることを期待してのことです。私たちは「医者（doctor）」という言葉を使い、より政治的に正しい用語「臨床医（practitioner）」は選びませんでした。わざとそうしたのです。パートⅢでは、私たちは文化的な議論を行いました。「医者」という言葉はナース・プラクティショナー、フィジシャン・アシスタント、その他の中間レベルの提供者よりも長く使われてきたのです。私たちは「医者」を、医療において患者さんと治療関係を結ぶすべての人を指して用いています。また、すべての事例はドラマ化され、フィクション化され、現実の患者さんには言及していません。本書を通じて扱う症例は、問題点を明快にするためにわざとでっち上げたものでした。とはいえ、毎日診察室で起きることも、ちゃんと患者さんの話を聞けば同じようにドラマティックなのは請け合いましょう。

　どんな医者でも本書を理解できると私たちは信じています。本書は実践的な教科書で、若い、あるいは気持ちは若い医者たちが標準的な医学部や卒後研修カリキュラムとは別にみつけることのできる学習プランです。本書の後半には、理論的な内省も提供しています。単に内省的なエッセイとして読むことも可能でしょうし、癒しの科学の理論的基盤として読むことも可能でしょう。とりあえず、私たちの書くままに読んでみてください。楽器を使ったり、外国語を学ぶときのように。練習は必要です。もっともっと練習が必要なのです。実際の診療現場で患者さんを相手に使ってみて、それを症例とすることを私たちはお勧めします。同僚にカリキュラムとしてこのプロセスを紹介したとき、私たちはシン

プルに、役に立ちそうな過去数日のケースを選びました。そのようなケースをみつけるのは簡単でした。最初に学ぶときは、まれでヘンテコで、文献が存在しないようなケースは選ばないことです。もっと経験を積んだら、そのようなケースは使えなくはないですが、「それについて何も知らない」ことについて語っても、何も学びは得られないのです。失敗を恐れてはいけません。部分的に使えるものをお使いなさい。起きたことの順番こそが成功において一番大事だと覚えておくことが肝心です。そして遂には、あなたは語られた診療のプロセスにおいて「認知のスキーマ」を発達させるでしょう。そうなったらなんの苦労もなくなるでしょう。「単に、いつもやっているような」考え方になるので努力はいらなくなるのでしょう。考え方を変えれば、診療も変わるのです。

学習環境

学習者として、本書の学びにおいて義務づけられたコンピテンシーについて考えておきましょう。アメリカ卒後医学教育委員会（American Council on Graduate Medical Education：ACGME）が、実地学習、コミュニケーション、医学知識、そして患者ケアと関連づけているものです。私たちはプロセスについて説明していると何度も強調しますが、プロセスが正しく機能するためには、順番が正しくないといけないのです。しかし、もし、あなたが教育プログラムに則って学習しているのであれば、あなたがやるような順番で学ぶ必要は必ずしもありません。どんなアカデミック・コースでもそうですけれど、前提条件があるのです。この場合、私たちは以下に集中するよう提案します：(1) ジャーナル・クラブとリサーチの方法を批判的に吟味するやり方を学ぶこと、(2) 内省的実践者のスキル、です。歴史的には、私たちの家庭医研修プログラムは、内省的筆記セッション、二十分間の構造化されていない患者さんの話を聞くセッション、ブック・レビュー、エッセイ、映画による学習、油絵描き、そしてバリント・グループ（Balint Group）です[*3]。Rita Charonもまた、ナラティブ・メディシン修練のためのスキル習得を医学校のカリキュラムに持ち込むよう提唱しています。私たちの地元の医学校では、臨床疫学とリサーチ方法の批判的吟味の技術を一年生に教えています。一年生にできるのですから、あなたにだってできるでしょう！　練習、練習、練習あるのみです。

ナラティブ・コンピテンス

Rita Charonは自著で、多くのナラティブ・コンピテンシーの練習を提案しています。私たちの文化では物語を語ることは当たり前のことですが、医療者はだいたいにおいて生物医学疾患ベースの物語で考えるよう訓練されています。医者たちは病の物語を聞く能力を

[*3] 訳注—Michael Balintが医者–患者関係について作ったグループ。医者–患者関係の不確定さや困難さを変換し、より良い理解や意味づけをもたらそうというもの。

失ってしまったようです。どのように物語が構築されるか学び、物語の内的関係性が意味を発見するのを、ナラティブ・コンピテンスと呼びます。ナラティブ・コンピテンスの育成は生涯かけて行うものですが、ここでは、ビギナー・レベルのスキルを考えてみましょう。私たちの文化圏にいる人物が理解できるものです。問題は、医療者が生物医学的な物語をもって理解のドアを閉ざしてしまう前に、聞くときにオープンな心をもち、意欲的であることです。のちに、私たちはバリント・グループをナラティブ・コンピテンスを学ぶ方法の一つとして論じます。ほかにもたくさんの学習、スキル育成プログラムがありますが、ここではそれらに触れる時間がありません。ただ、それらの重要性だけは理解しておいてください。ナラティブ・コンピテンスを獲得するのに使われる方法が何であれ、これは医者が診療行為のペーソスを受け入れるときに初めて得られるものです。簡単ではありません。苦しみを理解し始めるには、医者たちも弱くならねばならないからです。たいていの場合、私たちは頑なに自分たちを痛ましい感情から防御するものです。医療において感情の苦しみと折り合うより健全な方法は、小さな、安全な量と向き合うことです。あなたがどのような練習やスキル育成実習を選んだとしても、そのスキルをさらに伸ばすために努力し続けなければなりません。その努力はとても重要です。端的にいって、ナラティブ・メディシンは、自身内省する医者でなければ実践できないからです。

本書の構成

本書の構成について付言しておきましょう。本書全体は二回の受診を巡って構成されています。最初の受診（パートⅠ）は診断を強調し、二回目の受診（パートⅡ）は治療を強調します。どちらにおいても、個々の章は"A"で始まります。「六つの"A"」があるのです。リストの次の"A"に順番に章は移っていきます。それらすべてでプロセス全部を説明するのです。それらは：

1. **得よ**（Acquire）。患者さんの懸念を理解するのに十分な情報を。
2. **尋ねよ**（Ask）。臨床的に関連ある質問を。
3. **アクセスせよ**（Access）。その臨床的に関連ある質問に答えてくれるような情報を。
4. **アセスせよ**（Assess）。情報の質を。
5. **アプライせよ**（Apply）。臨床上の疑問に、その情報を。
6. **手伝え**（Assist）。患者さんの意思決定を。

各章は「覚えておくべきキーコンセプト」から始まり、次いでトピックに関連した通常の教材となります。「〜について学ぶ」と見出しがついています。ときどき事例もあげていますし、「ストーリー・タイム」と呼んでいるものも入れています。これは本書のテーマを具体的に示したものです。次に、私たちはナラティブな観点からの「サイエンス」に着目します。これを強調することにしたのは、科学が真実を発見するという（意識されていない）前提を乗り越えようと思ったからです。私たちは、すでに論じた知ることの二つの

やり方〔認識論（エピステモロジー）〕の接触面を混ぜ合わせようとしているのです。さらに、「私たちのケース・シナリオへの応用」の見出しへと続きます。本書全体にまたがる一例として使われたケース・スタディーについて言及するのです。各章は、ケアのプロセスの「その」部分で、どのように括弧付きの、立ち現れる、条件次第の、文脈依存的な医学知識が作られているかを振り返って終わります。

　本書は二回の受診とある医者−患者関係を詳しく説明したものです。それを慎重に「ケアのプロセス」と称して説明しています。それがケアのプロセスであることは常に思い出さねばなりません。正しい順番で物事を行うことは、良いアウトカムをもたらすには最重要なのです。プロセス全部を一度理解すれば、それはずっと容易になることでしょう。研究方法の質を評価する知識を事前にもっていればとても有用でしょう。情報を探すときに便利です。しかし、包括的なバックグラウンドがなければならないということでもありません。私たちが基礎レベルで説明するからです。繰り返しますが、私たちの目指すところはナラティブ・メディシンとエビデンス・ベイスド・メディシンの統合は可能であると示すことです。明示するためのプロジェクトなのです。想定される読者は癒し手＝ヒーラーになりたいと願ういろんな職種の、各職種におけるビギナーです。目指すところはプロセスを十分に説明し、読者が次の患者さんを診るときのプロセスを使い始めることができるようになることです。

　パートⅢは実践的方法から理論生成へと変じます。ナラティブとエビデンスが両方とも医療において使われる文化的ツールであることを示そうとしました。私たちは、西洋医学はナラティブ・エビデンス・ベイスド・メディシンを用いて進歩することができると信じています。しかし、その方法は今ここで私たちにとって機能するものにすぎません。世界にたくさんある癒しの一つにすぎません。私たちが一つの社会機能と考えるものです。このような社会的な文脈において、「癒し（healing）」と「治療（cure）」を区別することはきわめて重要です。人々が快癒します。病気が快癒するのではなく。同様に、人々は治療なしに治癒することもあります。癒しなしで治療されることもあります。両者が起きることも、両者とも起きないこともあります。臨床医学は「病」という広い用語のなかでこれらすべてを含むのです。もっと小さな規模の社会だと「癒し」は魔法とかシャーマニズムによってもたらされることも可能です。私たちは強固にナラティブ・エビデンス・ベイスド・メディシンにこだわりますが、他の方法だって効果があり、社会における癒しの機能を果たす可能性も知っています。

思い出してください。練習、練習、また練習。You too can do it.

本書では、あなたに一つの例を示し、どのようにそれができるのかを示し、それが実際にできることを示します。実際、このケアのプロセスを学んでしまえば、こういうことが常識となり、診療はより効率的になるのです。毎日遭遇するようなすべての複雑で、解決不可能な問題とも取り組みやすくなります。受診一つひとつすべてがともに構築するナラ

ティブに加味される機会をもっているのです。

著者について

James P. Meza, MD（ジェームズ P メザ，MD）

Meza 医師はミシガン大学で生物医学の学士を取得し，ミシガン大学医学校で医師となりました。彼はその後，同じ場所で家庭医卒後研修を終えました。それから，彼はもう二十年以上もプライマリケアを提供してきました。患者さんが彼に，どのように診療するのか教えてくれました。その間，彼は中央ミシガン大学で医療経営に関する経営学修士号を取得し，アメリカ家庭専門医委員会から老年医学追加資格認定を受けました。彼は診療における心理学的側面にも関心があり，さらなるトレーニングをしようと考えました。その結果，アメリカ・バリント協会のバリント・リーダー資格も取得しました。現在，彼は人類学博士課程を終了しつつあり，特にナラティブ理論，認知人類学，医療人類学に関心があります。彼はオークウッド・アナポリス家庭医レジデンシーでレジデンシー・プログラム副部長，かつ研究部門部長として勤務しています。オークウッド医療システムはウェイン州立大学医学校と提携しており，そこで Meza 医師は家庭医療科，公衆衛生学科の助教です。彼は医学校の長期的カリキュラムの一部であるトランスレーショナル医学とエビデンス・ベイスド・プラクティスのコース・ディレクターです。

Daniel S. Passerman, DO（ダニエル S パッサーマン，DO）

Passerman 医師はミシガン大学で工学学士を取得しました。二年間，民間企業で働いた後，ミシガン州立大学オステオパシー医学校に入り直しました[*]。ミシガン州デトロイトのヘンリーフォード病院で，彼は卒後家庭医研修を修了しました。現在は，ミシガン州デトロイトのヘンリーフォード・ヘルスシステムで診療しています。エビデンス・ベイスド・メディシンをヘンリーフォード・ウィアンドット病院医学教育部の家庭医学科で教えてい

---

[*] 訳注─オステオパシーは整体とか身体などに着目した学問概念だが，訳者のわずかな経験によると，アメリカにおける実態はオステオパシー医学校卒業生（doctor of osteopathy：DO）は「医者」としてみなされ，実際の診療範囲は MD となんら変わりないような印象がある（内的差別意識はあるかもしれないが）。

ます。彼はヘンリーフォード・ウィアンドット病院のオステオパシー家庭医療科レジデンシーのプログラム・ディレクターです。また、ATスティル大学オステオパシー医学カークスビル校で臨床助教をしています。特に関心が高いのは、本書に述べられたようなエビデンス・ベイスド・メディシンを教えることです。

イントロダクション

　本書では、医療にまつわる社会的世界を理解する異なる方法を提示するでしょう。そして、どのように病の苦しみがそのような文脈でどのように具現化され、折り合いをつけられているかを示すでしょう。確立された二つの知識領域を説明しますが、両者は一見水と油のように見えます。新しい知識の体系へつながる概念路はナラティブ・メディシンとエビデンス・ベイスド・メディシンを統合することで具現化されるでしょう。統合されさえすれば、診療はこんなものだと私たちが理解しているのとは、異なるものへと変貌を遂げるでしょう。

　国立健康研究所 (National Institute of Health：NIH) は何十億ドルものお金を基礎医学研究に費やしてきました。これだけ時間もお金も費やしてきたのは、人の健康が改善するであろうという期待のためです。残念ながら、健康格差と基礎科学から実践へのトランスレーションには難しい問題が残っています。現在のところ、NIHは「トランスレーショナル・リサーチ」を強調し、このギャップを埋めようとしています。私たちは「科学」や「マネジメント」がこの問題を解決するとは思いません。むしろ、この問題は科学知識を社会的実践に統合させる問題だと受け止めています。問題の根っこと「トランスレーション」を行う難しさを理解しない限り、NIHが考えているニーズに応え、私たちの投資から利益を得ることはできないのでしょう。

　私たちはナラティブ・メディシンもエビデンス・ベイスド・メディシンも社会的実践であるという見方をしています。そこに真の統合のチャンスがあるのです。医学文献を何年も批判的に吟味した結果（エビデンス・ベイスド・メディシン）、科学研究論文は実は一種の物語なのであるということがはっきりしてきました。そこには語り手（著者）がおり、特定の聞き手がいて、特有の文脈があり、説得力のある視点があり、「真実」と主張する基礎構造があります。他の物語同様、論文を読んだ後に私たちは自問し、また他者にも問います。「信じられるでしょうか」と。

　同様に、ナラティブ・メディシンは私たちの患者さんが住んでいる世界を理解することにおいて正当性を主張するものです。人生において、心理学的、社会的側面が健康アウトカムにもたらす影響については異論の余地のないところでしょう。そんなわけで、私たちが健康アウトカムを測定する際、患者さんの物語が、認識されていない独立変数の一つと

なるのです。残念なことに、物語は定量化できないため、心理社会的インプットから生物医学的アウトカムへの流れは生物医学的研究のアジェンダに入れられることはほとんどないのです。

　知識の二つの体系〔二つの異なる認識論（エピステモロジー）〕を統合させ、私たちは医学知識のブレンドを作りました。それは括弧付きの、立ち現れる、条件次第の、文脈依存的なものです。このような医学知識はマルチプル・チョイス試験で検定できるような真実としては具体化されてはいません。それは実践に組み込まれた知識なのです。この新しいタイプの医学知識の括弧付きな性格は、ケアのプロセス全体を通してたくさんある可能性を同時にもっている不確定な未来を反映しています。立ち現れる性格は、クロノロジカル、つまりは時間の流れという診療パターンと意思決定の認識を反映しています。この知識の条件次第な性格はナラティブとバイオメディカル・リサーチの両者が個々の患者さんと個々の問題に、医者－患者関係のなかで適応されるというユニークな性格を反映しています。この知識の文脈依存性は、患者さんも医者も独立した役者ではなく、両者は広大で異なる知識体系と共有された文化的枠組みを利用しているという事実を認識させます。

　この時点で、私たちは実戦的経験をもち、これが可能であることを示します。本書の後半では、理論的枠組みを提案することになるでしょう。その枠組みのなかで、この括弧付きの、立ち現れる、条件次第の、文脈依存的な医学知識が科学研究の対象となりうるのです。医療の実践は社会的営為です。患者さんだけでなく、社会にも影響を与えます。パートⅠとパートⅡで私たちが提供するのは単に、診療のこのようなスタイルの方法論にすぎません。私たちが解説するようなプロセスの利点、欠点を認識しつつ、私たちはこの方法が患者さんや社会のニーズに、現在のやり方を続けるよりはずっと、合致していることを確信しています。パートⅢでは、私たちは、なぜこの方法が患者さんのニーズによりよくマッチするか、理論的な議論を展開します。

　最初はナラティブに注目しつつこの旅を始めることにいたしましょう（第1章）。その後の章では、エビデンス・ベイスド・メディシンの私たちの見方を説明いたしましょう。しかし、本書全体を通して、私たちはナラティブにおけるサイエンスと、サイエンスにおけるナラティブを強調します。「アメリカ・ヘリテッジ・カレッジ辞典（American Heritage College Dictionary）」の以下の定義から始めることにしましょう。

> **括弧付きの（contingent）**：起きやすいが、確かではない。可能性はある。条件やまだ確立されていない事象の有無による。条件的な。
> **立ち現れる（emergent）**：見えるようになり、存在するようになり、気づくようになる。予期せぬ出現や事象の起こり。結果として起きること
> **条件次第の（situated）、状況に置くこと（situate）**：場所をもつこと。置かれていること。特別な状況や与えられた条件下に置くこと。
> **文脈依存的な（contexual）、文脈（context）**：文脈に応じて、ある単語や一節を取り巻くテキストや言及の部分として、その意味を決定すること。あるイベントが起きる周辺状況、すなわちセッティング。

目次

序文 by Peter Wyer & Rita Charon　vii
はじめに by Mark H Ebell　ix
緒言　xiii
著者について　xxv
イントロダクション　xxvii

パート I　診断におけるナラティブのジレンマに対するケアのプロセス … 1
第 1 章　患者さんの懸念を理解するために十分な情報を得る　3
第 2 章　患者さんの懸念に合わせて臨床的に適切な質問を尋ねる　24
第 3 章　質問に関係ある情報にアクセスする　36
第 4 章　情報の質を吟味する　64
第 5 章　臨床的質問に情報をアプライする　84
第 6 章　意思決定のため患者さんをサポートする　101

パート II　治療におけるナラティブのジレンマに対するケアのプロセス
　　　　……………………………………………………………… 113
第 7 章　患者さんの懸念を理解するために十分な情報を得る　115
第 8 章　患者さんの懸念に合わせて臨床的に適切な質問を尋ねる　125
第 9 章　質問に関係ある情報にアクセスする　130
第10章　情報の質を吟味する　141
第11章　臨床的質問に情報をアプライする　165
第12章　意思決定のため患者さんをサポートする　174

パート III　理論的考察 ……………………………………………… 195
緒言　197
第13章　日々起きる癒しの社会的実践に関する理論的問題　200
第14章　癒しとは何か、誰がそれを必要としているのか？　213

第 15 章　医療のコモディティー化（商品化）とトランスレーショナル・プラクティスにおける新たなプロフェッショナリズム　217

パート Ⅳ　エピローグ 227
第 16 章　エピローグ　229
あとがき　235

パート Ⅴ　付録 241
付録への緒言　243
付録 A　245
付録 B　255
付録 C　ヒポクラテスの誓い　262

訳者あとがき　263

索引　267

パート I

診断における ナラティブのジレンマに対する ケアのプロセス

第1章

患者さんの懸念を理解するために十分な情報を得る

> ▶ 覚えておくべきキーコンセプト
> - 物語を語ることは、人の交流に自然なものである。
> - 私たちはある物語の意味を自然に取り入れる。分析することなしに。
> - その意味を分析された物語を「ナラティブ」と呼ぶ。
> - 医学におけるナラティブは科学においてとても重要な役割を演じている。問診において私たちが正しく質問に答えているかを確認するためである。
> - ナラティブ・コンピテンスは単にコミュニケーション・スキルをマスターすることにとどまらない。診療者はナラティブの構造を理解せねばならない。
> - ナラティブのおかげで医者は患者さんの苦しみの経験と取っ組み合うことができる。

患者さんの心配を理解する方法の学習

どこにでも物語はあります。

人は毎日物語る。職場で、パーティー会場で、そして、もちろん帰宅したとき。「今日はどうだったの？」は内省し、意味深い経験を選択し、家族が最後に集まって以来の出来事をまとめ上げる導きとなるのです。物語は一種、シェアすることとも言えます。社会的な織物、意味のウェブを作ります。物語は語られ、再度語られ、同じ人に語られ、他者によって語られます。「先週のサリーの話、聞いた？」。

物語るのは自然なことです。小さい子もたどたどしく物語ります。大人は我慢強く聞きます。たとえ話にポイントがなくても、子どもっぽい話題であまり意味がないと大人には思えたとしても。小さい子の話を大人が我慢強く聞くという事実。親は子どもが口にしたことの意味に理解を示そうとし、次のように言うかもしれません。「さぁ、ジョーおじさんに教えてくれ。カエルさんがどんぶりから飛び出したとき、先生はなんて言ったの？」。こうした例は、物語ることを学ぶのは、大人が社会で機能するのに不可欠なスキルなことを示しています。

誰でも物語るのです。そのような物語は私たちを取り囲んでいます。ある文化の体系と

して、私たちは特定の情報を前提し、取り込み、物語にしつらえます。多くの物語は意識して分析したものではありません。人の認知にはナラティブ・スキーマというものがあるからです[1]。今のところは、物語をナラティブと同義ととらえ、スキーマという考え方に注目しましょう。スキーマとは、認知の足場であり、部分同士を関係づけ、全体となします。私たちが物語を聞くとき、単純にディテールをある枠組みに放り込み、意識することなくその意味を理解します。今聞いた（あるいは読んだ）ばかりのことを一所懸命分析しているのです。私たちは、自分の世界と社会的世界のとても小さな関係性を編み上げて作られたスキームたちを、とても複雑で大きく、包括的なナラティブ・スキームの組み合わせとをともに考えます。

物語には意味がある。

しかしながら、ときに私たちは物語の意味を実際に吟味したりします。これはしばしば寓話、おとぎ話の形をとります。特定の道徳的教訓や意味が込められており、私たちはその意味をはっきりと理解するための時間を設けます。ときにはその教訓を議論したり、共有したり、説明したりすらします。聖書の物語は繰り返し使われています。しばしば現在の状況に合わせてストレッチされ、私たち自身の人生に物語の背後にある教訓を適応させようとします。映画館や劇場には高価な物語があり、聴衆は議論したり、他の意味や教訓を議論したり、あるいは解釈したりするかもしれません。

ナラティブの構造

物語は、聞き手がその構造、内容、文脈、構成、枠組み、プロット、劇的な瞬間、目的や願望、物語の特定の社会的役割を理解する手段として、物語の現代性を吟味したとき、ナラティブとなります[2,3]。私たちは物語のプロットを、コアとなるメタファー（metaphors）を、レトリックの道具を吟味します。物語を解釈しようという希望、その意味の解読のためです。「意味」という言葉が暗示するのは、私たちが他の人物の「内的人生」を表し、人間関係をそこにもたらそうとしている、ということです。「意味」を明らかにすることは、解釈の営為なのです。

文学的用語とナラティブ

このような記述は文学的用語です。もう二、三あげておきましょう。「サスペンス（suspense）」についてまず考えてみましょう。生検レポートを待つときくらい不安になるときってあるでしょうか？　サスペンスは未知の混合物であり、複数の異なるアウトカムの可能性であり、プロットのよじれです。「プロット（plot）」とは、エピソードAからエピソードBへ、それからエピソードBからエピソードC……などなど、と続く何気ない一連のことです。「ナラティブな時間」ではそうとは限らないのですが、人の経験はこのように理解されます。ナラティブの意図的な機能の一つは、人生の混乱した経験に順番（秩序）を与えることにあります。知り、理解する方法の一つなのです。「メタファー

（metaphors）」は途方もなく複雑な考えをまとめ、簡潔にこれを述べることです。私たちの例で言えば、心臓の話をしますね。文化的には「心臓」は勇気、悲しみ、強さ、愛、優しさなどを表現するものです。リストはもっと続きます。医療におけるメタファーはしばしば症状の、疾患の、そして苦しみの経験の要素をまとめ上げます。

あと、文学的要素には「ドラマ」（drama）というものもあります。ドラマは感情が高まるときに高まります。上手な物語の聞き手は感情を理解しなければなりません。社会的観点から言えば、感情は個人や社会の信号の認知を人と人との間で行います（神経活性の結果です）。一番単純な例をあげるならば、飛行か恐怖反応があります（flight or fright response）。怒った患者さんと対面するとき、私たちはいろんな方法で社会的なセッティングを解釈します。よくあるやり方だと、私たちは融和策をとろうとします。患者さんは怒りを利用し、社会的立場を支配しようとしているのです。別なときには、患者さんが怒りすぎていて医者は交渉を拒みます。そしてにべもなくこういうのです。「あなたがあまり怒ってないときにまた参ります。そのときにはあなたのケアについてお話しできるかもしれません」。この怒りの第二例では、医者は社会的な立場やその後続く医療を支配しているのです。感情は診療の一部であり、物語の一部です。（物語を）聞くこと、そして反応することは次いで起きる物語の再構築を定義します。これこそがナラティブ・メディシンなのです。

ナラティブのジレンマは科学の営為の一部分である。

多くの医者にとって、こういうことすべては煮え切らないものです。ただ事実だけ見ていてはだめなのでしょうか？　実は、患者さんが語る物語の吟味、すなわち、医療のナラティブには科学の本質的な役割があるのです。優れた科学者であれば誰でも、一番大事なことは正しい問いを投げかけることだと言うでしょう。質問に答えることは、特に私たちがその答えをとっくに知っている場合は、あまり意味がないのです。どの症例にも何百もの質問が詰まっています。私たちは、ほとんどのヘルスケアは実はセルフケアであることを知っています。患者さんがもはや自分で困難に対処できなくなったとき、それが自分たちのライフ・ストーリーの複雑さやリスクだったとき、彼らはナラティブのジレンマを経験します。そのとき、彼らはプロのアドバイスを求めるのです。患者さんが答えてほしい問いは物語、つまり、彼らの医療のナラティブに埋め込まれています。この問いこそが、私たちがみつけ出さねばならないもので、それは診断とか治療を行う前にみつけなければなりません。もし、医者が質問を知っていると考えてしまうと、間違った問いに答えてしまうリスクを犯してしまいます。間違った問いに答えたり、問う価値のない質問に答えるのは、まずい科学の営為です（統計学におけるタイプⅢとタイプⅣエラー）[4]。患者ケアの質も落ちます。私たちは、医者がケアのプロセスにおいてまっとうな質問を加えることも可能なことは承知していますが、患者さんのナラティブにおけるジレンマを決して無視したり過小評価してはいけないのです。

患者さんの物語、医者の症例

繰り返します。読者は、科学者としての医者がいなくなってしまったのではないかといぶかしがっているかもしれません。私たちも内在するパラドックスには気がついています。しかし、それも抱き合わせることを学びました。ナラティブ・メディシンとエビデンス・ベイスド・メディシンを統合するのに苦心していたある日、私たちは壁に修了書がかかっているのを見ました。そこにはこうありました。「医学のアートとサイエンスにおける学士証明書」と。医者は多数の異なるナラティブの解釈を心のなかで同時にできねばなりません。鑑別疾患を考えるときと全く同じです。ある特定の患者さんに最良のケアを提供するため、物語が展開される様を評価しつつも、同時に緊急事態も乗り越えなければなりません。通常、物語は二人で構築されるナラティブとして語られます。医者も患者さんも参加するのです。あなたとその患者さんがそこで一緒にいるのを理解すること、それはナラティブとエビデンスが統合されるのと全く同じやり方です。私たちがやっているのは、普段気づかれない、当然視されていることを顕在化させることなのです。

何が起きているかをある程度理解しつつ、医学のこの領域に参加するために、医者には注意深くあり、そして内省のスキルを磨く必要があります。注意深さと内省なしだと、文化スクリプトを用いた自動操縦のようなもので、目の前の症例に当てはまることも当てはまらないこともあります。私たちは自分の物語と患者さんのそれを混同します。医者はすべての症例においてまず病のナラティブを聞き、その後で臨床医学的構文である「病歴と身体診察」を用いた診断や治療の物語を作ることを忘れてはなりません。

靴は合っているか？　ナラティブは医学の一部か？

「ナラティブ・メディシン」というこの言葉における緊張と曖昧さを理解するのが大事です。そのために、医学の歴史を振り返る必要があります。今日私たちが医学と呼んでいるものは、18世紀のヨーロッパ啓蒙時代に生まれました。当時、博物学者と経験主義者が認識論〔エピステモロジー（epistemologies）：知識の性質を学ぶ哲学の一種〕を支配していました[5]。医学の基礎はこの哲学のうえに構築されたのです。私たちはそのとき初めて、経験的「実験」と観察から得られた解剖学的構造や医学知識によって医学を構築したのです。1950年代の現代的なトレンドでは、テクノロジーやサイエンスが勃興し、こうした文化のリアリティーを強化しました。私たちはこのような成果の頂点を「生物医学（biomedicine）」と呼びます。事実、生物医学は非常に強固な文化勢力で、ポストモダンな1980年代まで全く無傷のまま生き延びました。ポストモダニズムが秩序、構造、認識論の唯一性について、いろいろな領域から異を唱えるようになったのです。このとき、多くの領域でナラティブに関する研究の文字どおりの爆発が起きました。ナラティブは哲学、文学、心理学、人類学、歴史学、言語学、社会科学、法学などにおける一つの理論と方法となりました[2,6]。同時期、医学は批判されていました。人間味がなく、テクノロジーばかりに頼っていて、医学におけるプロフェッショナリズムのコアとなる価値である

ヒューマニズムを捨ててしまったというのです[7,8,9,10]。George Engel は「生物心理社会的（biopsychosocial）」という用語を生み出しました。こうした批判に応えるためでした[11,12]。医者−患者関係に関心のある学者たちは、医学のより広い定義に目を向けるようになりました。その結果、医学におけるナラティブの役割を発展させることにつながったのです。今日、ナラティブは実際に利点があり、私たちが医学と呼ぶ巨大領域の一部をなす正当性があることは、十分に議論されてきた結果なのです。

知識系統のヒエラルキー

残念ながら、ナラティブ・メディシンの実践者は未だに「代替」の存在と考えられています。ナラティブは端的にいって科学性に乏しく、生物医学と比肩できないというのです。一方、医学における生物医学的なアプローチだけでは不適切だという意見もあります。人間的なニーズというものに応えられないところが多々あるというのです。ナラティブやナラティブ・メディシンに関する文献の多くが同じことを何度も議論してきました。物語を語ること、それを誰かが聞いていることの治療的な性格。経験を意味のある説明に再構成することにより、ある一貫性が生まれること。ナラティブの文化的コミュニケーションという側面。自分と他人との関係を創造できること[3,9,11,13-32]。ナラティブはしばしば生物医学の批判者でもあります[33]。両者が関連した営みであるという事実はあまり認識されていません。両系統の知識を統合する方法については、具体的な助言はほとんどなされません[29]。

　ナラティブのような解釈活動の一種と生物医学のような実証主義的認識論を統合するというアイデアはほとんどの医者を青ざめさせるに十分でしょう。認識論的矛盾をおおっぴらに認めるのは難しいです。そこで、私たちは婉曲的に、医者は「良いベッドサイド・マナー」をもっていると申し上げています。ベッドサイド・マナーを磨くために、私たちは「コミュニケーション・スキル」を教えます。私たちは、コミュニケーション・スキルが「ナラティブ・コンピテンス」を高めると主張するでしょう。この用語は Rita Charon たちが造ったものです[34]。コミュニケーション・スキルは重要ですが、ナラティブ・コンピテンスには及ばないというのが私たちの意見です。

　実際、物語を聞くためには、聞き入る必要があります。ナラティブ・コンピテンスの要諦の1つは、患者さんに物語を語らせてあげることです。本当に驚きますが、医者はどうも聞き入ることがいつもできていないようです[35,36]。「現病歴」を語るとき、医者が話に割って入ると、必ずといってよいほど物語のナラティブな筋、一連の流れにコードされているそこに込められた意味、内容、患者さんが意図した意味は妨げられます。もし、あなたが本書からあまり得ることができないのでしたら、少なくともオープン・エンデッドな質問を忘れないようにしてください。話を妨げず、聞くようにしてください。患者さんのナラティブな筋を使って臨床上の問診を構成してください。患者さんのナラティブのジレンマを理解して初めて、あなたは「医者らしく考え」始めることができるのです。

ナラティブ・コンピテンス

　私たちは、緒言においてスキルを磨く練習の多くに言及してきました。発表された文献にこうしたものをみつけることも可能です。内省的な記述セッション、二十分間構造化せず患者さんの言うことを聞くこと、本のレビュー、エッセイ、映画から学ぶこと、油絵などからナラティブ・コンピテンスを高めることが可能です。私たちは、アメリカ・バリント協会（American Balint Society）が作ったバリント・グループ・セッション（Balint Group sessions）が内省的実践者の経験に最良の一つではないかと考えています。Clive Brock 医師はかつてこう言いました。「患者さんは一緒に学ぶことのできる最高の物語をもっている」と。彼が言っていたのは、多角的にして多層的なアプローチで物語のなかの複数の物語を調べ上げ、診療しながら多くの異なる可能性を心に残しておくことができるというものでした。

　バリント・グループは他の簡便で、時間がかからないものほど人気はありません。ほかのものならそんなにがんばらなくても、貴重な時間を費やさなくてもナラティブ・スキルを磨くことが可能なのです。しかし、バリント・グループは患者さんと医者、そして患者－医者関係を詳細に、内省的に調べる点で優れています。Michael Balint 自身、医者を薬に例えていました。利益も副作用もある薬なのだと。医者が内省できないと、自分と患者さんを区別して患者さんの物語に聞き入ることができません。バリント・グループには時間もかかり、たくさんのリソースを必要とします。たくさんの勇気も必要です。私たちが医師として、プロフェッショナリズムの意匠の陰で、公の場ではちょっとみせたくないような弱点を認めなければならないのですから。端的には、バリント・グループは小グループのケース・ベイスドなプレゼンテーションで、発表者は患者さんのケースについて短い病歴を提示します。ケースはある意味で「難しい」もので、継続的関係を必要とするものです。プレゼンの後で、他のメンバーがケースを「引き継ぎ」、想像を働かせます。このようにして、複数の異なる、場合によっては矛盾する解釈や感じ方がわき起こります。診療者は医師になるとはどのようなことであるか模索します。患者さんになるとはどのようなことであるか模索します。両者の間でどのようなタイプの関係性が診療においてベストなのかを模索します。明確な「答え」はありません。医者－患者関係のなかにある人間関係において、これまで隠されてきた面のすべてが模索されるだけです。メタファーが模索されます。転移が、逆転移が模索されます。経験あるリーダーと絶対な個人情報保護が、グループのメンバーの安全を保つために必要です。しかし、これは本当に素晴らしい、豊かなやり方で、個人として、またナラティブ実践者として発達する方法なのです。私たちのアドバイスは、時間があればバリント・グループに参加しましょうというものです。とはいえ、文献上にある他のナラティブ・スキル育成テクニックすべてを使いましょうとも言います。

　私たちはまた、ナラティブ・コンピテンスは部分の総計ではないことを知っています。コミュニケーション・スキルをマスターすることがナラティブ・コンピテンスにはつなが

らないのです。物語は構造をもっています。物語は文脈をもっています。その日その患者さんがクリニックを訪れた理由を語る物語があります。そのエピソードが患者さんの人生の大きなテーマにどのようにフィットするかを語る物語があります。人生の物語があり、個人が存在する意味があります。

ナラティブ・パワー

物語には語り手がいて、聞き手がいます。物語には語り手が聞き手に対して意図された話の続きがあり、意図されたインパクトがあります。ときに、物語は特別な社会のアクションを起こすように使われます[37]。Cheryl Mattingly は人類学者ですが、ナラティブ理論を長く研究してきました。カルカッタの世界銀行で長く働く一方、彼女はこう書きました。

> 私は、物語はただ経験の後に語られるのではなく、アクションのまさに真っ只中で構成されるものであると知りました。アクティブな語りはチームがどのようにプロジェクトの施行をより望ましい方向にもっていくかにおいて、きわめて重要な役割を担っています。したがって、私はナラティブをレトリカルなパワーをもつ審美的な形として吟味し始めました。他者を納得させ、彼らが世界をある確かなやり方でみるよう説得するものになりうるのです[6]。

患者さんもまた説得力をもった形で物語を語り、人間関係を変えることができます。私たちは北半球に住んでいますから、冬は寒くホームレスの患者さんが胸痛の物語を上手に物語り、二十四時間の暖かいベッドをせしめることをよく知っています。ナラティブは冠動脈疾患についてというわけではなく、満たされない物理的な要求なのです。

Mattingly はまた「ともに構築されたナラティブ」を説明します。聞き手と語り手がかわりばんこになるうえで、当然のことです。

> ナラティブな意味は語り手に属するようなものではなく、語り手と聞き手の人間関係のなかでともに構築されるものです（たとえば、インタビュー）。「これは明らかなことで……物語、つまりナラティブはある程度一緒に作られるもので、患者さんだけが作るものではないのです」[6]。

このケアのプロセスを使うためには、診療医が医者－患者関係に内在するパワー分布を知り、モニターし、共有することが不可欠です[37,38]。デフォルトでは、生物医学的ドクター・トークが支配的で、人間関係もコントロールします。病院では、Arthur Frank が彼自身のがん治療経験を「物語の循環」として説明しています。病の物語が生物医学的物語に牛耳られるのであれば、Frank はこれをナラティブの降伏であり、生物医学植民地主義だと呼んでいます。1950年代のパターナリスティックな医学は患者中心のケアに置き換えられました。現在のスタンダードは関係性中心のケアであり、これは Beach と Inui が提唱したものです[39]。相互に影響を与えるようなやり方に気づくことが患者さんのナラティブを獲得するのに必須なのです。しかし、患者さんとともに構築するナラティブを作ろうとがんばるのにさらに必須なのです。ナラティブの降伏とか生物医学植民地主義なん

かより好ましいアウトカムです。医者は二つの文化、患者さんの世界と生物医学の世界を翻訳し、ともに構築されるナラティブの創成を促さねばならないことがわかってきました。本書はほとんどそういう本なのです[40]。

ナラティブの解釈とナラティブの分析には違いがある

さて、先へ進む前に読者がナラティブの解釈(narrative interpretation)とナラティブの分析(narrative analysis)の違いを理解しているか確認しておく必要があります。私たちがすでに、ナラティブは学術界のさまざまな広範囲な領域において取り入れられてきたと申し上げたことをご留意ください。これまで書いてきたこと、これからすぐにお示しすることは、ナラティブの解釈です。歌を歌うように、誰にだってできます。私たちのなかにはシャワーの中でしか歌えない人もいるとしても、です。ナラティブの解釈は毎日我々誰もが行っていることです。端的に日常生活のネゴシエーションで用いられているのです。人々はいつも物語を語ります。私たちはその物語を直観的に理解します。ナラティブの解釈は単に私たちがその物語がどういうものか、あるいは伝えたいと思ったことを大きく声に出すことです。私たちが説明するスキルの習得はその解釈を豊かにする能力を開発することなのです。

一方、ナラティブの分析は質的研究者向けの科学的方法論であり、特殊な訓練を必要とします。ナラティブの分析で私たちが読んだ最良のレビューはCatherine Riessmanが書いたものです[41]。一般的に、ナラティブの分析には四つのタイプがあります。第一に、テーマの分析(thematic analysis)。テキストが社会的な文脈において吟味され、ある特定の研究セッティングにおける重要な問題を理解することが強調されています。第二の分析タイプは構造の分析(structural analysis)です。ナラティブの一部一部が全体に関連し、それぞれがテキストのなかでどういう役割を果たしているかを吟味します。部分の文脈に特に注目します。第三の分析タイプは会話、または行う分析(dialogic or performative analysis)です。語り手に演じられた役割とその社会的文脈のなかでの特別な効果を吟味します。語り手の社会的な行為を探り、部分の文脈と社会レベルの両者に重きを置きます。最後の方法はビジュアルな分析(visual analysis)です。ここではちょっと簡単には説明できません。同様に、会話の分析(discourse analysis)も分析ツールであり、パラ言語学情報のすべてを利用します。休止、遮断、二重の意味、単語や成句の順番など。一行一行、一語一語を見ていくやり方で行います。私たち的には、そういうものが存在することを知っているのが大切だと思います。本書ではいちいち扱いませんが。読者は本書が科学的な方法やナラティブの分析を達成するなんて大きなことを目指していないことを理解していただきたいです。むしろ、実践的で毎日の施行プロセスや行いで、医者や患者さんがお互いにコミュニケーションをとるとき用いるものに注目したいのです。

科学のナラティブな側面

エビデンス・ベイスド・メディシンと臨床疫学の領域を模索すると、医師は医学の不確か

さにより意識的になり、医学知識が研究領域のために社会的に構築されることを批判的に吟味できるようになります。実際、科学的研究は高度に構築された形での語りであり、高度に選択された集団によってなされます。「語りとしての研究」は「考察（discussion）」が結語（conclusion）に至り、しかし「結果（results）」によって支持されていないときに明白です。どのように「研究の物語」が構築されるかを分析すること、その強さ（strength）、弱さ（weakness）、そして、バイアス（bias）を検討することは、エビデンス・ベイスド・メディシンを説明するもう一つの方法です。因果関係を証明する質の高い科学的に妥当な研究に乏しくても、集団レベルでの質問にだけは答えることができます。私たちの患者さんたちはそのような研究が自分にどのような意味をもっているか知りたいのです。これを医師のなかにはナラティブと科学領域の和解に向けた不快な移住ととらえる向きもあるでしょうが、私たちは、これが可能なだけでなく、診療上、より満足できる方法だと思いました。今のところ、二つのアプローチの統合は各自それぞれだけよりも価値が高いとだけは申し上げておきましょう。

ナラティブと医学

ナラティブなインタビューはそれだけで一つのスキルです。そのスキルを使い、診療医は患者さんのロジックを追いかけ、患者さんの立場からみた結びつきをみつけ出します。私たちは医者で忙しく、このような営みを行う堪忍をもちません。私たちは自分たちの疾患の物語を作りたがるのです。多くの点で、臨床現場におけるナラティブなインタビューは人類学における民族学的インタビューに似ています。最初、あなたは自分が患者さんの説明しようとしていることを何も知らないという前提から始めなければなりません。そして、患者さんに物語の部分部分があなたに意味をなすよう促すのです。その物語の部分が何なのかをみつけるとか、そういう段階ですら我慢が肝心です！　John Launer の「ナラティブ・ベイスド・プライマリ・ケア～実践ガイド（Narrative-based Primary Care ― a practical guide）」はあなたの脳を再トレーニングし、インタビューの新しいスタイルを得るのに有用です[42,43]。うまくやれば、Arthur Kleinman 医師が患者の「解釈モデル（explanatory model）」と呼ぶものを明らかにできるでしょう[40,44]。この解釈モデルに隠されているのは、決して無視してはならない一つの臨床的質問なのです。

聞くこと

ナラティブを医療の実践に取り込むことで、医者は疾患だけではなく、病に苦しむ経験そのものと取っ組み合うことが可能になります。「癒し手」としての社会的な役割を取り戻すことができるのです[20,45]。疾患を診断して治療するのは「病に苦しむ経験を診断して治療すること」とは全く異なる営為です。私たちは癒し手としての医者はどちらもやらねばならないと提言しています。医者の一番の役目は苦しみを緩和することなのです。生物医学を用いて、私たちは疾患を治し、疾患が起こしたであろう苦痛を回避します。しかし、病の物語に組み込まれた、異なる苦しみもあるのです。それは患者さんの苦痛の物語を

「証言する」ことによってのみ和らげられるのです[46,47]。聞くことは治療の関係性に内在しており、そのこと自体が緩和効果をもつことも多いです。ただ聞いているだけで患者さんが「ありがとうございます」と言うのは珍しいことではありません。私たちは研修医に向かって尋ねます。「患者さんは何に感謝しているのだと思うかい？」。たぶん、それは普遍的な「知られたい欲求」から来ているのだと思います[6]。理解されたい、受け入れられたい。私たちは人間関係をもち、社会につながっていたい欲求をもっているのです。生活の物語を聞くこと以上に誰かを知る方法があるでしょうか？ 「病歴をとる」ことと「病に苦しむナラティブを聞くこと」には世界観の違いがあるのですよ。

実践的かつ実行可能な日々のプラクティス

学術や理論にドライブされた研究がこの概念を支持しているのですが、私たちの場合はほとんど、学んでいる臨床医が新しいやり方で患者さんと向き合う方法を探すところに着目しています。私たちが提示しているのはケアのプロセスなのです。つまり、流れが大事なのです。順番を守らないとうまくいかないのです。本書の最初の2セクションはほとんどが実践的な「ハウツー」本です。ケアのプロセスが理にかなっていると思わせる程度の理論しか入っていません。ナラティブ・メディシンやエビデンス・ベイスド・メディシンが医学部や卒後研修で教えられていないのではないかという可能性もあります。ですから、その点も一緒にカバーしましょう。しかし、基本的には私たちは現場で使われた実践的な方法を共有したいのです。二つの異なる領域のニーズを満たしたいのです。ナラティブとEBM／臨床疫学。読者にはナラティブとEBM／臨床疫学の両方を掘り下げ、学んでほしいです。私たちがお示しできる唯一のエビデンスは、忙しい毎日のプライマリケアでこれが役に立つこと、そして患者さんの満足度スコアは素晴らしいことだけです。医療制度の変化によるストレスで劣化することが多いにもかかわらず、私たちは患者さんの満足度を維持できているのです。

ナラティブのジレンマとは何か？

患者さんは「自分の人生の物語を書きます」。すでに述べたように、患者さんは自分たちで困難に対応できなくなったときだけなのです。患者さんの人生の物語のリスク、すなわち複雑さ。そのとき彼らが経験するのが、私たちが「ナラティブのジレンマ」と呼ぶものです。プロのアドバイスを必要とし、ともに構築されたナラティブのプロセスが起きるのです。患者さんが答えを求めている質問は物語に組み込まれています。医者はその質問を、懸命に聞くことで、みつけ出すよう助けます。一つの質問に答えるだけで、別の質問が出てくるのはよくあることです。物語のなかに物語があるのです。このようにして医者－患者関係がだんだんに出来上がっていくのです。医者はこんなふうに尋ねることもできましょう。「この物語のどこが欠けているのでしょう？」。ナラティブのジレンマをみつけるためです。物語は複雑です。しばしば医者と患者さんは複数の異なる物語の部分を同時に処理しています。しかし、診療は物語を語るのと同様、あるエピソードの後に別のエピ

ソードが来なければなりません。診察と出会いのたびに、その日のナラティブのジレンマが起き、私たちはそれをみつけ、診断と治療のプロセスを始める前にそれを患者さんと確認しなければなりません。ケアのプロセスを形作り、組織するのがナラティブのジレンマなのです。治癒を促すのは、永続的な関係性と永続的なナラティブなのです。

■ **ストーリー・タイム** ■

研修医が回診で高齢者のケースをプレゼンしました。彼女はこう始めました。「患者さんは医者の指示を無視し、糖尿病の薬を飲むのをやめてしまいました」。指示を無視していた（non-compliance）のがその後のすべての医学的合併症の原因であることをほのめかしていました。その患者さんは多尿（尿量が増えること）となり、それはとても重篤で脱水のために急性腎不全に至り、高カリウム血症が起き、緊急透析を必要とするほどでした。さらに、左脚全体にひどい深部静脈血栓があることもわかりました。プレゼンは素晴らしかったです（医学的文化のスクリプト的には、です）。私たちは指示を無視していた（non-compliance）などということはなく、服用を維持できていなかった（non-adherence）というふうに、患者さんの認識と理論づけを聞いていれば理解できると説明しました。私たちは言いました。「知るべきは、決断を下すとき彼が何を考えていたかです」。翌日、研修医はマネジメントをアップデートさせてきました。診療のすべての複雑さを網羅していました。そして黙り込みました。やっと彼女は言いました。「なんで患者さんが薬を飲まなくなったか話し合いました……」。患者さんが言うには、医者にかかったとき、インスリンを始めねばならないと言われたのだそうです。その医者は彼の血糖はコントロールされておらず、インスリンを始めなければ臓器に障害が起きるというのでした。患者さんは注射に恐怖しました。抵抗しました。そのとき、その医者はインスリンを開始することにさらに固執しました。患者さんが、内服薬のほうがよいと言いました。たとえ血糖値がパーフェクトでないとしても。医者は言いました。「そういう薬は腎臓を害することもあるんですよ」。患者さんは言いました。家に着いて、何もかもがとても怖くて、内服薬も怖くて、もうとにかくやめたくなったのです。

この物語のポイントは……患者さんのナラティブを無視し、医者の糖尿病コントロールという自分の物語に固執し、医者はネガティブなアウトカムをもたらしたのでした。

診療ケース・シナリオ

1:	●医者●	おはようございます、スミスさん。いかがですか。
2:	●患者●	変わりありません。
3:	●医者●	ちょっと手を洗いますね……その後、診察しますから — 手を洗

4： 　　　　い……座る──
5： 　　　　さて、この前からどうですか。
6： ●患者●　　問題ありません。
7： ── 沈黙
8： ── 沈黙
9： 　　　　息子とちょっと……ジェイソンの前の奥さんが彼を法廷にまた連れて行った
10： 　　　んです。チャイルド・サポートの件です。私が子どもたちを死ぬほど愛して
11： 　　　いるのは知っているでしょう？　ただ、私はジェイソンがもっと責任ある父
12： 　　　親になってほしいだけなんです。彼の子どもを育てたのは実質的には私なん
13： 　　　です。でも、家族がこう争っていては、この後どうなるのかはとても心配で
14： 　　　す。
15： ●医者●　　争っている？
16： ●患者●　　もっとものごとがスムースにいけばいいのだけど。みんなが礼儀
17： 　　　正しく、自分の持ち分を守って。子どもたちもお手伝いをすべきだと思うん
18： 　　　です。でも、争いごとばかりで、息子もあちらこちらに気をそがれて親と
19： 　　　して安定していないんです。私だけなんです。すべてをスムースにいかせてい
20： 　　　るのは。
21： ●医者●　　ずいぶん長い間これが悩みの種みたいですね。どうもこれがあな
22： 　　　たの健康に影響を与えているような気がするんですが。
23： ●患者●　　ときどき思うんですが、私の血圧の薬はストレス全部を受け止め
24： 　　　られていないような気がします。最初は飲みたくなかったんです。でも、お薬
25： 　　　を飲んでよかったんじゃないかと今は思っています。すごくプレッシャーを感
26： 　　　じていますし、ときどき自分を押さえつけなければいけません。将来どうなる
27： 　　　のかと心配になることもあります。今までみたいにならないとよいのですが。
28： ●医者●　　ジェイソンとその過去についてお話しいただけますか。
29： ●患者●　　どうしてそんなことを聞くのです？　もう手に負えなくて。私は
30： 　　　シングルマザーでした。仕事をしているときは、父に子どもの面倒をみても
31： 　　　らっていました。だから今ジェイソンを助けてあげたいんです。ところで、
32： 　　　どうしてそんなことを聞くんですか？
33： ●医者●　　ただ、当初からあなたにとってどんなだったか知りたかっただけ
34： 　　　ですよ。今何が起きているか、のはじめの段階です。さっき将来どうなるか
35： 　　　心配だとおっしゃっていましたね。でも、私に言わせれば過去はいつだって
36： 　　　未来につながっているのです。ですから、こんな話をしているのです。私た
37： 　　　ちは知り合って長いのです。あなたのお父様が亡くなったとき、話をしてく
38： 　　　ださったのを今でも覚えていますよ。
39： ●患者●　　そのときからみんなおかしくなったんです。あまりに突然でし
40： 　　　た。覚えているのは、電話で妹が叫んでいたことです。私は病院に駆けつけ
41： 　　　ました。着いたら彼女は繰り返しているのです。「お父さんが死んじゃった、
42： 　　　お父さんが死んじゃった」とても混乱しました。そのとき、病院では先生に
43： 　　　はいろいろ言われなかったと思いますが、一人のナースが頭を振ってこう言

第 1 章　患者さんの懸念を理解するために十分な情報を得る　15

44：　　　　　　　いました。「こういう血の塊はほんと残酷」と。そのときから生活がしんど
45：　　　　　　　くなり、ジェイソンがおかしくなったのです。
46：　●医者●　　では、なぜそういう困難な時期を乗り越えられたのですか？
47：　●患者●　　乗り越えられたかどうか、わかりません。ストレスのあるとき
48：　　　　　　　は、あの日のことを思い出します。
49：　●医者●　　何がお父さんに起きたんだと思いますか？
50：　●患者●　　父は不満をもらしたりはしませんでした。でも、お父さんが死ぬ
51：　　　　　　　前の一週間は肩の近く、胸の辺りに変な感じがすると言い続けていました。
52：　　　　　　　心臓発作だったんじゃないかと思いますよ。今だったら、たぶん、あのぐり
53：　　　　　　　ぐりするやつで血の塊を動脈から取ったんじゃないでしょうかね。今あるよ
54：　　　　　　　うなテクノロジーが当時あれば……お父さんは今も生きているんじゃないか
55：　　　　　　　と思うんです。
56：　●医者●　　今も寂しいんですね。
57：　●患者●　　お父さんがいないと寂しいです。胸が痛みます。
58：　── 沈黙
59：　── 沈黙
60：　── 沈黙
61：　　　　　　　今日参った理由の１つも、それなんです。
62：　●医者●　　というと？
63：　●患者●　　私も肩に、ほらここに変な感じがしてるんです。── 患者は左胸
64：　　　　　　　部を指差す。肩の近くである ── 鋭い痛みなんです。ときどき、息もできなく
65：　　　　　　　なるんです。もちろん、考えたのは父に起きたことだけです。ジェイソンに
66：　　　　　　　は同じ経験をさせたくないんです。
67：　●医者●　　その経験は心落ち着かないものだったでしょうね。その変な感じ
68：　　　　　　　が最初に起きたときのことを思い出していただけると助かるのですが。その
69：　　　　　　　ときの話を全部思い出してみてください。感じたこと、思ったことすべて込
70：　　　　　　　みに、です。
71：　●患者●　　もう三週間になるんです。最初はジェイソンとけんかしたときで
72：　　　　　　　した。孫を連れて出て行ってしまったのです。そのときはあまり考えていな
73：　　　　　　　かったんです。ただのストレスだと思ったんです。でも、翌日になってさら
74：　　　　　　　に二回も起きまして……日曜日でした。あまりやることがなかった日でし
75：　　　　　　　た。私は教会にいて、そこで同じ痛みを覚えたのです。でもこのときは痛み
76：　　　　　　　はより強かったです。怖くなって、信者用のベンチに座り込んで、歌うのを
77：　　　　　　　止めました。数分続きました。でも、礼拝が終わったとき、調子は良くなっ
78：　　　　　　　ていました。同じ日の後になって、私はお庭でブラブラしていました。同じ
79：　　　　　　　ことが起きました。深刻なんじゃないかと思って心配になってきました。お
80：　　　　　　　わかりでしょうか、私の心臓です。電話で予約を取りました。今日初めて先
81：　　　　　　　生にお話しできたんです。この間、唯一気がついたことは食料品を運んでい
82：　　　　　　　るとき、しばしば起きやすいことです。あと、同じときにちょっと息切れし
83：　　　　　　　ます。息切れしたときにタバコをやめたのは良かったです。

84 : ●医者● 前にもお話ししましたよね。最初にお会いしたときからあなたは
85 : ずっと心臓については心配されていました。二年前、あなたは似たような症
86 : 状をおもちでした。私たちはストレス・テストをして心エコーを確認しまし
87 : が、心臓には問題がみられませんでした。
88 : ●患者● あなたが私をだましたのはそのときでした。
89 : ●医者● 何ですって？
90 : ●患者● 聞こえたでしょう。先生は私に薬を飲んでほしかったんです。私
91 : は異質な化学物質を自分の身体に入れるのは嫌だと申し上げました。タバコ
92 : の中にはどれだけたくさんの化学物質が含まれているかと先生は私に尋ねま
93 : した。それで私は禁煙しなければなりませんでした。
94 : ●医者● それで、あなたが禁煙できたことを私はとても誇らしく思ってい
95 : ますよ。
96 : ── 沈黙
97 : ── 沈黙
98 : ●患者● で、我々はまたここにいます。私の心臓についてお話ししていま
99 : す。私に何か起きているような気がします。父のときと同じように突然起き
100 : るんじゃないかと思います。父もあまりに早死にでした。私の祖父母も母も
101 : みんな心臓病を患っていました。でも、みんな年をとってから亡くなりまし
102 : た。あのくらいの年で亡くなるのは自然ではないかと思います。
103 : ●医者● どうも、今回は二つのことがあなたを苦しめているようですね。
104 : 一つ目はジェイソンや孫とのいざこざ。もう一つは……
105 : ── 沈黙
106 : ── 沈黙
107 : ── 沈黙
108 : ●患者● 私は心臓に血の塊が出来ていないか心配なんです。
109 : ●医者● 塊って何ですか？
110 : ●患者● あなたは医者でしょう。もちろん塊のことはご存知です。下水が
111 : ゴミでいっぱいになって詰まってしまい、水が流れなくなるように、心臓で
112 : も動脈が詰まって心臓が死んでしまうんです。コンピューターで詰まった動
113 : 脈の絵を先生が見せてくれたときのことをお忘れですか？
114 : ●医者● 今、あなたの心配を大部分を占めているのはそれですか？
115 : ●患者● このアポを取る前はそんなふうには考えていませんでした。で
116 : も、先生がそうおっしゃった今、まさにそれこそが私の心配事です。バカみ
117 : たいに聞こえるかもしれませんが、先生は私にとても良くしてくださいまし
118 : た。血圧は安定しているし、ストレス・テストも大丈夫でした。私はコレス
119 : テロールの薬を飲むのがとても怖かったんです。でも、看護師さんが血の塊
120 : はとても怖いと言っていたのをずっと覚えていたので、それが私にも起きる
121 : んじゃないか不安でした。── 患者はカバンを開ける ── 新聞の切り抜きを
122 : 持って来ました。これによると新しい検査があって最新のレントゲンで、こ
123 : れがあれば動脈が詰まっているかどうかわかるんだそうです。こういう検査

124：　　　　　を私も受けるべきでしょうか？
125：　●医者●　　その新聞記事は CT について書かれていて、これがあるとフィル
126：　　　　　ムにあなたの動脈の形が写るんです。思うに、私たちのやるべきはそのよう
127：　　　　　な検査をやって今あなたの役に立つかということです。間違っていたらごめ
128：　　　　　んなさい。**あなたの動脈が詰まっているか、知りたいんですか？**
129：　●患者●　　はい、ある程度ですが、ずっとそれが心につっかえていました。
130：　●医者●　　私たちには検査もあれば治療もあります。それはそういうとき、
131：　　　　　役に立ちます。でも、実を申しますと、私たちが思う本質的な問題は狭く
132：　　　　　なっているところが破裂して詰まってしまうようなものだけなんです。でも、
133：　　　　　困ったことに、どの部分が破裂するか、どの部分が破裂しないか、それ
134：　　　　　があなたの健康に害を与えないかは知ることができないんです。
135：　●患者●　　それは先生にとっては良いでしょうが、もし、私が全然狭くなっ
136：　　　　　ているところがなければ、破裂も起きないのでしょう。どの部分が破裂する
137：　　　　　かどうか先生がわからなくてもいいんです。私がそういう狭いところを全然
138：　　　　　もっていないことさえわかればいいんです。

症例のナラティブな解釈

議論を進めるため、上記の会話のナラティブな部分を振り返ってみましょう。読者にはどのようにナラティブに熟れた医者が診療インタビューと取っ組み合うかわかるでしょう。会話の分析……つまりテキストを一行一行分析することですが……を試みるよりも、インタビューを全体のユニットとして論じたいと思います。短い診療インタビューの物語を語る要素の意味をお伝えしたいからです。

1～8 行：最初に気づくことは、これが患者さんと医者にとっての再診であり、すでに以前に対話が行われていたことです。ということは、物語の「フレーム」はこの単一の会話を超えており、経験を共有した継続的な関係の意味のみならず、患者さんのライフ・ストーリーをも含んでいることがわかります。医者が手を洗ったとき、疾患の病原体理論（germ theory）を強調しただけでなく、「儀式的に」清潔、不潔を区別したのです。これはパワフルなパラ言語的メタファーであり、人生のとり散らかりを議論するようなときにふさわしいセッティングを作り出します。医者が「いかがですか？」と問うとき、患者さんはていねいな反応を示します。「変わりありません」。「何にお困りなんでしょう」といった会話を導くやり方で、訪問が問題に関することであったり、その問題が医学的であるという隠れた前提をもたず、医者は単に患者さんと座っています。こうすることで、患者さんは自分で会話のトピックを決めることが可能になるのです。

10～22 行：ふと、患者さんは息子と彼の子どもたちの世話の問題について話をします。

必ずしも「医学的問題」ではありませんが、この社会的文脈は確かに患者さんの健康に影響しています。この患者さんにはたくさんの責務があるような印象があります。ドラマはあるフレーズに込められた隠れた感情によって高められます。たとえば、「私が子どもたちを死ぬほど愛している」といった台詞です。明らかに、長く続く心配事があるようです。医者はこれを「長い間これが悩みの種」というように認識しています。苦痛の経験中、なんども受診したことを示しています。ナラティブの観点から言えば患者さんのライフ・ストーリーの「チャプター」に当たりましょう。これは、ある命題を決定的で最重要な人生のランドマーク、ターニング・ポイントとしてみる質的なやり方です。この患者さんに対して、ナラティブの実践者は子どもの世話でストレスのかかる日々が患者さんの人生における主な登場人物、テーマ、行動とどう関係があるのか探し始めなければなりません。このケースでは、医者は患者さんにトラブルと責任、そしてそれらが自身の健康とどう関係しているのか、振り返るよう頼みます。

23～38行：患者さんは血圧(blood pressure)について話すという応答をしました。言語的には、プレッシャー(pressure)、ストレス(stress)、責任(responsibility)、高い血(high blood)はざっくりした重なり合うカテゴリーで患者さんの話に出てきます。そのため、しばしば社会的不快感や心理学的苦痛がプレッシャーという言葉とごちゃごちゃになります。「すごくプレッシャーを感じています」。高いストレスが高いプレッシャーとなり、これは高血圧(hypertension)の一般用語です。高血圧はもちろん高度に技術的な生物医学用語です。

　血圧について話す代わりに、医者は患者さんのナラティブの、息子であるジェイソンとの困難の糸をたどろうとします。患者さんが話した（「過去」）最後の単語と患者さんとの対話で始めたトピック……彼女の息子であるジェイソン……を繰り返すことで、そうします。医者は「物語」の「時間性(temporality)」を用います。会話を最初の部分につなげようとするのです。これはナラティブの、当初～中途～終わり、を定義する鍵となる要素なのです。ナラティブに慣れていない医者は血圧について語るほうがやりやすいでしょうし、会話を血圧のほうに向け、患者さんが訪れた理由を見失ってしまうでしょう。

39～66行：会話が次に示したのは、助けを受け、ジェイソンを育て、ジェイソンが自分の子どもを育てるのを助ける、という並列性です。この物語はテーマを得ようとしています。医者が患者さんの父親の突然の死について尋ねるとき、会話のギャップにはナラティブの流れが想定されています。患者さんは突然ナラティブのギャップを埋めてしまいます。それを「トラブルの始まり」と関係づけることによってです。物語は繰り返されるような感じがしますね。それが聞き手と語り手の間での解釈と治療の試みである、ナラティブの強さを引き出しています。患者さんはナラティブの移行を示します。人生が困難になり、ジェイソンが感情を剥き出しにし出したときです。これを「プロット作り(emplotment)」と言います。物語の方向に変化が生じるという意味です。医者が患者さ

んに振り返りを促したとき、患者さんは言います。「乗り越えられたかどうか、わかりません。ストレスのあるときは、あの日のことを思い出します」。これは文字どおりのメタファーで、「詰まった動脈」はこの患者さんがこの悲しみのせいで「感情の流れが止まってしまった」のに似ているのです。患者さんにある解釈を提供したりしないで、医者は患者さん自身が解釈するようこう言って促します。「何がお父さんに起きたんだと思いますか？」。この自己解釈はナラティブを、ナラティブなエピソードの頂点近くまで高めます。数々のトラブル、ブロックされた悲しみ、胸痛の間の結びつきを解決するのです。患者さんが詰まった動脈の症状を説明するとき、展開が動きます。ドラマが、父と息子の間にいる世代としての患者さん自身のポジションを明らかにします。ここで再びナラティブの糸、すなわちテーマが出来ていくのです。医者はドラマの高まりを感じます。大きな感情、おそらくは恐怖、怒り、罪の意識、悲しみがドラマを作ります。すでに、人間関係が感情によって「振り付けられる」やり方を議論しました。患者さんが恐怖しているとき、多くの医師たちは「検査で安心させる」という対応をとります。そのようなレベルでだけ対応するのはレベルの低い医療であり、危険です。怒りは融和策を惹起します。「……あなたをそんなふうに捨てるなんて、お父さんに怒りを覚えるのは当然です」。罪は安心を惹起します。「あなたは何も悪いことはしなかったんですよ」。悲しみは慰めを惹起します……などなど。ここで医者は自分の感情と、患者さんの経験や感情の違いに気づかなければならないのです。

67〜97行：「その経験は心落ち着かないものだったでしょうね」と言って事態をカテゴリー化します。心落ち着かない（unsettling）は中立的な用語です。感情ではありません。患者さんが自分でその感情を、つまりは物語を定義するのを認めているのです。このような真心こもった言葉は、「私は聞いていますよ」というための方法なのです。彼はここで胸痛の物語について時間を追った話をするよう頼みます。

　繰り返しになりますが、医者は患者さんに対して自分たちの関係性すべてのテーマ別の内容を振り返ります。「私はあなたに最初に会った日」から始め、胸痛の似たようなエピソードを強調します。患者さんにストレス心エコーについて思い出してもらい、ナラティブを続けてもらいます。医者は前と同じ方法を用います。「もう一度お話しください」という言い方をします。臨床インタビューは常に物語を語るためにオープンにされていましたが、驚くようなナラティブのひねりが起きました。患者さんが喫煙と薬について語るときです。次のコメントは逆転移の明らかな一例です。誇り高い親すなわち医者が、患者さんをサポートするのです。

98〜128行：この部分ではさらに患者さんの内省が深まり、今日受診した理由が明らかになります。「私に何か起きているような気がします」。この時点で、医者はメタ・ナラティブでは特徴的なエピソードだなと感じ始めます。患者さんに今日来た理由を口に出すよう促します。患者さんは言います。「私は心臓に血の塊が出来ていないか心配なんです」。医

者は患者さんが粥状動脈硬化をどのくらい知識として理解しているかを探索します。患者さんはそれをある新聞の切り抜き記事と関連づけます。CT 冠動脈アンギオグラフィーと目下の心配との関連です。彼女はカバンに最新のテクノロジーについての切り抜き記事を持っていました。切り抜きを患者さんが見せたという事実は、問診がうまくいっていたことを意味しています。患者さんはナラティブのジレンマの現状をカバンから取り出すことができました。彼女と医者の間でそれをオープンに議論するためです。

129～138 行：もちろん、対話におけるこのようなナラティブの内省は解釈しながら前進していく作業です。でも、科学者としての医者の仕事は一番重要な質問を発見することです、これを忘れてはいけません。このセクションはナラティブのジレンマを明白にすることです。私たちは確信していますが、一番重要な質問とは患者さんが答えてほしい質問なのです。今回の特別な受診は続いているナラティブの一部であり、そこで主な登場人物が複雑な死別、粥状動脈硬化、家族関係の緊張に苦しんでいるのです。そして、次の章でもみつけなければならないものがあるのです。しかし、患者さんにも意味がわかるようにするために、医者は物語を患者さんの見方でたどらなければなりません。医者はナラティブのジレンマを尋ね、繰り返し、それが正しいと患者さんに確認してもらおうとするのです。

　ナラティブはプロセスのほんの触りにすぎません。これは相互依存的なプロセスであり、ナラティブと臨床疫学／エビデンス・ベイスド・メディシンがお互いに役割をこなし、医者がナラティブを鑑別診断検査の領域に結びつけるのです。このシチュエーションではそれが理にかなっています。問診の最後のところで、患者さんは CT 冠動脈造影の話をほのめかします。地元の報道でその話が出ていたのです。臨床医としてはそのような問い合わせに対して、医学文献、知られていること、そうでないことの吟味をもって答えるべきでしょう。この時点で侵襲性のある心臓の検査に進むのは診療的には適切とは思えません。

　医者はプラーク崩壊の生物医学的な観点を押しつけようとします。しかし、それは患者さんの問題理解にはフィットしません。彼女は冠動脈が「きれいで」、「詰まりがない」ときだけ「ほっと安心できる」のです。医者はこのような理解のもと進んでいくことが医学的に理にかなったことかを決めなければいけません。通常、私たちは患者さんが個人的に必要な情報が何か決めるのに患者さんに大きな自由裁量権を与えています。しかし、医者はすべての治療プランに賛同しなければならないのも事実です。このケースの場合、医者は患者さんのナラティブのジレンマを探求することには同意しました。生物医学的、脆弱なプラーク崩壊とリスク因子緩和のスクリプトをとらなかったのです。患者さんの経験と知識の世界に入ることに同意することによって、私たちは癒しの旅に出るのです。

ある括弧付きの、立ち現れる、条件次第で、文脈依存的な医学知識

この受診は括弧付きの医学知識をもっています。受診はストレス・マネージメントについてかもしれないし、筋骨格系の痛みについてかもしれないし、死別についてかもしれないし、あるいはそれらどれとも違うものかもしれないし、冠動脈疾患についてかもしれないのですから。患者さんは人生を診察室で過ごすわけではありません。進展する物語は、彼らが生きている人生の反映なのです。医者にも患者さんにも、最初から対話の進展する方向を完全に予測することなどできない、と考えておいたほうがよいでしょう。

面接の立ち現れる部分は、患者さんが次のように言ったときでした。「……このアポを取る前はそんなふうには考えていませんでした……」。ナラティブのジレンマは聞くプロセスの最中に起きるのです。

このケースの条件次第な部分は、会話がこの患者さんと医者の間でだけ起きたであろう点でした。同じ知識を、前のアポイントメントから共有していたからです。もし、スポーツ医学の医者や心臓専門医がこの患者さんを面接したら、診断は筋骨格系の痛みであったことでしょう。

このケースの文脈依存的な部分は患者さんの人生の物語の歴史的性格にあります。

文献

1. D'Andrade RG. Schemas and motivation. In: D'Andrade R, Strauss C (eds). *Human Motives and Cultural Models*. Cambridge: Cambridge University Press; 1992.
2. Charon R. *Narrative Medicine Honoring the Stories of Illness*. Oxford: Oxford University Press; 2006.
3. Engel JD, Zarconi J, Pethtel LL, et al. *Narrative in Healthcare: healing patients, practitioners, profession and community*. Oxford: Radcliffe Publishing; 2008.
4. Crabtree BF, Miller W, editors. *Doing Qualitative Research*. 2nd ed. Thousand Oaks, CA: Sage Publications, Inc; 1999.
5. *The American Heritage College Dictionary*. 4th ed. Boston, MA: Houghton Mifflin Company; 2002.
6. Mattingly C. *Healing Dramas and Clinical Plots: the narrative structure of experience*. Cambridge: Cambridge University Press; 1998.
7. Lown B. *The Lost Art of Healing*. New York, NY: Ballantine Books; 1996.
8. Lown B. The commodification of health care. *Physicians for a National Health Program Newsletter*. Chicago, IL; 2007.
9. Greaves D. *'The Healing Tradition' Reviving the Soul of Western Medicine*. Oxford: Radcliffe Publishing; 2004.
10. Brock C, Salinsky J. Empathy: an essential skill for understanding the physician patient relationship in clinical practice. *Family Medicine*. 1993; **25**: 245–8.
11. Engel G. The need for a new medical model: a challenge for biomedicine. *Science*. 1977; **196**: 129–36.
12. Engel G. From biomedical to biopsychosocial: being scientific in the human domain. *Families, Systems & Health*. 1996; **14**(4): 425–33.
13. Cassell E. *The Healer's Art*. Cambridge, MA: MIT Press; 1985.
14. Borkan JM, Miller WL. Storytelling in medicine. In: Borkan J, Reis S, Steimetz D, Medalie JH (eds) *Patients and Doctors: Life-changing stories from primary care*. Madison:

University of Wisconsin Press; 1999.
15 Divinsky M. Stories for life. *Canadian Family Physician*. 2007; **53**: 203–5.
16 Dossey L. *Healing Beyond the Body*. 1st ed. Boston: Shambhala Publications, Inc; 2001.
17 Elwyn GJ. So many precious stories: a reflective narrative of patient based medicine in general practice, *BMJ*. 1997; **315**(7123): 1659–63.
18 Frattaroli E. *Healing the Soul in the Age of the Brain*. New York, NY: Viking; 2001.
19 Galzigna M. *Aspects of medical practice: insight from Narrative Therapy. Psychoanalysis and Narrative Medicine*. 2004. Available at: www.english.ufl.edu/pnm/papers.html
20 Garro LC, Mattingly C. Narrative turns. In: Mattingly C, Garro LC (eds) *Narrative and the Cultural Construction of Illness and Healing*. Berkeley, CA: University of California Press; 2000. pp. 259–70.
21 Greenhalgh T. Narrative based medicine: narrative based medicine in an evidence based world. *BMJ*. 1999; **318**(7179): 323–5.
22 Greenhalgh T, Hurwitz B. Narrative based medicine: why study narrative? *BMJ*. 1999; **318**(7175): 48–50.
23 Hatem D, Rider EA. Sharing stories: narrative medicine in an evidence-based world. *Patient Education and Counseling*. 2004; **54**: 251–3.
24 Hunter K. *Doctors' Stories: The Narrative Structure of Medical Knowledge*. Princeton: Princeton University Press; 1991.
25 Kirmayer L. Broken narratives: clinical encounters and the poetics of illness experience. In: Mattingly C, Garro L (eds) *Narrative and the Cultural Construction of Illness and Healing*. Berkeley, CA: University of California Press; 2000.
26 Loxterkamp D. A vow of connectedness: views from the road to Beaver's Farm. *Family Medicine*. 2001; **33**(4): 244–7.
27 Rapport F, Wainwright P, editors. *The Self in Health and Illness: patient, professionals and narrative identity*. Oxford: Radcliffe Publishing; 2006.
28 Smith R, Hoppe R. The patient's story: integrating the patient- and physician-centered approaches to interviewing. *Annals of Internal Medicine*. 1991; **115**: 205–24.
29 Stewart M, Brown JB, Weston WW, et al. *Patient-Centered Medicine*. Thousand Oaks: Sage Publications, Inc; 1995.
30 Stuart M, et al. *The Fifteen Minute Hour: practical therapeutic interventions in primary care*. Philadelphia: Saunders; 2002.
31 Sulmasy DP. Is medicine a spiritual practice? *Academic Medicine*. 1999; **74**(9): 1002–5.
32 Sparkes AC, Smith BM. When narratives matter: men, sport, and spine cord injury. In: Rapport F, Wainwright P (eds) *The Self in Health and Illness: patients, professionals and narrative identity*. Oxford: Radcliffe Publishing; 2006. pp. 53–68.
33 Adler HM. The history of the present illness as treatment: who's listening, and why does it matter? *Journal of the American Board of Family Practice*. 1997; **10**(1): 28–35.
34 Charon R. Narrative and medicine. *New England Journal of Medicine*. 2004; **350**(9): 862–4.
35 Realini T, Kalet A, Sparling J. Interruption in the medical interaction. *Archives of Family Medicine*. 1995; **4**: 1028–33.
36 Beckman HB, Frankel RM. The effect of physician behavior on the collection of data. *Annals of Internal Medicine*. 1984; **101**: 692–6.
37 Mattingly C. Emergent narratives. In: Mattingly C, Garro LC (eds) *Narrative and the Cultural Construction of Illness and Healing*. Berkeley, CA: University of California Press; 2000. pp. 181–211.
38 Frank AW. *The Wounded Storyteller: body, illness, and ethics*. Chicago, IL: University of Chicago Press; 1995.
39 Beach MC, Inui T. Relationship-centered care – a constructive reframing. *Journal of General Internal Medicine*. 2006; **21**: S3–8.
40 Kleinman A. *The Illness Narratives: suffering, healing, and the human condition*. New York, NY: Basic Books; 1988.

41 Riessman CK. *Narrative Methods for the Human Sciences.* Los Angeles, CA: Sage Publications; 2008.
42 Launer J. *Narrative-based Primary Care: a practical guide.* Oxford: Radcliffe Publishing; 2002.
43 Launer J. Narrative based medicine: a narrative approach to mental health in general practice. *BMJ.* 1999; **318**(7176): 117–19.
44 Kleinman A. *Patients and Healers in the Context of Culture.* Berkeley, CA: University of California Press; 1980.
45 Garro LC, Mattingly C. Narrative as construct and construction. In: Mattingly C, Garro LC (eds) *Narrative and the Cultural Construction of Illness and Healing.* Berkeley, CA: University of California Press; 2000, pp. 1–49.
46 Egnew TR. The meaning of healing: transcending suffering. *Annals of Family Medicine.* 2005; **3**(3): 255–63.
47 Elwyn G, Gwyn R. Narrative based medicine: stories we hear and stories we tell: analysing talk in clinical practice. *BMJ.* 1999; **318**(7177): 186–8.

第2章

患者さんの懸念に合わせて臨床的に適切な質問を尋ねる

> ▶ **覚えておくべきキーコンセプト**
> - ナラティブのジレンマから臨床的に意味のある質問に移行するには、医者はナラティブに、そして臨床的に同時に考えなければならない。何も「翻訳途中で失わない（lost in translation）」ように。
> - 協力的アプローチを維持し、臨床用語を患者さんに説明し、臨床的質問が「ともに構築されるナラティブ」をうまく開始させたかを患者さんとチェックすること。
> - 臨床的に意味のある質問を開発するときは、POEMs を強化し、DOEs は行わないこと。
> - 治療についての臨床的質問は PICO 構造を用いること。
> - 診断についての臨床的質問は特定の疾患に対する特定の検査（どちらも必要）の検査特性を用いること。

臨床的な質問をすることを学びましょう。

ナラティブのジレンマから臨床的に意味のある質問への移行

前の章では、私たちはナラティブに強い臨床医が自分の診断したいという衝動をどうやって抑えているかを示しました。患者さんの物語を聞き入る訓練をしていたのです。物語、つまりナラティブはある構造をもっており、それは特別な目的をもって語られるのが普通です。本章では、患者さんのナラティブのジレンマを解決するような質問をみつける試みから始めます。ケアのプロセスにおけるすべてのステップそれぞれで、正しく振る舞う必要があり、さもなければその後がんばっても効率は落ち、役に立たず、端的に間違えます。では、どのように患者さんのナラティブのジレンマを適切な質問にし、エビデンスを用いて回答可能にできるのでしょうか？

聞き入ることはナラティブ・メディシンにおける最重要なスキルですが、患者さんと協力してそのジレンマを臨床的な一つの質問として繰り返すことがたいてい必要です。これが病のナラティブという言語から臨床医学の言語への翻訳プロセスです。翻訳途中で何も

失いたくありません。翻訳がうまくいかない笑い話をみなさんは聞いたことがありませんか？　プロセスにおけるこのステップでは医者が二つの「言語」で同時に考える必要があります。ナラティブのジレンマの意味が翻訳途中で失われないよう、十分注意する必要があります。この協働的な、相互作用的プロセス。臨床的な観点から推測し、患者さんとチェックし合って、その臨床的な質問がナラティブに「フィットする」かを決定します。これがともに構築するナラティブの開始点なのです。しばしば、患者さんはとても狭いピンポイントな心配を一番にもっているでしょう。それは必ずしもケースの「臨床的な」事実とは関係ないのです。

　緒言において、私たちは患者さんの苦痛のナラティブと、疾患や医学的業界用語の抽象的な言語の間にある移行についての引用をお示ししました。これは、知識の、ある世界から別の世界への移行です。両者の言葉は異なっていますが、患者さんは一人しかいないことには注意が必要です。この引用はプロセスを二元論として描き出します。最初は、患者さんが病に苦しむ物語をもっており、次に医者が抽象的な医学言語を用いて答えを提供し、これを翻訳し直して患者さんに戻します。この例を用いて、私たちは一般的なプロセスの流れをお示ししたかったのです。しかし、これは誰が何をやるかという役割分担がきっちり縦割りになっている、独立した活動だという観念を抱くとよろしくありません。むしろ、医者も患者さんも継続的に参加すべきです。それぞれ明らかに異なる部分に注目していたとしても、です。患者さんはプロセス全体を通して聞き入っており、あなたを見ていると考えておいたほうがよいでしょう。患者さんが推測しっぱなしというのはよくありません。何が起きているのかをお伝えしましょう。この時点で、たとえば「あなたが知らねばならないこと、と私におっしゃった点を正しく理解したいのです。医者が使う言葉でそれをとらえたいのです」などと言うのがよいでしょう。これはきわめて注意深く行われねばなりません。患者さんのナラティブのジレンマが臨床的に回答可能な質問としてとらえられているかチェックし、もう一度チェックします。ほかが全部だめなら、患者さんに質問しましょう。特定の検査や用語については、患者さんへの教育も必要かもしれません。しかし、患者さんは会話に、そして医学的決定を構築するのに用いられる情報を得て、感謝するでしょう[1]〔これをナラティブのプロット作り（emplotment）とも呼びます〕。私たちにできることは、医者に注意深くなってもらい、患者さんの心配を臨床的な質問に移行させることなのです。

　議論のなかで、私たちは「医者はビッグな単語を使いたがる」とか言います。「心原性ショック」。ショックは血圧が低すぎて、血液が動脈内を循環せず、酸素を組織や臓器に十分に提供できないことです。「心原性」は問題の根源が心筋が十分拍動していないことであることを意味します。で、「心原性ショック」は血液が臓器に酸素を十分に運んでおらず、それは心臓が十分拍動していないためであることを意味しています。私たちはこの単語をほかの血流の問題と区別するために用います。この時点で、患者さんはこの言葉を説明として理解できます。理解できない部分について質問するのも楽になります。もっと大きな説明に組み込まれた単語をただ使うのとは全然違います。医者が業界用語をたくさ

ん使うと、患者さんはすぐに怖がってしまい、参加しにくくなります。医者もまた、間違った臨床的質問を尋ねやすくなります。

私たちは意味を確認しなければなりません。答えではありません。少なくともこの時点では、そうです。「その質問は患者さんの懸念を意味のある形でがっちり捕まえているか？」。これは根本的に重要な点です。患者さんは今後のプロセスで、その答えが関係あると認識できることを意味しているからです。

質問を作る。

「臨床的に意味のある質問をする」ことは通常、エビデンス・ベイスド・メディシンのどのカリキュラムでも最初のステップになります。以下の議論では、私たちはこの「エビデンス・ベイスド・メディシン」のスキルは上記のナラティブのプロセスと相互依存的であることを示したいと思っています。これは医者の責務ではありません。患者さんとの密な協力であり続けるべきなのです。質問を洗練させることで、医者は自分をナラティブのなかに落とし込むことができるようになり、ナラティブはともに構築されるものになります。

私たちはオーセンティックなエビデンス・ベイスド・メディシンを保持してきました。読者が他の多くの文献と関連づけられるようにするためです。しかし、私たちはまた、読者がわずかな意味の違いを区別してくださることを期待しています。これは私たちが説明しているプロセスの特異な点である、医者と患者さん両者によって演じられる二重の役割を混ぜ合わせることで作られるのです。

正しい質問を行うのはプロセスの肝心な点です。質問の構造がエビデンス探しの構造を決定します。このことはプロセスを順番に行い、プロセスの最初の段階で間違えないことを意味しています。最初のステップは患者さんの懸念を理解するために十分な情報を得ておくことです。もし、私たちが患者さんの懸念を理解していなければ、正しい臨床的な質問などできようがありません。患者さんの懸念に関連した臨床的質問を作った後は、特定の質問に答えてくれるような情報にアクセスします。ということは、もし、私たちが間違った臨床的質問をすれば、間違った情報にアクセスしてしまい、患者さんの懸念を解決することができなくなってしまうということです。初心者はしばしばこのステップを楽々乗り越えたがります。しかし、このプロセスのゴールは患者さんのケアに直接とりこみ、患者さんにリアルタイムで答えを提供することなのを忘れてはなりません。

ベッドサイドでこれを自由に使いこなすことができるようになる前に、私たちはともするとエビデンス探しで袋小路に入り込んでしまいます。後になってみれば、間違いは質問をするときに注意が不十分だったからなのでした。良い質問はプロセスにおけるステップ前進の効率をアップさせます。このステップの重要性は決して軽んじてはならないのです。

臨床例

ある患者さんが「もしかしたら胆石」という主訴でやってきました。物語を聞くと、患者さんは胃痛と悪心を訴えていたのです。ゴルフ仲間の女性たちとこの話になり、みんなは自分の経験から胆石じゃないのと言いました。ナラティブのジレンマを明確にするために、私たちは尋ねました「診断されていない胆石が痛みの原因かどうかを知りたいんでしょうか？」。患者さんは言いました。「……まぁ、そうです」。ナラティブに関心のない医師ならすぐに胆石をチェックする方法なんて知っているさ、と超音波をオーダーするでしょうか？　臨床的な質問、「この患者さんには胆石がありやなしや」に則って。ナラティブの医師ならばこう答えたでしょう。「『まぁ、そうです』というのは、『そうでもない』とも言えますか？　何かほかにご心配な点でも？」。患者さんは、友人は正しいと確信してはいるものの、夫の兄が5年前に膵臓がんで亡くなったのだと言いました。「バカな話」だとは認めましたが、それこそが彼女の心のうちにあったのです。真の臨床的ジレンマは患者さんは自分がひどい病気をもっていないか知りたかった……だから、ナラティブのジレンマは実は「この患者さんは隠れた悪性疾患をもっているか？」だったのです。医者はこの質問に答えるためのたくさんの方法があることを基本知識としてもっているはずです。どの検査を用いるべきか、という点です。選択肢としては、腹部超音波、腹部CT、磁気共鳴胆管膵管像（magnetic resonance cholangio-pancreatography：MRCP）があるでしょう。患者さんのナラティブなジレンマを医学的な文脈に結びつければ、医者はもう一回ナラティブなジレンマを語り、それぞれの検査の利点や欠点をまとめることができるでしょう。この例に限れば、臨床的質問は今や「MRCPの胆石と悪性疾患を区別するための感度と特異度はいかに？」となるでしょう。たとえば、磁気共鳴胆管膵管像（MRCP）は、腫瘍と胆石に対して異なる感度と特異度をもっています[2,3]。二つの臨床的質問が全然違うことに留意しましょう。診察室での二分間の会話の違いなのです。さらに、使われるべきエビデンスの違いはいうまでもなく、二つの質問の意味における大きな違いに留意しなければならないのです。

医者が患者さんの懸念を理解し、診療的質問をその懸念に則って問うことができたときだけ、当該患者についてのほかにある大きなリスクやマネジメント上の問題を検討することができるようになります。もし、医者が不十分に診察に挑み、飛びつき、ハンドルを切って仕切ってしまい、患者さんの懸念を理解しなければ、医者は患者さんのナラティブのジレンマを見逃し、「間違った質問を問う」リスクを負ってしまうのです。

DOEs と POEMs[*1]

病態生理学は疾患を理解し、診断と治療の方法をみつけ出し、患者さんを助けるのに有用

[*1] 訳注—doe は俗語で金などを意味し、poem はもちろん詩の意味である。両者のアクロニムそのものが筆者たちの意図する価値観を示しているのである。

です。たくさんの病態生理学的理論があり、治療法を導きます。さらに、治療法は生理学的マーカーの低下を示すこともあります。たとえば、フリーラジカルは粥状動脈硬化や冠動脈疾患に寄与しているという理論があります。ビタミンEはフリーラジカルを減らします[4]。ビタミンEは患者さんに有用ではないかと考えます。冠動脈疾患を減らすはずだからです。ところが、研究によると、ビタミンEは冠動脈疾患に影響を与えないのです。利益ゼロなのです。

多くの医学的文献には疾患ベースのエビデンス（disease oriented evidence：DOE）とカテゴライズされる論文が含まれています。ビタミンEによるフリーラジカルの減少はその一例です。患者さんは全くフリーラジカルの血液内量を経験したり、語ったりはしません。なぜなら、このような近接的計測値はごく早期に起き、簡単に計測でき、患者さんのアウトカムよりずっと前の話なのです。たとえば、糖尿病のコントロールにおいて、ヘモグロビンA_{1C}は研究でよく使われており、糖尿病薬の効果の検証に用いられています。しかし、ある特定の薬が患者さんの本当に気にしているアウトカムを改善させることを示すことは困難です。死亡、心筋梗塞、透析などがそのアウトカムです。後者のカテゴリーは、患者主体で意味のあるエビデンス（patient oriented evidence that matters：POEMs）といいます。患者さんにわかり、それが重要であると思えるアウトカムに言及しています。このきわめて重要なコンセプトは、Allen Shaughnessy医師とDavid Slawson医師によって開発されました。これは情報習得プログラムの一貫であり、診療医に最良の情報を「診療時に」提供し、患者さんの役に立つことを目指したものです[5]。

患者主体で意味のあるエビデンスの好例は、英国前向き糖尿病研究（UK Prospective Diabetes Study：UKPDS trial）です。この研究者は大規模臨床試験を行い、「アグレッシブな」糖尿病ケアと1980年の糖尿病標準診療を比較しました。後者は空腹時血糖を280 mg/dL以下にすることを目指すというものでした。UKPDSの目的は、血糖コントロールの改善が心血管系のアウトカムを改善させ、心筋梗塞を減らし、心血管系疾患による死亡を減らすことを示すことでした[6]。この研究前後に、たくさんの研究が、血糖コントロールが悪いと心疾患が増えることを明確に示していました。言い換えるならば、患者さんの糖尿病が悪ければ、心血管系のアウトカムも悪くなるだろう、というわけです。また、たくさんの研究がインスリン、スルホニルウレア、メトホルミンがヘモグロビンA_{1C}を低下させると示していました（疾患ベースのアウトカム）。これらはすべてサロゲート・マーカーであり、疾患ベースのマーカーです。結局のところ、患者さんがHgA$_{1C}$は今週高かったなんて言いながら街を闊歩することはないんです。面白いのは、こうした薬を使ったヘモグロビンA_{1C}低下が心血管系アウトカムを改善させるという研究は皆無だったことです。UKPDS試験もまた、このような効果を示すことができませんでした。厳しい血糖コントロールと標準的ケア（1980年くらい）の心血管系の違いはなかったのです。これこそが真に患者主体のアウトカムなのです。にもかかわらず、糖尿病ケアのイデオロギーはすべて、糖尿病の患者さんの血糖を下げるというコンセプトに凝り固まっています。UKPDS試験を裏づけるように、ACCORD研究[7]やADVANCE研究[8]も2008年に

発表されました。またしても、患者さん主体のエビデンスは疾患ベースの研究を支持しなかったのです。これらの研究は私たちが理解している糖尿病の患者さんの治療の理解に革命をもたらすはずなのです（すぐにそうなることを望んでいます）。

患者さんはヘモグロビン A_{1C} を気にします。私たちがそう言うからです。彼らは診察室を訪れ、糖尿病をマネジするモチベーションがあればこういう数字を下げることに興味を示します。なぜなら、医学の世界が血糖コントロールが悪いことと心血管系疾患の関連を教え込んできたからです。私たちがそういうことを教えてきたのは、私たちが相関と因果を混乱させてきたからです。患者さんは信じます。血糖をコントロールすれば死のリスクをいずれは下げてくれるであろうことを。患者さんは死ぬことについて本当に心配しています。数に（血糖値）についてではないのです。その数こそが DOE であり、血糖がどれだけコントロールされているか、です。でも、患者さんは死について気にしています。それが POEM です。よって、私たちは自分の患者さんが本当に気にしていることについての質問にだけ答えたいのです。私たちは POEMs で答えられる質問だけ問いたいのです。

病に苦しむナラティブは複雑です。通常、それは懸念や行為の多方面にわたる蜘蛛の巣です。上記の血糖コントロールの例をとっても、私たちは患者さんを診ているとき、臨床的糖尿病マネジメントの質問をもっとナラティブのジレンマにフィットしたもの（健康の維持）に修正します。患者さんはしばしばパーフェクトでなくてもよいことに安心します。私たちが本当に心配していること（ナラティブのジレンマ）を繰り返し、マネジメントの質問を変えるだけでよいのです。

質問のタイプ

医学的文献は論説、健康を提供する研究、疫学などに満ちています。私たちは診断と治療に注目しがちです。それが手慣れたやり方だからです。でも、それで文献の全体性を制限してしまいます。本当はもっと探索されるべきなのに。プロセスを取り扱いやすくなるはずなのに。医学文献には他の目的をもつ別タイプのものもあります。しかし、そういうものにはここでは注目しないことにしておきましょう。

次に着目したいのは、どのように診断と治療の質問を構造づけるか、です。パート I では、私たちは診断に重きを置きます。しかし、それでも治療の質問をどのように形作るかについても言及したいです。その後、この問題をパート II に持って帰りたいのです。さて、多くのナラティブのジレンマと臨床的質問は医学的文献を探求する必要はないこともここで明記しておきましょう。通常、このような質問は単純に医者の大量の知識でもって回答されます。その答えはしかし、患者さんに翻訳して返されねばならず、医者はその知識が正当なもので非科学的な徒弟制度的「知識」でないことを確認しなければならないと、私たちは思います。通常の診療に基づき、研究文献によるものでない場合、医者はそのように言わねばならないでしょう。誠実であり、患者さんとの関係を維持するということだけなんです。利益相反やそれが意思決定にどう影響するかについては後に語るとしましょう。今のところ、臨床的質問を診断や治療にどのように作るかに注目しましょう。

検査属性を用いて臨床的質問を作る。

さてそれから、私たちはどのようにして臨床的に意味のある質問を診断検査について尋ねればよいのでしょうか？　すべての診断に用いる検査は感度と特異度という言葉を用いて説明できます。残念ながら、この2つはいつもトレードオフの関係にあります。たとえば、とても高い感度の検査があるとして、それは通常、特異度を下げてしまっています。逆もまたしかり、です。感度と特異度を両方最大化するために、高度な専門用語を用いれば、私たちは受信者動作曲線（receiver-operator curve）を各検査に用います。選択肢となっている異なる検査の曲線を比べれば、検査の質がわかります。私たちは、現時点ではあまりこのレベルの詳細について深入りしません。

感度と特異度は一緒になって「検査属性（test characteristics）」と呼ばれます。検査属性に関する情報は臨床的に意味のある質問を立てるのに便利です。もう1つきわめて大事な情報が質問には込められねばならないのですが、それは検査をする対象となる疾患です。

診断検査については、私たちは単純に検査属性のある検査と検査がオーダーされる状況を結びつけ、質問を作り上げます。たとえば、ある患者さんが股関節骨折で来院しました。入院中、彼女は肺塞栓に合致する症状を発症しました。回診中、CT肺動脈造影検査の目的を議論しました。彼女は怖がりました。この検査がどのくらい良いものか知る必要があったのです。臨床的質問はしたがって、CT肺動脈造影検査が肺塞栓をみつける感度と特異度はどのくらいか、となります。

治療に関する質問を作る。

治療に関する質問では、最も効率的な方法で患者さんの臨床のジレンマをエビデンスにつなぐためには、PICOと呼ばれるプロセスを用いて臨床的質問を構成するのがよいとわかりました[9, 10]。PICOは、患者さん（Patient）、介入（Intervention）、コントロール（Control）、それからアウトカム（Outcome）の頭文字をとったものです。このケースの場合、私たちは研究に参加した人たちを定義し、自分のプラクティスの属性や患者さんにできるだけ近づくようにマッチさせたいのです。介入は検討している治療やマネジメントです。コントロールは代替となる標準治療です。私たちがDOEsやPOEMsで議論したのと同じように、アウトカムは患者さん主体の意味のあるアウトカムでなければいけません。

患者さんは外来にやってきて、テレビで抗不安薬が早漏に効果があると聞いたと言います。もうこの患者さんは何年もかかりつけでしたが、彼の性機能障害について議論したことはありませんでした。これは慢性的に続いていた問題で、結婚生活の問題にもなっていました。彼は助けを求めて必死でした。抗不安薬が役に立つかどうか知りたがっていたのです。私たちは、彼の言っているのが抗不安薬として用いられるSSRIのことだと思いました。PICO質問はこうなります。

P＝患者さん：早漏に苦しむ患者さん
I＝介入：選択的セロトニン再取り込み阻害薬（selective serotonin re-uptake inhibitors：SSRIs）
C＝比較[*2]：プラセボ
O＝アウトカム：早漏の頻度低下

PICO質問：早漏のある患者さんで、SSRIsはプラセボと比べて早漏の頻度を減らすか？

■ ストーリー・タイム ■

私たちはある研修医を指導していました。臨床的に重要な質問をし、また正しく答えていました。しかし、ナラティブのジレンマを見失っていたので、二つ目の、患者さんにとって最重要な臨床的に意味のある質問も見逃してしまいました。患者さんを研修医はよく知っていました。長きにわたる月経過多と鉄欠乏性貧血の既往がありました。患者さんは鉄剤をきちんと飲んでいませんでした。便秘になるからです。彼女の主訴は倦怠感でした。その研修医は患者さんをよく知っていたので、質問は意図的になり、そのまま月経過多の話になりました。生理のきつさや鉄剤の服用頻度を訊いたのです。私たちのところで彼が研修していたとき、彼は患者さんを鉄剤の「コンプライアンスが悪い」と称していました。それで彼女は疲れているのだと。しかし、それは本当は患者さんの懸念／質問ではなかったのです。私たちは再度患者さんの話を聞きました。患者さんの物語を引き出しました。彼女はとても糖尿病を心配していました。太っていたし、体重が正常な友人が最近糖尿病と診断されたからです。倦怠感は糖尿病の症状でありうるとどこかに書いてありました。患者さんのナラティブのジレンマは、「糖尿病が私の疲れの原因ではないか？」でした。「鉄剤は私の疲れに効くか？」ではなかったのです。結局、患者さんには糖尿病はありませんでした。この質問に答えた後（任意に測った血糖は120未満で、最近の空腹時血糖は83でした）、私たちはやっと外来で貧血の問題を話し合うことができたのです。患者さんは医師の専門知識を期待しています。だから受診するのです。研修医は正しかったです。患者さんには鉄欠乏性貧血があり、十分な鉄剤を服用していませんでした。これは重要なことですが、患者さん側からみると不十分でした。この例では、「エビデンス」は単なる情報で、それはカルテ上にあり、外来で入手可能なものだったことに留意しましょう。言い換えるならば、エビデンスは私たちの糖尿病の定義だったのです。エビデンス・ベイスド・メディシンに則ってこれ以上進む必要はありませんでした。もうそれは手に入れていたのです。

[*2]訳注─本文ではCはControlともComparison（比較）ともされているが、大意は同じなのでそのまま訳出した。

> この物語のポイントは……医者は患者さんと協力する必要があります。そして、ナラティブのジレンマに関係した臨床的質問を確認するのです。

臨床的に意味のある質問をすることのナラティブな側面

ナラティブのジレンマを臨床的質問に移行させる重要性について論じてきました。Howard Brody はある論文を書きましたが、それはこんな素晴らしいタイトルでした。「先生、私の物語は壊れています。どうか直していただけませんか？(Doctor, my story is broken, can you help me fix it?)」[11]。「私は誰の物語にいるのです？」というのもあります。私たちが語っていることの本質は次のような事実です。医者がともに構築するナラティブに影響を与え始めると、患者さんはプロセスをていねいに確認し、それが自分に関係した物語で、ときに自分にとって意味のあるものであると認識する必要があるのです。私たちはこの点を強調します。物語が医者によって「ひん曲げられ」、ケアのプロセスに、患者さんの人生の物語には言うに及ばず、密着していないことがあまりに多いのです。それは誰の物語なのでしょう？　患者さんも医者も、ここでプロセスの所有者となり、協力してともに取り組まねばならないのです。

私たちの臨床シナリオへの応用

では、すでに述べられたコンセプトと原則を、前章で記録されていた診療での会話に応用してみましょう。最初に、私たちは質問が診断検査についてなのか治療についてなのか区別しなければなりません。患者さんの懸念はみつかっていない冠動脈疾患の可能性なので、私たちの仕事はこの質問に関連した不確かさをなくすことです。彼女に心臓の問題がある可能性はとても低いことを示し、彼女がこのことを心配しなくなるようにする必要があります。治療について特に話しているわけではありません。診断の話なのです。

　患者さんは新聞の切り抜きを持って来ました。CT 血管造影検査について書かれていたのです。しかし、臨床家としてはすぐに結論に飛びつかないことが大事です。ケアのプロセスを継続するのに大切な基本は、患者さんの懸念を払拭できる、使用可能な診断検査を検討することです。この例に入れられているのは、むしろよくあるシナリオでして、患者さんが解決策を提供しようとしています。しばしば、医者は前のめりになって「解決」に集中しすぎです。賢明な医師ならば、根底にある質問に着目します。ナラティブがどのように分析をドライブするかに注意してください。患者さんの提案でも医者の性向でもないのです。使用可能な診断検査には以下のようなものがあります。

- ストレス心電図
- ストレス（運動負荷、あるいは化学的）心エコー
- ストレス（運動負荷、あるいは化学的）核医学検査（タリウムなど）
- CT 冠動脈造影（16 〜 64 スライス、マルチ・ディテクター）
- 磁気共鳴血管造影
- 冠動脈カテーテル検査

一般的には、非侵襲的な検査から始めるでしょう。また、検査の確度を最大限にし、コストを最小限にし、かつ患者さんの質問に答えて満足が得られるものを望みたいものです。では、患者さんが提案している CT 血管造影とこれらのクライテリアに照らし合わせてみましょう。患者さんはすでにストレス・テスト陰性でした。持続する症状が心配で、ストレス心エコーが陰性であっても不安は拭えません。彼女の物語に基づき、私たち医師としての懸念は高く、さらに検査をお勧めすることでしょう。しかし、もし私たちが心カテのような侵襲的な検査を回避できるのであれば、現時点ではそのほうが患者さんにとってはより安全でしょう。

患者さんは名指しで CT 冠動脈造影と言っていました。ナラティブの観点からは、その思考プロセスを追いかけるのがよいでしょう。「ともに構築する」ナラティブの性質をここで強調するのです。医者は医学の権威を用い、ある診断検査の適切さを検証しています。もしここに不同意が生じれば、また患者さんと、どうしてこの特別な検査が選択されたのかを話し合わなければなりません。CT 冠動脈造影がこの患者さんの特定の問題、冠動脈疾患の発見にどのくらい良いものか調べてみましょう。私たちは臨床的に意味のある質問と患者さんのナラティブのジレンマをマッチさせようとしていることを忘れてはなりません。

このように質問できましょう。「CT 冠動脈造影が臨床的に意味のある冠動脈疾患が、冠動脈疾患のリスクが中等度の患者さんにあるかどうか、その感度と特異度はどのくらいか？」。これが、患者さんの懸念に基づいた、私たちの臨床的に適切な質問です。

この臨床的な質問が、ケース・シナリオで提示されたナラティブのジレンマをとらえているかもう一度振り返ってダブル・チェックしてみましょう。医者は言葉に出し、患者さんは確認しました。ナラティブのジレンマは、「あなたの動脈が詰まっているか、知りたいんですか？」（128 行目の終わり）でした。「臨床的に意味のある冠動脈疾患」に相当するものについては主観的な判断を要します。これは患者さんともう一回話し合い、こういう定義が本当に患者さんの見方に一致し、関連しているかどうか確認するのがよいでしょう。

臨床的質問がナラティブのジレンマとマッチしていることが確かになって初めて、私たちはプロセスの次のステップに進みます。プロセスのステップの順番は極めつけに重要です。このケースでは、もう先へ行ってよいものと私たちは感じています。

括弧付きの、立ち現れる、状況次第で、文脈依存的な医学知識

私たちは、このプロセスでは異なるタイプの医学知識を用いることを示したいと思っています。「真実たる科学」と対照的に、私たちは科学を社会環境に翻訳したいのです。

臨床的に意味のある質問をする括弧付きの側面は、ナラティブのジレンマを臨床的な質問に翻訳する行きつ戻りつのやり方によって示されています。たくさんの臨床的質問が、ナラティブのジレンマを説明しているか検討され、吟味されなければなりません。その結果、質問は考慮されては棄却されます。よって、それらは社会的プロセスが前進するまでの間、括弧付きなのです。

臨床的に意味のある質問をする立ち現れる性質は（多くの可能性のなかから）1つの質問が選択され、それが次のナラティブのエピソードへのリンクとなることに示されています。この決定が未来を決定するのです。また、すべての括弧付きなものをリセットし直すことにも注意が必要です。これはつまりはプロセスの振り返りなのです。

医者はたくさんの研究がその質問を取り扱っているなかで、ナラティブのジレンマを状況に合わせる必要があります。プロセスのこの時点で、本書で説明されたように文献は部分的にわかっており、ケアのプロセスのなかで発見されます。すでに示したように、ともに構築するようなナラティブの性質が展開されており、ある臨床的に意味のある質問は社会の相互作用という枠組みのなかに置かれています。

胆石を確認するのと、悲惨な腹腔内病理をみつける対比がなされた例における文脈依存的な性質は、患者さんの義理の兄が膵がんで亡くなったという経験と使用可能な診断検査の多さを反映しています。文脈は臨床的に意味のある質問を引き出します。患者さんの文脈と医者の文脈、両者からです。

文献

1. Waitzkin H. Information giving in medical care. *Journal of Health and Social Behavior.* 1985; **26**(2): 81–101.
2. Adamek HE, Albert J, Breer H, et al. Pancreatic cancer detection with magnetic resonance cholangiopancreatography and endoscopic retrograde cholangiopancreatography: a prospective controlled study. *The Lancet.* 2000; **356**: 190–3.
3. Hochwald SN, Dobryansky M, Rofsky NM, et al. Magnetic resonance cholangiopancreatography accurately predicts the presence or absence of coledocholithiasis. *J Gastrointest Surg.* 1998; **2**: 573–9.
4. Ebell M. Information mastery. In: *FP Essentials, AAFP Home Study Edition No 318.* Leawood, KS: American Academy of Family Physicians; 2005.
5. Slawson DC, Shaughnessy AF. Becoming an information master: using POEMs to change practice with confidence. Patient-Oriented Evidence that Matters. *J Fam Pract.* 2000; 49(1): 63–7.
6. UKPDS. Intensive blood-glucose control with sulphonylureas or insulin compared with conventional treatment and risk of complications in patients with type 2 diabetes (UKPDS 33). *The Lancet.* 1998; **352**: 837–53.

7 ACCORD SG. Effects of intensive glucose lowering in type 2 diabetes. *New England Journal of Medicine.* 2008; **358**(24): 2545–59.
8 ADVANCE SG. Intensive blood glucose control and vascular outcomes in patients with type 2 diabetes. *New England Journal of Medicine.* 2008; **358**(24): 2560–72.
9 www.cebm.net/index.aspx?o=1036
10 Sackett DL, Haynes RB, Guyatt GH, *et al. Clinical Epidemiology: a basic science for clinical medicine.* 2nd ed. Boston: Little Brown and Company; 1991.
11 Brody H. 'My story is broken; can you help me fix it?' Medical Ethics and the joint construction of narrative. *Literature and Medicine.* 1994; **33**(1): 79–92.

第3章

質問に関係ある情報にアクセスする

> ▶ 覚えておくべきキーコンセプト
> - テクノロジーは変化し続ける。生涯学習は必然である。
> - メッドライン (Medline) はデータベース依存の検索で、とても感度が高い。Google Scholar はアルゴリズムを用いた検索でとても特異的だ。2つの方法は組み合わせることができる。
> - 私たちたちはインフォメーション・テクノロジーの分水嶺にいるのだろう。現場の診療医はオリジナルな科学文献と直接つながっている。EBM倉庫の「仲介人」を必要としない。
> - Google Scholar の "cited by #" のフィルターや "date" から "recent date" のサーチにより、どのくらい網羅的に文献全体のなかでアクセスできたかがわかる。
> - 患者さんも探し回るプロセスに参加する。探している最中に何をやっているかを話しているからだ。考えていることを口に出しているのだ。

情報にアクセスする方法を学ぶ。

Medline から Google へ

すでに論じたように、本書で述べているアプローチは実践的な経験に基づいています。読者にはテクノロジーの進歩がものすごい速さで起きていることを思い起こしていただきたいと思います。生涯かけて学習しなければならないのですが、臨床家はこのような変化を受け入れて、自分の診療を適応させていかねばならないのです。たとえば、最近アカデミックな情報を選択して入手できるレパートリーに Google Scholar が加わりました。あるいは、ミシガン大学が大学図書館すべてのデジタル・イメージを作りました[*1]。このような進歩は将来も続くに違いありません。ここでご紹介しているのは現時点における我々がベストを尽くした結果です。

---

*1 訳注—これはこのサイトから閲覧できる。http://quod.lib.umich.edu/cgi/i/image/image-idx

八年ほど前、私たちはある神経内科医と一緒に病院で仕事をしていました。まれな神経疾患〔脆弱 X 染色体関連運動失調症候群 (fragile X ataxia syndrome)〕の患者さんを診ていたのです。話の途中で、我々の同僚の一人がインターネットのブラウザーを開き、この疾患の名前の Google サーチを始めました。驚きました。雑誌の論文がすごいスピードで得られ、またそれらが有用だったのです。このときから、Medline の検索という壁を乗り越え、今のやり方に変えたのです。その後数か月、私たちは Google を情報アクセスのエントリーとして用いるようになりました。Medline に比べて使うのが簡単なのはうれしい驚きでした。

　過去における Medline の思い出は、退屈なものでした。手入力で関連した論文を探さねばならず、その間、何百もの無関係な論文が Medline の検索で表示されたのです。後になってみれば、Medline 検索はデータベースという基本構造をもっていました。検索は MeSH を用いたサーチタームにすべてマッチするものを探し、元論文をみつけ出したのです。その当時、個々の医師たちは文献検索専門の司書さんを頼りにし、論文の数を手に負える数にまで減らしてもらっていました。そのプロセスはしばしば何日も、何週間もかかりました。その間、患者さんの役に立つ意思決定用のエビデンスを用いる機会は失われていました。患者さんは私たちの目の前に座っており、心臓について心配しています。今日、決めなければならないのです。数週間後の次の外来ではダメなのです。ノロノロしたやり方だと、忙しい医師は患者さんのために文献をさらうことができません。本章のテーマは、意味のある研究エビデンスを素早く効率的にチェックするやり方を説明することです。

　対照的に、その神経内科医と過ごした経験が示したのは、Google サーチエンジンで情報を探すと、臨床的な議論と同時進行で情報を取り込めたということでした。のちに、私たちは Google サーチはアルゴリズム・プロセスを使い、検索の関連性を階層化しランクづけしていることを学んだのでした。そのため、関連した情報を得る時間は短くなり、医学文献を実臨床に適応させるやり方を変えてしまったのです。

Google Scholar

　その後、Google Scholar が 2004 年 11 月から登場しました。私たちは今日、これから始めるのです。Google Scholar はウェブ上のサーチエンジンで、学術的な文献 — 本、監査付きの論文、雑誌のアブストラクトを含む — だけを検索します。Google でみつけることができる商業ベースのサイトは除外しています。Google 同様、関連する順番にサーチをします。一番関連性が高い論文が最初のページのトップにくるのです[1]。そのノウハウは特許を取られているので、そのソースコンテンツや索引、関連性アルゴリズムは公開されていません。強みの 1 つは、医学原則に則った学術的文献であるということです（たとえば、化学と対比的に）。そのアルゴリズムは、商業誌とオープンソース出版物の本文すべてを "crawl（はって進むこと）" と呼ばれる手法を使って検索することで、そこには PubMed も含まれています。この関連性アルゴリズムは極秘事項です[2]。ウェブ上では全

文にアクセスできない場合でも、Google は出版社と提携して、そのような情報にもアクセスできます。だから、しばしば Google Scholar だけでアブストラクトにアクセスできることが多いのです。私たちは全文を PDF フォーマットで手に入れ、これを読み、エビデンスの質を吟味することを好みます。こうすると、「結果」の部分で論文のデータを読むことができます。普通の人は、雑誌にもよりますが、論文のアブストラクトだけ入手可能かもしれません。しかし、私たちはアカデミックな施設で勤務しており、大学セッティングのメディカル・スクールとも連携しています。両者は何百ものオンライン医学雑誌を定期購読しています。開業医さんなら、このような教育機関と連携することをお勧めします。電子図書館のサービスにアクセスできるからです。あるいは、個々人で定期購読契約することも可能です。

有用性方程式

有用性方程式によると、医学情報の「有用性」は「情報の関連性」×「妥当性」÷「その情報を取り出すのに必要な仕事量」に等しいんだそうです[3]。取り出すのに必要な仕事量は Google Scholar の出現によって激減したのはすでにお示ししたとおりです。その結果、有用性は増したのです。情報の関連性は患者さんの懸念についてのナラティブな枠組みに落とし込むことで増加します。妥当性は本章で論じます。まとめると、

> 仕事減る↓
> 関連性増す↑
> 妥当性↕

ということは、このプロセスで用いられる情報はほんの数年前のものよりはるかに有用なのです。プライマリケア医は同僚や製薬メーカーの MR、総説論文やコンサルタントに頼ってたいていの情報を得ているといわれた時期がありました。そういう日々は過去のものであると私たちは確信しています。私たちは製薬メーカーの MR を信用しません。ジャーナルクラブやケースカンファレンスのとき、次章で述べる原則をアプライすれば、私たちはしばしば次のように問われます。「どうして編集者はこんな論文をアクセプトしたのだろう？」。そう、ここにはちょっとした学習カーブが存在しますが、やる価値はあるのです。患者さんはあなたに感謝するでしょう。あなたに最新の情報へアクセスがあり、それが妥当かどうかをあなたが知っているのですから。プロフェッショナルな自己尊厳の気持ちも作られます。コンサルタントとのコミュニケーションも改善され、より洗練したレベルになるでしょう。ときには、専門家がエビデンスを患者さんの人生の物語にフィットさせることができないとき、あなたは患者さんを守ることもできるでしょう。プライマリケア医は患者さんの守護者であるべきです。患者さんの助けになり、役に立つ検査をすべて受けられるようお手伝いをし、しかし、過剰な検査や過剰な治療の害からは守らなければならないのです[4]。

Google Scholar は便利であり、情報に精通するための新たな新時代を築く。

この知識があれば、徹底的かつ関連ある文献検索が可能になります。Mark Ebell 医師は Google 検索ページのスクリーンショットをある論文に載せました。どのように臨床的質問に答えるかを説明した論文でした。このとき、Google Scholar の検索は「成熟期」を迎えたのです。このときこそ、「分水嶺の瞬間」でして、他人に医学文献を事前に消化してもらうのを頼りにするのから、一次エビデンスである元文献と直接渡り合うことへの移行を果たしたのだと私たちは考えます。私たちが教えていることのほとんどは、それをどのように効率的に行うか、なのです。このやり方で数年やってみて、Mark Ebell のような卓越した人物がいて、技術の正当性を示したことは実にありがたいことだと認めざるをえません[5]。ほかにも、社会的プラクティスの変容を報告する文献がいくつかあります[6-8]。

　私たちは Google Scholar を一次文献探しのツールとして使い始めました。患者さんの懸念と臨床的な質問に関係しているという明らかなアドバンテージがあったからです。とても速くて使いやすいのです。Google Scholar から一番役に立つ論文を選んだ後は、PubMed で同じ文献をみつけ、"Related Citations（関連する引用）" をヒットできます。そうすれば、文献中のすべてのキーワードと全く同じ言葉で、PubMed データベース中の巨大な文献とマッチできるのです。これで、Google Scholar の「特異度」と PubMed の「感度」を組み合わせるのです。このように順番にやっていけば、関係する文献すべてを素早くみつけ出せるのです。ここまでしなければならないと感じることもそうでないこともあるでしょう。Google サーチで得られた結果にどれだけ確信があるかによってそれは変わるでしょう。すでに論じたように、デジタル出版とその取り出しが社会の現象を劇的に変えています。多くの医学雑誌が Google サーチに含まれており、信頼できるジャーナルは Google からアクセスできることが確信できます。

　医学司書たちは明らかにこの変化に気づいていました。そして、Google Scholar をデジタル・リソースとして活用していました[2]。包括的なサーチができないんじゃないかという懸念もありました。上記のように、私たちは普通考えられる最高の論文を Google Scholar を使ってみつけます。そして、PubMed でその論文の場所をみつけるのです。PubMed の "Related Citations" を用いて、Medical Subject Headings (MeSH) に基づくデータベース・サーチを行います。これは Medline の構造なのです。これら2つの方法は相補的です。2つの間にこそ、時間効率がよく、包括的でもあるやり方を私たちは見いだしたのです。

検索、発見、取り出し (searching, finding, and retrieving)

エビデンス・ベイスド・メディシンの言葉では、プロセスのこのステップを「探しまくる (foraging)」と呼びます。的を射た表現だと思います。探しまくりはさまよい歩き回り、探し、価値あるものを目視確認しようとするようなイメージを想起させます。その後続くのは確率的には私たちの探しているものと関係があると言えましょう。プロセスのこの部

分はしたがって、偶然に依存しているように見えなくもありません。ケースの例を厳密な形式的アプローチととらえてはなりません。むしろ、一般原則のキモの部分をつかみ取り、自分の力でそれを試してみて、プロセスが自分の役に立ったか自己評価を試みてほしいのです。恐れてはいけません。私たちはいつもうまくやっていますが、そうなる前にはいろいろ失敗もしたものです。スキルは獲得するものです。私たちは線形に順番に物事が進んでいくかのように説明はしていますが、それがスキルを築き上げていくやり方としての説明だからです。実際には、私たちは「コピー・アンド・ペースト」機能を用い、たくさんのウインドウを開けっ放しにして、Google Scholar, PubMed, EBM ウェブサイトの数々を行ったり来たりします。メタファーを用いるならば、フーガを演奏する前に、まずメロディーを学ばねばなりません。したがって、偶然のように見えるものは、方向を変えていくような機能と言えましょう。それを「探しまくる」という言葉を使って表現しているのです。繰り返しますが、本章を用いて、いろいろな検索方法が役に立つことを学びましょう。同僚や友人たちととてもうまくいった検索結果をシェアしましょう。

　同僚とプロセスをシェアし始めたとき、解決不能な問題を解決してくれるよう頼まれるようになりました。臨床的な質問は曖昧で、情報を探すずっと前の段階で、砂漠の針を探すような沈滞ムードに襲われます。後になってみると、その質問はたぶん臨床医から出されたもので、患者さんからではなかったのではないでしょうか？　曖昧な病態生理学的なものを扱う質問だったからです。非現実的なものを期待しており、私たちは経験ある医者というよりも単なるバカみたいに見えたことでしょう。これも後になってみれば、探しまくる前に、私たちは質問が回答可能か思考実験してみるべきだったのでした。さらに、私たちは質問をリアルな患者さんのナラティブへと落とし込んでいませんでした。患者さんは通常、まれな疾患についてなんて尋ねたりしないのです。経験を積んだ後、私たちは知りました。手に入る情報は存在せず、探しまくってそれを確認することになったのだと。質問のタイプとプロセスの有効活用の多くは経験に依存しています。検索をしているときに訳がわからなくなってしまうのはよくある話です。ハイパーリンクには決して終わりがないからです。探しまくるときには集中が必要で、システマティックにやる必要があります。Google Scholar をさまよい歩く前に、通常、私たちがお勧めするステップは、

1. 臨床的に意味のある質問からキーワードを選ぶ。
2. そういうキーワードをサーチタームとして Google Scholar を用いる。
3. キーワードをあれこれ組み合わせて、ぱっと検索する。頭の文字を組み合わせたアクロニム（略語）や同義語がキーワードの代わりにならないか探す。通常、Google Scholar がみつけるのは論文タイトルで用いられる標準的な、あるいはしばしば使われるキーワードである。
4. 一番関連性が高いキーワードを使って検索し直す。
5. ディスプレイに出された Google Scholar のサマリーを吟味する。
6. Google のサマリーを吟味して、簡単に次に進むリンクを選ぶ。

7. 文献が揃ったな、と思うまでこれを繰り返す。
8. Google Scholar サマリーを見てさらに吟味したいものを選び、ハイパーリンクを用いて論文のアブストラクトや論文そのものに進む。
9. Google Scholar のフィルター、たとえば "all related（関連のあるすべて）" や日付の指定を用いて絞り込む。
10. 一番良さそうな論文の PDF を手に入れて、方法を吟味する。
11. その論文の引用文献をさっと見て、関連する文献を探す。
12. 文献の一番良いサマリーを選び出す。通常は徹底的に吟味したい一番から五番目の論文を用いる。

　最新の情報をみつけるのが重要です。そうしなければ徹底的な文献分析は不可能だからです。この問題を克服するために、発表日を用いれば検索はさらに洗練されることがわかりました。Google Scholar の "Advanced Search" を選ぶと、発表日を選ぶことができます。検索を選んだ年に絞ることができるのです。私たちはちゃんと完全な検索をしたことを確認するためこれをよく使います。最近の文献で "cited by（他の論文に引用されている）" の数を十分稼げていないものを取り込むためです。患者さんの意思決定をこうやって手助けするのです。私たちはこのプロセスを以下のように、臨床シナリオに適用することによってお示しするでしょう。こうして、たくさん引用された文献を吟味すれば、すぐに「スタンダード」を確認することができ、これを他の研究と比較できます。最近の文献を探せば、そのスタンダードがさらにバージョンアップされていないかも確認できます。"randomized controlled trial（ランダム化比較試験）" や "meta-analysis（メタ分析）" という単語を加えれば、エビデンスの質がもっと高いものを探すこともできます。

　Google Scholar を素早く効果的に用いることが私たちには可能です。だから、患者さんを診療しながらそれが可能なのです。最初は難しいかもしれません。私たちも最初のころは、Google Scholar 検索をするために部屋を出ていました。失敗の可能性を懸念したからです。患者さんが私たちを見ている前で、私たちがコンピューターを見ている。そのとき失敗したくなかったのです。しかし、練習を重ねることで、情報をかき集めるプロセスはどんどん上手になっていき、素早く一番意味のある情報をみつけることができるようになりました。患者さんがこれに参加することが大事なのはすでに申し上げたとおりです。私たちは口に出して、自分のやっていることを説明します。その理由も説明します。この「自分を開示すること（self disclosure）」は患者さんが医者の経験や分析プロセスを理解することを可能にします。そうして自信と信頼が築かれていくのです。実は、私たちの患者さんの多くは自分で Google 検索をしています。最初の論文を選ぶ前に検索結果を注意深く吟味すれば、効率は最大化することがわかってきました。インターネットのウェブ構造では関連するリンクの中で道に迷いやすいからです。

どのキーワードを用いるか？

正しいキーワードを選ぶことが、検索を簡単にするか、難しいものにするかの分かれ目になります。アクロニムは通常、用いません。多くの論文はアクロニムを用いないからです。さもないと、一番意味のある論文が検索結果のトップにこないかもしれません。一番意味のある論文の著者がCADという言葉を用いなかったら、Googleはその論文を高いレベルで意味があるとは認識せず、私たちはみつけられないかもしれないのです。

治療の検索では、私たちは直接PICO質問の言葉から始めるのが普通です。たとえば、「クロピドグレルをアスピリンに加えると、最近心筋梗塞になった患者さんの死亡率は下がるか？」という質問の答えを検索するときには、私たちはrecent、acute、myocardial infarction、clopidogrel、それからaspirinというキーワードから始めます。myocardial infarctionの代わりにMIとか、aspirinの代わりにASAとかは使わないことに注意しましょう[*2]。この場合、一番意味のある論文は検索ページのトップに来ました[*3]。

診断のキーワード選択はもっと簡単です。診断検査から始めます。検査の名前、検査特性の用語を用います。たとえば、足の骨髄炎をみつけるときMRIはどのくらい正確かという質問。私たちはmagnetic、resonance、imaging、osteomyelitis、foot、sensitivity、specificityというキーワードを用います。

このようなやり方を正しい順番で行い、間違いを犯さないことが重要です。このことは繰り返し申し上げておきましょう。患者さんが来たとき注意深くないと、患者さんの懸念は理解されず、間違った質問が問われてしまいます。間違った質問だと、間違ったキーワードが選択されてしまい、関係ない医学文献に至ってしまうのです。

Google Scholar 検索結果ページ

キーワードを選び、"Search"ボタンを押すと、Google ScholarはResult Page（結果のページ）へと移動します。見慣れたGoogleの結果と特に変わりありません。しかし、このページについて論じていることは重要です。このページから実際の論文選択のプロセスが始まるからです。それぞれの論文へのリンクをつけて、Googleは短縮化されたタイトル、著者リストの一部、とても短いアブストラクトの抜粋を示します。情報のもととなるURLも出ています。私たちは.nihとか.eduとあるファイルを好みます。あるいは主立った医学雑誌のURLもよいでしょう。

Google Scholar 検索結果ページを吟味する間、スクリーンに出ているリンク情報を見る

[*2] 訳注—アメリカの医者はアスピリンをASAと略すことが多い。acetylsalicylic acidのこと。

[*3] 訳注—実際にやってみた。Diener H-C, et al. Aspirin and clopidogrel compared with clopidogrel alone after recent ischaemic stroke or transient ischaemic attack in high-risk patients（MATCH）: randomised, double-blind, placebo-controlled trial. The Lancet. 2004 Jul; 364(9431): 331-7. がトップに来た（検索日　2013年1月14日）。ちなみにPubMedで同じことをやったら、Yang X-M et al. Platelet P2Y12 Blockers Confer Direct Postconditioning-Like Protection in Reperfused Rabbit Hearts. J. Cardiovasc. Pharmacol. Ther. 2012 Dec 10. がトップに来た。なるほど。

のもよいでしょう。吟味のプロセスはここから始まるのです。論文のリンクは無関係だったり、役に立ちそうだったりします。短縮されたタイトルや短いアブストラクトの抜粋（Googleサマリー）はここを判断するのに有用な情報が詰められています。たとえば、クロピドグレルとアスピリンの薬だけで治療した冠動脈疾患の二次予防について探しているとしましょう。Google Scholarのサマリーで患者さんが血管形成術を行ったと書いてあれば、その論文は関係ないということになります。私たちは血管形成術を受けた患者さんのクロピドグレルとアスピリンの利益を見たいわけではないからです。それは違う質問です。このリンクは飛ばしてもよいということです。

普通のGoogleの役割

患者さんはしばしば、何かの治療について、新聞の切り抜きやインターネットの検索結果を持って来ます。そういうものが良いアイディアなのか、医者の意見を求めているのです。情報にアクセスできる患者さんである一方で、健全な懐疑主義者でもあるのです。私たちがそれをまっとうな治療だと思えば、直接Google Scholarに進めばよいでしょう。しかし、患者さんが風変わりな主張をしているオルタナティブな治療の話を持ち出すこともあります。この場合は、普通のGoogle検索から始めるのがよいでしょう。そのような商品を売っている動機がまっとうかどうかをまず吟味します。原料やメーカーの分析、生産者が主張している治療の利益の吟味をします。ウェブサイトに文献の引用がなければ、ある程度の安全性について見積もります〔そういった商品が米国食品医薬品局（Food and Drug Administration：FDA）に承認されていることはめったにないですから〕。患者さんにコストを見積もってもらい、効果の不明な点について注意を促します。

　たとえば、ある患者さんが頭痛に"Stanback"という商品を使っていました。彼女は、自分の降圧薬との相互作用を知りたかったのです。Stanbackにどのような物質が入っているのか私たちにはわかりませんでした。Google Scholarでそのような商品名が検索できるかというと疑わしいです。そこで、私たちは通常のGoogleを用いて検索し、患者さんとお話しし、カフェインは血圧を上げるかもしれないと言いました。患者さんの血圧はよくコントロールされていたので、たぶん飲んでも安全だろうとも言いました。もし、患者さんの心配がこの商品の効果であるならば、主要成分の化学名を用いてGoogle Scholarの検索をし、意味のある情報を探してもよかったでしょう。

Googleを使うのは誰か？　みんなだ。

私たちの患者さんはみんなGoogleを自己診断に用いています。患者さんが医学の業界用語を使ったり、特定の疾患に関する難解な質問をするとき、私たちはときどき「ウェブではほかに何がみつかりました？」と尋ねます。私たちは患者さんをよく知っていますから、もし、私たちが間違っていてもすぐに失地回復は可能です。しかし、たいていの場合は患者さんは恥ずかしそうに笑みを浮かべるか、自分で情報を吟味できないためにナラティブのジレンマをたくさん出したりするのです。これが受診の理由だったりすることも

あります。患者さんは医者に分析してもらいたいのです。医学の訓練を受けた者だけが可能な情報吟味を求めているのです。

　患者さんは日々の情報を求め、しばしばインターネットを用います。薬の情報もその一つです[9]。医者もGoogleはしばしば使います。患者さんの心配は似たようなもので、治療の副作用や薬の安全性情報だったりします。医者の86％はインターネットで医学情報を得ており、回答した医師の21％は診療中に診察室で患者さんと一緒にGoogle検索を行います[10]。普通の使用法を改め、より洗練されたエビデンス・ベイスドな、標準的な質の担保されたやり方でGoogleを用い、医学文献をみつけることこそ私たちの提示していることなのです。

■ **ストーリー・タイム** ■

私たちは「無料診療所」でボランティアをしていました。医療保険のない患者さんや医薬品を買えない患者さんを診ていたのです。街の向こうにあるプログラムで研修中のレジデントも同じ晩にやはりボランティアをしていました。彼女はこう言いました。「この患者さんのアスピリンを全量に変えなければ。血管形成術を受けたのだから」。血管形成術をやったという理由だけでは私たちが81 mgから325 mgのアスピリンに変えないので、この意見に反論しました。そんなエビデンスがあるのかどうかわからなかったのです。レジデントは頑固に、自分が正しいと主張しました。こういう確信があるときはいつも懐疑的であるべきです。私たちはそのビルにたった一つあった、クリニックの経営者が使うためにとってあったコンピューターを使い、簡単に文献検索しました。三分半もかからないうちに、質の高いエビデンスは存在しないことがはっきりしたので、レジデントにそう言いました。どんなエビデンスがあるのかと彼女に問うと、レジデントはこう答えました。「うちの病院では循環器内科医みんながそうしている」と。もしかしたら病態生理学的に理にかなった説明があるのかもしれないし、ある疾患においてはエビデンスがあるのかもしれないけれど、でも、患者ベースの臨床的エビデンスは検索で引っかからなかったと言いました。レジデントはそれでも固執しました。五セント賭けてもよいと言いました。彼女はエビデンスをメールしてくると私たちに言いましたが、その後何も来ませんでした。翌月、教えていた指導医に私たちは尋ねました。彼女はどうしてメールしてこなかったのでしょうと。彼はこう言いました。「彼女はエビデンスをみつけることができなかったんです」

この物語のポイントは……検索のプロトコルを一回学べば、情報取り寄せはとても早くできる。

情報を吟味するときのナラティブな側面

このプロセスはともに構築されるナラティブでしたね。診察するとき、私たちはよくこんなふうに言います。「甲状腺を診察しています。首にある分泌腺なんです……」。患者さんをプロセスに巻き込んでいるんですね。同様に、私たちは電子カルテのスクリーンに向かってこんなふうに言います。「ここには秘密なんて何もありません……」と画面を傾け、患者さんにも私たちが見ているものが見えるようにします。プロセスに患者さんは参加し、指を指して「これは何ですか？」と聞くこともあります。私たちはこのようにして、検査結果、画像、カルテの記載を一緒に見るのです。電子カルテを一緒に見て、検査値を時間軸に沿ってグラフ化し、専門家が患者さんに言ったこととカルテに書いたことを比較点検し直します。私たちが情報にアクセスし始めたとき、私たちはプロセスの間しゃべります。「この研究がアップデートされていないかどうかチェックしています。今年発表された論文を見ているのです」。こうすることの利点は、患者さんに謎が皆無になる点です。自分たちでナラティブの糸を持ち、医者が患者さんと道中を同じくすることができるのです。すでに申し上げたように、診療にこういうことを取り入れる前に一回テストして自信をつけてもよいかもしれません。

　重要なことはこれがともに構築されるナラティブであるということです。医者は生きた経験の世界に入りこみ、患者さんの話に耳を傾けます。患者さんは医者の情報源という世界に入ります。歴史的には、"profession"の定義には専門知識というものが含まれていました。このプロセスを用いて、「専門知識（specialized knowledge）」を純粋な事物から分析スキルに変えてきました。だから、患者さんは医者のところに行くのです。医者の情報文脈化能力を、情報の解釈を、病の物語と情報の関連づけを必要としているのです。注意深く聞いていれば、患者さんの病の物語には前の医者の説明や、その医者がやったこと、やらなかったこと、検査や言及などが含まれていることも多いのです。同じように、コンピューターの「検索」も病の物語の一部になります。プロセスの「脱神秘化」は重要です。患者さんが診療時に自分の物語をもう一度話すとき、そのプロセスを話に取り込むことができるからです。医者と患者さんにとってこれは発見のプロセスなので、「ともに旅する」というメタファーが後のマネジメントプランや関係性そのものにも用いられるのです。

　私たちが実際にやっていることは情報の探しまくりであり、それがナラティブの次のエピソードを書くときに用いられます。物語の溢れ出す部分なのです。この時点では、検査について患者さんがどのような選択をするのかわかりません。しかし、私たちも物語に参加し、ドラマティックにしてナラティブな選択が臨床的に適切な形で行われるよう、選択肢を提示しなければなりません。第1章で患者さんを私たちが重要だと思う方向に誘導しないことについて述べたのを覚えているでしょうか。患者さんが重要だと思うことを発見するのです。このプロセスでも同じ原則が明らかになっています。疾患ベースのエビデンスを回避し、物語に立ち戻って、選択された実際の研究が患者さんのもつナラティブのジ

レンマと一致しているか再確認します。私たちはナラティブの基礎づけをエビデンス・ベイスドなアプローチでも維持しているのです。私たちはこの同じ原則を示し、ナラティブのジレンマを臨床的に意味のある質問へ転換させようとしました。両者はマッチしているでしょうか？　今やその質問は同じなのです。研究はナラティブな臨床上のジレンマにマッチしているか？、です。私たちはいつも探しまくり、患者さんがいる前で何かコメントができるまでそれを続けます。患者さんのナラティブのジレンマを研究論文の中身に結びつけるのです。私たちが患者さんの懸念を正しく反映していると確信をもったときだけ、次のステップに進みます。患者さんと確認し、同意が得られたかを見積もる時間です。もしそうでなければ、また情報探しを行い、もうこれ以上情報がないと確信するまで続けます。

私たちの臨床シナリオへの応用

1. 臨床的に意味のある質問からキーワードを選ぶ。

さて、例題に戻りましょう。臨床的に意味のある質問をし、Google Scholar で単語を検索します。これで臨床的な質問に対するエビデンスの関係が最大になります。この例では、特定の診断に対する特定の検査の検査特性をみつけます。同じ検査でも、異なる疾患に対して、検査特性はさまざまなのに注意しましょう。このプロセスを踏まえることの有用性を示すことにしましょう。検索用語は臨床的な質問から得られたものなのですから。

　思い出してください。患者さんの懸念に対する臨床的に意味のある質問は、「CT 冠動脈造影が、冠動脈疾患のリスクが中等度の患者さんにおいて、臨床的に意味のある冠動脈疾患を見いだす感度と特異度は何か？」でした。

　この質問から、通常は検査の名前を最初の検索用語にします。検索用語として "CT" というアクロニムを使うことも可能ですし、スペルアウトして computed tomography としてもよいでしょう。正しいキーワードをみつけることが検索成功の鍵だと私たちの経験は教えてくれています。異なるやり方でいろいろやってみて、素早く検索結果を見てみるのもよいでしょう。たとえば、このようなキーワードはどうでしょう。computed、tomography、coronary、angiography、sensitivity、specificity、coronary、artery disease。

2. キーワードを試してみて、Google Scholar で検索する。

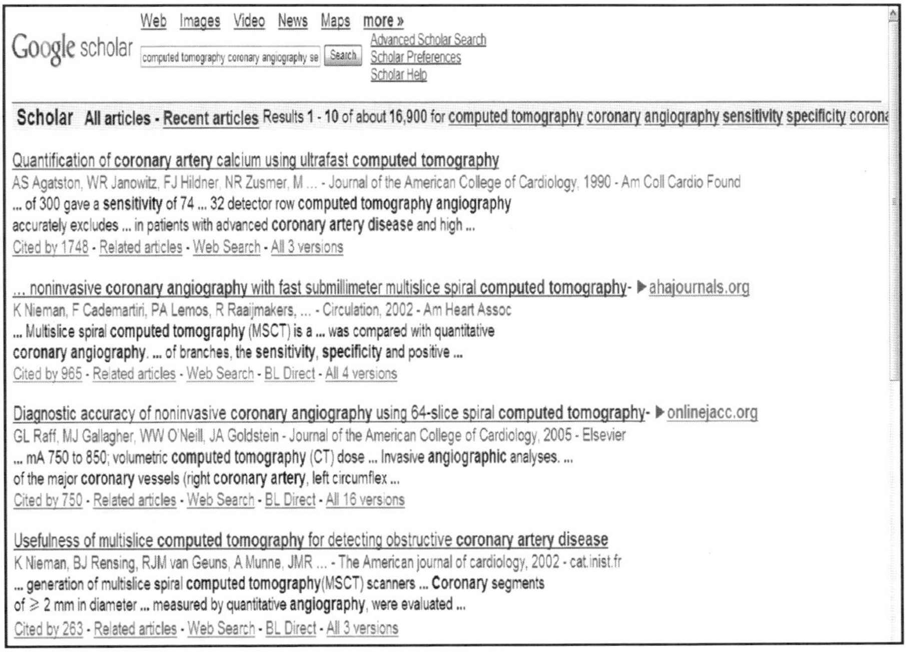
Google scholar
Web Images Video News Maps more »
computed tomography coronary angiography se [Search]
Advanced Scholar Search
Scholar Preferences
Scholar Help

Scholar All articles - Recent articles Results 1 - 10 of about 16,900 for computed tomography coronary angiography sensitivity specificity corona

Quantification of coronary artery calcium using ultrafast computed tomography
AS Agatston, WR Janowitz, FJ Hildner, NR Zusmer, M ... - Journal of the American College of Cardiology, 1990 - Am Coll Cardio Found
... of 300 gave a sensitivity of 74 ... 32 detector row computed tomography angiography
accurately excludes ... in patients with advanced coronary artery disease and high ...
Cited by 1748 - Related articles - Web Search - All 3 versions

... noninvasive coronary angiography with fast submillimeter multislice spiral computed tomography- ▶ahajournals.org
K Nieman, F Cademartiri, PA Lemos, R Raaijmakers, ... - Circulation, 2002 - Am Heart Assoc
... Multislice spiral computed tomography (MSCT) is a ... was compared with quantitative
coronary angiography. ... of branches, the sensitivity, specificity and positive ...
Cited by 965 - Related articles - Web Search - BL Direct - All 4 versions

Diagnostic accuracy of noninvasive coronary angiography using 64-slice spiral computed tomography- ▶onlinejacc.org
GL Raff, MJ Gallagher, WW O'Neill, JA Goldstein - Journal of the American College of Cardiology, 2005 - Elsevier
... mA 750 to 850; volumetric computed tomography (CT) dose ... Invasive angiographic analyses. ...
of the major coronary vessels (right coronary artery, left circumflex ...
Cited by 750 - Related articles - Web Search - BL Direct - All 16 versions

Usefulness of multislice computed tomography for detecting obstructive coronary artery disease
K Nieman, BJ Rensing, RJM van Geuns, A Munne, JMR ... - The American journal of cardiology, 2002 - cat.inist.fr
... generation of multislice spiral computed tomography(MSCT) scanners ... Coronary segments
of ≥ 2 mm in diameter ... measured by quantitative angiography, were evaluated ...
Cited by 263 - Related articles - Web Search - BL Direct - All 3 versions

図３.１

さて、最初の論文は冠動脈のカルシウムのスクリーニングなのがわかります。私たちの臨床的な疑問には何の関係もありません。冠動脈疾患を単一の領域とリストしているので、検索はこのカテゴリー内のすべてのバリエーションとタイプを探し出し、積み重なっています。アクロニムである CAD を用いれば、スクリーニングにおいていろいろな論文を回避でき、特定の医学的状況に限定できるかやってみました。キーワードの有用性を見積もっているだけなので、いくつか試してみて、スペルアウトしたりアクロニムを使ったりしてみるとよいでしょう。この時点では、最良の検索用語を探している段階です。CT、coronary、angiography、sensitivity、specificity、CAD というキーワードを使って検索をやり直してみましょう。

3. 簡単に検索する。

異なるキーワードを使って、アクロニムや同義語を探し、キーワードをいろいろ入れ替え、しかし標準的な、しばしば論文タイトルに使われるようなキーワードを探し、Google Scholar が捕まえてくれることを期待します。

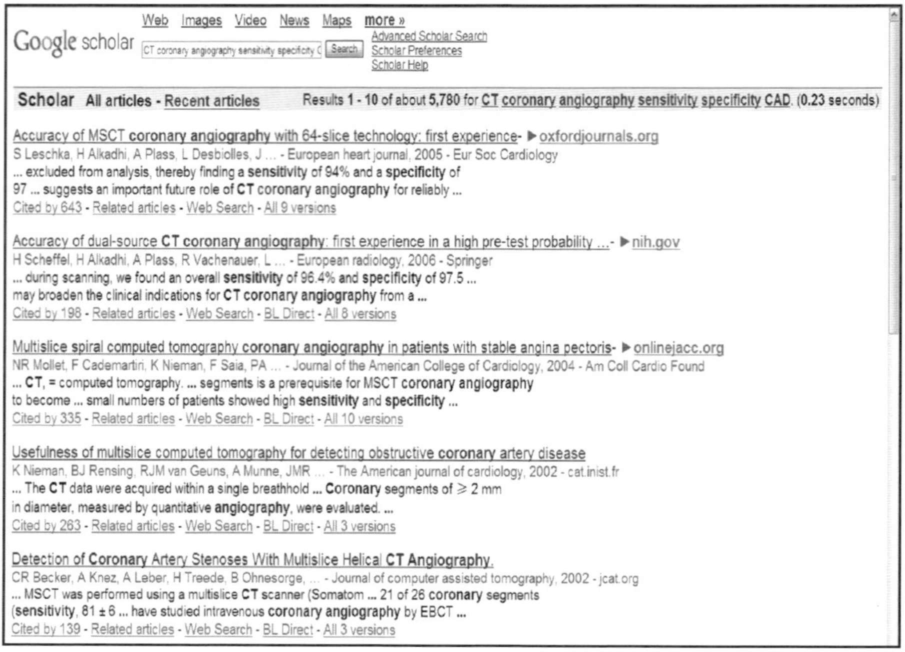

図 3.2

さて、最初の論文は MSCT という用語を用いていますね。multi-slice CT の略です。これは意味のある文献をみつけるのに、代わりのキーワードとして重要かもしれません。MSCT を用い、さらに検索をよくしていき、確度を高めていきます。その前には、私たちは "MSCT" というアクロニムが存在することすら知りませんでした。というのも、私たちの施設では用いないものですから。キーワードと取っ組み合う時は時間をかけてもよいのです。次に進む前に、Google Scholar 検索をいくつかやってみるのです。患者さんの懸念に正確に、完全に答えられるよう、一からやらねばなりません。間違った順番でやると、異なる結果が出てしまい、患者さんのケアに後で悪影響を与えてしまいます。

　この例では、三回やっただけで十分な結果(飽和)が得られました。何回やらねばならないかは、ケースバイケースです。もっと少なくても十分なラッキーなときもあります。もっと時間がかかることもあります。

4. 一番関連性の高いキーワードを使って検索し直す。

さて、三回目です。MSCT、coronary、angiography、sensitivity、specificity、CAD を入れます。

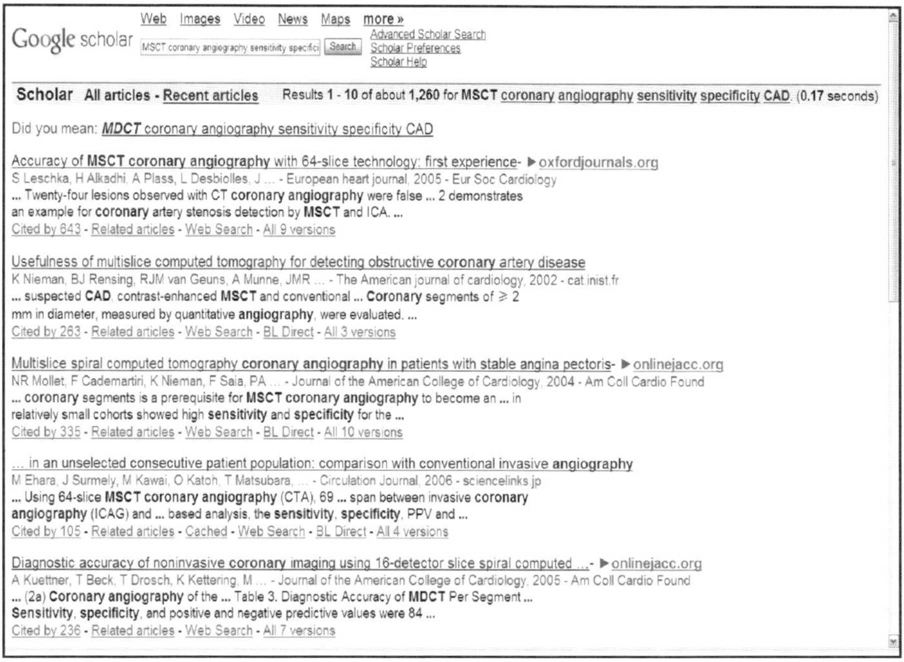

図 3.3

さて、ここでお示ししているのは情報探しの方法論です。私たちが臨床的な質問に一番関係した文献をみつけているか確認しているのです。情報探しのときに用いられている認知プロセスは質的研究の方法論を借用しており、「飽和（saturation）」と呼ばれています。飽和とは、これ以上がんばってもさらなる情報が得られない状態と定義されます。言い換えれば、自分たちが必要な文献を探しきり、検索の妥当性が十分であるというかなりの自信がある、ということです。二回目、三回目の検索の違いはとても小さなものでした。そこで、検索は「飽和」に達したと決めたのです。このように文献を探せば、しらみつぶしに探すよりも正確性が高いのです。アルゴリズム的 Google Scholar 検索とデータベース的 PubMed 検索の違いです。

5. スクリーン上にある Google Scholar のサマリーを吟味する。

Google Scholar の結果のページを選択しました。次に、個々の検索結果を吟味します。上手に次のページに行き、.edu とか .nih とか .cdc とか書いてあるサイトに移動するのです。検索においては個々の学術雑誌の論文を一番に探すことはもちろんのことですが。

次の探しまくるプロセスは Google Scholar の結果ページにある情報の吟味です。タイトル、発表年、引用回数、アブストラクトなど。マルチスライス CT が使われているかをまず見ます。次に、冠動脈疾患をみつけるために使われているかを見ます。患者さんの懸

念から得られた臨床的な質問。その質問から得られた検索用語がここに反映されています。プロセスは多層的ですが、基本には患者さんの物語があるのです。（私たちの教育プログラムには箴言があります。「繰り返しは学びの母なり」だから、このテーマについて何度も聞くことになるでしょう）。さて、各論文を吟味してみましょう。

6. Google のサマリーを吟味し、どのリンクに進むか選ぶ。

```
Accuracy of MSCT coronary angiography with 64-slice technology: first experience - ▶oxfordjournals.org
S Leschka, H Alkadhi, A Plass, L Desbiolles, J ... - European heart journal, 2005 - Eur Soc Cardiology
... Twenty-four lesions observed with CT coronary angiography were false ... 2 demonstrates
an example for coronary artery stenosis detection by MSCT and ICA. ...
Cited by 643 - Related articles - Web Search - All 9 versions
```

図 3.4

これは大いに関係がありそうです。次のステップとしてリンクに進み、アブストラクトを吟味します。どのハイパーリンクが時間をかけるに値し、適切な文献をみつけることができるか選ぶだけです。ここで路頭に迷うことも多く、Google Scholar サマリーを見、正しいキーワードをみつけて論文を選ぶのはとても重要です。これを診療現場で素早くやるのです。次に吟味するものにプライオリティーを注意してつけないと、ずいぶんと時間を無駄にしてしまうことがこれまでの苦い経験からわかっています。私たちはここで「心にブックマークを置き」、他の Google Scholar のサマリースクリーンを全部見終わってからハイパーリンクし、論文のアブストラクトを吟味するのです。では、次の Google サマリーをチェックしましょう。

7. 最後のステップを繰り返し、文献をだいたい網羅したと思うまで続ける。

```
Usefulness of multislice computed tomography for detecting obstructive coronary artery disease
K Nieman, BJ Rensing, RJM van Geuns, A Munne, JMR ... - The American journal of cardiology, 2002 - cat.inist.fr
... suspected CAD, contrast-enhanced MSCT and conventional ... Coronary segments of ≥ 2
mm in diameter, measured by quantitative angiography, were evaluated. ...
Cited by 263 - Related articles - Web Search - BL Direct - All 3 versions
```

図 3.5

この論文も関係ありそうですが、情報ははるかに少ないです。研究か総説かすらこの時点ではわかりません。ハイパーリンクで先に行き、アブストラクトを吟味することもよいでしょう。しかし、もっと Google Scholar サマリーを見てみましょう。

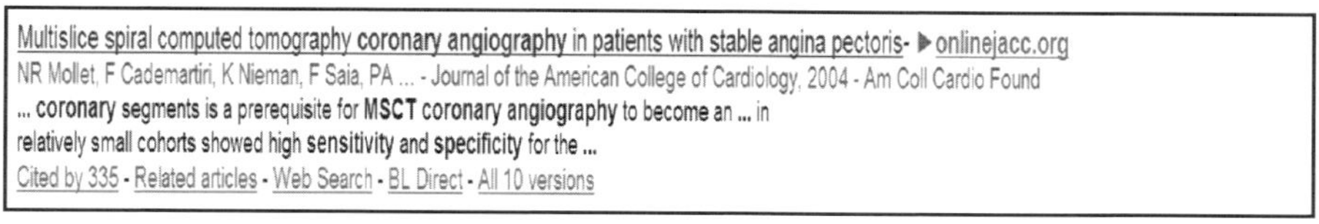

第 3 章　質問に関係ある情報にアクセスする　51

```
Multislice spiral computed tomography coronary angiography in patients with stable angina pectoris - ▶onlinejacc.org
NR Mollet, F Cademartiri, K Nieman, F Saia, PA ... - Journal of the American College of Cardiology, 2004 - Am Coll Cardio Found
... coronary segments is a prerequisite for MSCT coronary angiography to become an ... in
relatively small cohorts showed high sensitivity and specificity for the ...
Cited by 335 - Related articles - Web Search - BL Direct - All 10 versions
```

図 3.6

この Google Scholar サマリーには「比較的小さなコホート……（relatively small cohorts ……）」と書いてあります。この文章を読むと、このトピックに関連した論文は、少ないケースをもつたくさんの研究になりそうだ、という私たちの疑いを確認するものです。単一の研究はどれも決定的ではなさそうなのです。より大きな決定的な研究やメタ分析が、私たちの情報探しの最終ゴールになりそうです。情報としては有用です。しかし、この研究そのものは私たちの臨床的な質問にはマッチしません。私たちの患者さんの物語にもマッチしません。研究対象が違うのです〔安定狭心症（stable angina pectoris）〕。時間の無駄ですのでこの研究そのものにはこれ以上時間を費やしませんが、Google Scholar 検索は一番関係ある臨床文献をみつけるパラメーターを形作るのには役立っています。さらにどのハイパーリンクにつなげるのか、私たちの狙いははっきりしています。効率よくやりたいからです。このサマリーを「ブックマーク」する必要はありません。次の Google Scholar サマリーに行きましょう。

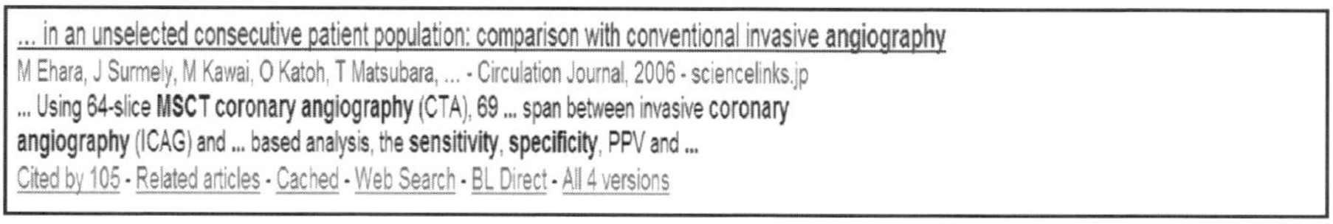

```
... in an unselected consecutive patient population: comparison with conventional invasive angiography
M Ehara, J Surmely, M Kawai, O Katoh, T Matsubara, ... - Circulation Journal, 2006 - sciencelinks.jp
... Using 64-slice MSCT coronary angiography (CTA), 69 ... span between invasive coronary
angiography (ICAG) and ... based analysis, the sensitivity, specificity, PPV and ...
Cited by 105 - Related articles - Cached - Web Search - BL Direct - All 4 versions
```

図 3.7

これはちょっと新しい研究です（2006 年）。ポピュレーション・ベイスドな研究で、素晴らしいゴールド・スタンダードを用いています。方法論的には利点があるのです。医学文献は蓄積していくので、新しい論文のほうがそのときまで貯められた事前の知識を引用しています。これは 2006 年以前に発表された論文を吟味するのに効率的な方法だと言えます。この研究のポピュレーション（対象患者）が私たちの患者さんに似ているかを確認しなければなりません。無症候の人たちが入っていないかどうか。そうでなければ、疾患有病率も異なるでしょうし、スペクトラム・バイアスがかかってしまいます。私たちは時間をかけてこの論文アブストラクトを評価するでしょう。とりあえず、次の Google Scholar サマリーを吟味しましょう。

> Diagnostic accuracy of noninvasive **coronary** imaging using 16-detector slice spiral computed ...- ▶onlinejacc.org
> A Kuettner, T Beck, T Drosch, K Kettering, M ... - Journal of the American College of Cardiology, 2005 - Am Coll Cardio Found
> ... (2a) **Coronary angiography** of the ... Table 3. Diagnostic Accuracy of **MDCT** Per Segment ...
> **Sensitivity, specificity,** and positive and negative predictive values were 84 ...
> Cited by 236 - Related articles - Web Search - All 7 versions

図 3.8

この論文は無関係で、検査も古いです（16 スライスと 64 スライスの違い）。この論文はもう見る必要がありません。

こうやって最初のページを進んでいきます。ときどき、Google Scholar の結果の二ページ目まで進むこともあります。だいたい「どのくらいの文献」があるか、雰囲気をつかむためです。

さて、情報集めのプロセスを少しおさらいしておきましょう。文献ベースでどんな情報が得られるかだいたい雰囲気がつかめてきました。最初は臨床的に意味のある質問から用語を使いました（computed、tomography、coronary、angiography、sensitivity、specificity、coronary、artery、disease）。Google Scholar 検索をやっていき、検索用語を少し変える必要がありました。関係する情報をみつけるためです。これを飽和するまで続けました。その後、検索結果を吟味しました。元論文のありか、ハイパーリンク、Google のサマリーを読んでそれを行ったのです。

8. さらにGoogle Scholarサマリーを吟味し、雑誌論文のアブストラクトや論文そのものへのハイパーリンクへ進むか決める。

まだ実際の雑誌論文アブストラクトや論文へのリンクへは進んでいません。さぁ、今やアブストラクトを読んで、スクリーニング段階よりも先に進む必要があります。最後のGoogle Scholar検索で出た一番目、二番目、四番目の論文をさらに吟味したいです。

最初のGoogle Scholarサマリーを選択し、リンク先の論文アブストラクトに進みました。

European Heart Journal (2005) **26**, 1482–1487
doi:10.1093/eurheartj/ehi261

EUROPEAN SOCIETY OF CARDIOLOGY®

Clinical research

Accuracy of MSCT coronary angiography with 64-slice technology: first experience

Sebastian Leschka[1], Hatem Alkadhi[1], André Plass[2], Lotus Desbiolles[1], Jürg Grünenfelder[2], Borut Marincek[1], and Simon Wildermuth[1*]

[1]*Department of Medical Radiology, Institute of Diagnostic Radiology, University Hospital Zurich, Rämistrasse 100, 8091 Zurich, Switzerland; and* [2]*Clinic for Cardiovascular Surgery, University Hospital Zurich, Switzerland*

Received 17 December 2004; revised 7 March 2005; accepted 15 March 2005; online publish-ahead-of-print 19 April 2005

See page 1451 for the editorial comment on this article (doi:10.1093/eurheartj/ehi322)

KEYWORDS
Computed tomography;
Conventional coronary angiography;
Coronary artery disease

Aims The aim of our study was to investigate the accuracy of 64-slice computed tomography (CT) for assessing haemodynamically significant stenoses of coronary arteries.
Methods and results CT angiography was performed in 67 patients (50 male, 17 female; mean age 60.1 ± 10.5 years) with suspected coronary artery disease and compared with invasive coronary angiography. All vessels ≥1.5 mm were considered for the assessment of significant coronary artery stenosis (diameter reduction >50%). Forty-seven patients were identified as having significant coronary stenoses on invasive angiography with 18% (176/1005) affected segments. None of the coronary segments needed to be excluded from analysis. CT correctly identified all 20 patients having no significant stenosis on invasive angiography. Overall sensitivity for classifying stenoses was 94%, specificity was 97%, positive predictive value was 87%, and negative predictive value was 99%.
Conclusion Sixty-four-slice CT provides a high diagnostic accuracy in assessing coronary artery stenoses.

図3.9
〔Leschka *et al.* Accuracy of MSCT coronary angiography with 64-slice technology : first experience. *European Heart Journal.* 2005 ; **26** : 1482-7. を、欧州心臓学学会（European Society of Cardiology）の許可を得て再掲〕

アブストラクトの“Methods”のところで、67人の患者さんしかこの論文では扱っていないことがわかりました。有用性が限定されます。このことに留意して、情報集めを続けます。探しているのはこのような複数の小スタディーの結果が同じことを言っているか、です。

次に、二番目の論文アブストラクトです。

> # Usefulness of Multislice Computed Tomography for Detecting Obstructive Coronary Artery Disease
>
> Koen Nieman, MD, Benno J. Rensing, MD, PhD, Robert-Jan M. van Geuns, MD, PhD, Arie Munne, RT, Jurgen M.R. Ligthart, RT, Peter M.T. Pattynama, MD, PhD, Gabriel P. Krestin, MD, PhD, Patrick W. Serruys, MD, PhD, and Pim J. de Feyter, MD, PhD
>
> The latest generation of multislice spiral computed tomography (MSCT) scanners is capable of noninvasive coronary angiography. We evaluated its diagnostic accuracy to detect stenotic coronary artery disease (CAD). In 53 patients with suspected CAD, contrast-enhanced MSCT and conventional angiography were performed. The CT data were acquired within a single breathhold, and isocardiophasic slices were reconstructed by means of retrospective electrocardiographic gating. Coronary segments of ≥2 mm in diameter, measured by quantitative angiography, were evaluated. In 70% of the 358 available segments, image quality was regarded as adequate for assessment. The overall sensitivity, specificity, and positive and negative predictive values to detect ≥50% stenotic lesions in the assessable segments were 82% (42 of 51 lesions), 93% (285 of 307 nonstenotic segments), and 66% and 97%, respectively, regarding conventional quantitative angiography as the gold standard. Proximal segments were assessable in 92%, and distal segments and side branches in 71% and 50%, respectively. Including the undetected lesions in nonassessable segments, overall sensitivity decreased to 61% but remained 82% for lesions in proximal coronary segments. MSCT correctly predicted absent, single, or multiple lesions in 55% of patients. Thus, despite potentially high image quality, current MSCT protocols offer only reasonable diagnostic accuracy in an unselected patient group with a high prevalence of CAD. ©2002 by Excerpta Medica, Inc.
>
> (Am J Cardiol 2002;89:913–918)

図 3.10
〔Nieman K et al. Usefulness of multi-slice computed tomography for detecting obstructive coronary artery disease. *The American Journal of Cardiology*. **89** / 8：6. copyright（2002）を、Elsevier の許可を得て再掲〕

　この研究も 53 人の患者さんだけです。有用性はこちらも限定的で、どのような情報が手に入れられるか、だいたい予想がつきます。この場合、私たちは普通、感度と特異度をメモしておいて、小スタディーごとに比較し、だいたい雰囲気をつかめるようにします。より正確なデータの周辺にどのくらいの幅があるかをつかみ取るのです。
　次に、四番目の論文のアブストラクトです。これは一番新しい論文でしたね。そして、より大きな症例数が含まれています（n）。残念なことに、論文そのものをここで再掲することはできませんが、アブストラクトの Methods では次のように書かれています。「64 スライスの MSCT 冠動脈造影（coronary angiography：CTA）を用いた方法と結果。69 人の患者で、そのうち 39 人（57%）が過去にステント留置をなされている、が評価された」[11]。この論文でも患者数はとても少なく、69 人です。多くの患者さんはすでに冠動脈血管形成術がなされていました。この 2 つの情報を合わせ、ほかにも小さな研究がたくさん発表されているだろうことは予想できます。手に入る文献を探し続けているので、これは重要な情報です。さて、この研究は小規模なだけでなく、私たちの患者さんにはマッチしない研究対象を用いているのです。

9. Google Scholar フィルターを用い、"All Related and Date Ranges of Articles" で検索する。

情報集めの次の段階では、検索プロトコルに磨きをかけ続けます。意味のある臨床試験の次の階層に進もうというのです。ここで、"Related articles（関連する論文）"にリンクします（これは Google サマリーの下のところにあります）。一番関係している論文をこの機能を使ってみつけるのです。すでに見た三つの論文のうち、最初の論文が一番関係性が高かったです。この機能を使うと、101 の論文が私たちのキーワード
マッチした 1,260 の論文から選択されました。

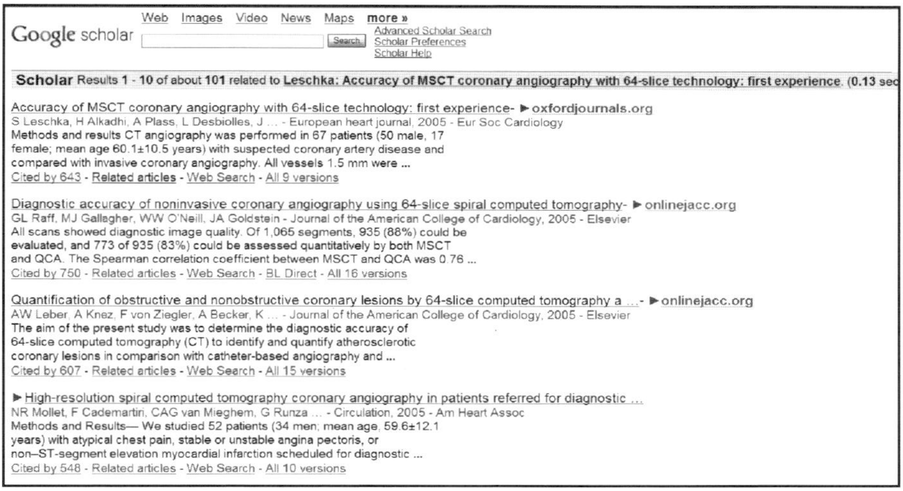

図 3.11

これは繰り返しのプロセスです。また、タイトルと短い Google Scholar サマリーを見て、関連性を吟味します。今回は、追加のスクリーニングとして発表年でスキャンします。最初の論文が "Related articles" で選んだ論文と同じだったことに留意しましょう。いつもこうなるのです。

　二番目の論文は、「1,064 部分のうち、935（88％）が評価可能であった、そして……」と、Google Scholar 結果ページのサマリーのところで述べています。これはどうみても冠動脈の部位に基づいた研究で、疾患ベースのエビデンスであり、患者ベースの意味のあるエビデンスではありません。したがって、この論文は私たちの患者さんがもつ懸念にはあまり関係ありません。断片ベースの分析で、研究者は CT で評価できる断片の数を数えました。患者さんごとにたくさんの断片を数えたのです。それで統計分析に使う数そのものは巨大になったのです。冠動脈疾患をもつある患者さんでは四つの疾患部分があるかもしれません。何度も数えられる、断片ベースの分析です。

　三番目の論文の Google アブストラクトは関係ありそうでした。さらに調べる価値があ

りそうです。このようなものでした。

Journal of the American College of Cardiology
© 2005 by the American College of Cardiology Foundation
Published by Elsevier Inc.

Vol. 46, No. 1, 2005
ISSN 0735-1097/05/$30.00
doi:10.1016/j.jacc.2005.03.071

EXPEDITED REVIEWS

Quantification of Obstructive and Nonobstructive Coronary Lesions by 64-Slice Computed Tomography

A Comparative Study With Quantitative Coronary Angiography and Intravascular Ultrasound

Alexander W. Leber, MD,* Andreas Knez, MD,* Franz von Ziegler, MD,* Alexander Becker, MD,* Konstantin Nikolaou, MD,† Stephan Paul, MD,* Bernd Wintersperger, MD,† Maximilian Reiser, MD,† Christoph R. Becker, MD,† Gerhard Steinbeck, MD,* Peter Boekstegers, MD*

Munich, Germany

OBJECTIVES The aim of the present study was to determine the diagnostic accuracy of 64-slice computed tomography (CT) to identify and quantify atherosclerotic coronary lesions in comparison with catheter-based angiography and intravascular ultrasound (IVUS).

BACKGROUND Currently, the ability of multislice CT to quantify the degree of coronary artery stenosis and dimensions of coronary plaques has not been evaluated.

METHODS We included 59 patients scheduled for coronary angiography due to stable angina pectoris. A contrast-enhanced 64-slice CT (Senation 64, Siemens Medical Solutions, Forchheim, Germany) was performed before the invasive angiogram. In a subset of 18 patients, IVUS of 32 vessels was part of the catheterization procedure.

RESULTS In 55 of 59 patients, 64-slice CT enabled the visualization of the entire coronary tree with diagnostic image quality (American Heart Association 15-segment model). The overall correlation between the degree of stenosis detected by quantitative coronary angiography compared with 64-slice CT was r = 0.54. Sensitivity for the detection of stenosis <50%, stenosis >50%, and stenosis >75% was 79%, 73%, and 80%, respectively, and specificity was 97%. In comparison with IVUS, 46 of 55 (84%) lesions were identified correctly. The mean plaque areas and the percentage of vessel obstruction measured by IVUS and 64-slice CT were 8.1 mm^2 versus 7.3 mm^2 ($p < 0.03$, $r = 0.73$) and 50.4% versus 41.1% ($p < 0.001$, $r = 0.61$), respectively.

CONCLUSIONS Contrast-enhanced 64-slice CT is a clinically robust modality that allows the identification of proximal coronary lesions with excellent accuracy. Measurements of plaque and lumen areas derived by CT correlated well with IVUS. A major limitation is the insufficient ability of CT to exactly quantify the degree of stenosis. (J Am Coll Cardiol 2005;46:147–54) © 2005 by the American College of Cardiology Foundation

図 3. 12

〔Leber A et al.Qualification of obstructive and non-obstructive coronary lesions by 64-slice computed tomography：a comparative study with quantitative coronary angiography and intravascular ultrasound. *Journal of the American College of Cardiology.* **46**／5 155. Copyright（2005）を，財団法人米国心臓病学会（American College of Cardiology Foundation）の許可を得て再掲〕

この研究もとても小さく、患者数は59人しかいません。もっと大きな研究を探しているのです。そこで私たちは、“back”ボタンを押して、最初からやり直すことにしました。論文を吟味し続けましたが、いずれも小さな研究ばかりでした。Googleはアルゴリズムを使った優先順位づけを行い、論文が引用された数に重きを置いています。最近出された論文だと引用を貯めるチャンスがないので、優先順位が下げられ、みつけにくいのです。

検索をした時点で、まだ私たちは一番関連性の高い情報にたどり着いたという確信がありません。二つの障壁があるようです。第一に、CT冠動脈造影は新しいテクノロジーです。一番関連性が高い研究は新しすぎて、十分に引用されておらず、Google Scholar検索のトップに来ないのかもしれません。というわけで、最近出された論文だけ探すのがよいでしょう。これは“Advanced Scholar Search”に行けばよいのです。Googleの結果ペー

ジの頭に出ています。ここで最近の日付に限定するよう打ち込みます[*4]。私たちは2008〜2009年を用いました。検索を適切に行っていると思いますが、もし、引用文献の主だったところがみんな二年以上前のものなら、もっと新しいものを探したほうがよいと思います。さぁ、論文を探し始めて二十分近く経ちました。難しい検索です。通常はこんなに大変ではなく、時間もかからないのです。

　第二の障壁は、多くの小さな研究です。メタ分析はみつかっていません。もっと大きなランダム化比較試験が存在しないだろうことが確信できなければなりません。というわけで、次の検索のための戦略は、もっと新しい、より大きな前向き研究をみつけることです。より大きな臨床試験に関係したキーワードは、「前向き、多施設、メタ分析」です。では、次のキーワードでやってみましょう。MSCT、coronary、angiography、sensitivity、specificity、CAD、multicenter prospective meta analysis。これを最近の時間枠で調べます。検索期間を2008〜2009年に設定します。

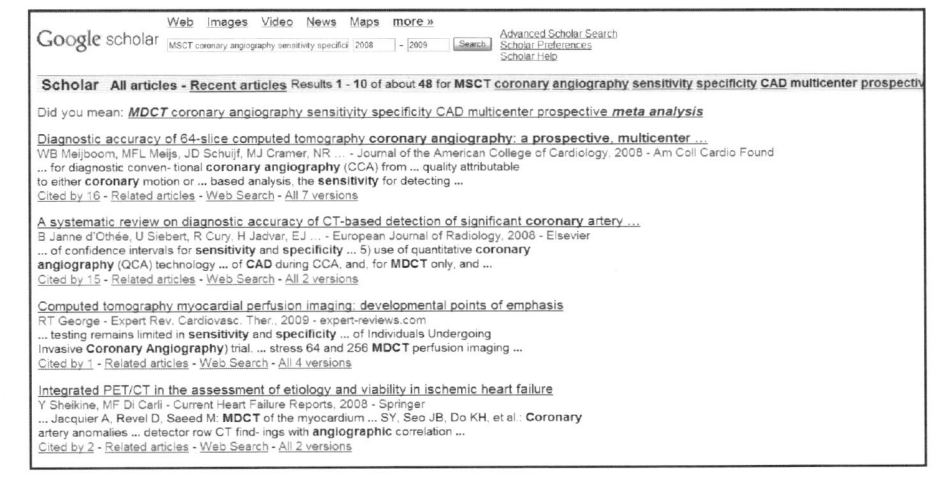

図3.13

最初の論文はとても良さそうです。冠動脈造影というゴールド・スタンダードを用い、最近の研究で64スライスのCT冠動脈造影を使っています。アブストラクトは以下のようなものです。

[*4] 訳注—訳者が2013年1月に試したところ、ディスプレイは本書出版時から若干変更されており、画面の左上に日付指定ができるようになっていた。日付でソートすることも可能である。

Diagnostic Accuracy of 64-Slice Computed Tomography Coronary Angiography

A Prospective, Multicenter, Multivendor Study

W. Bob Meijboom, MD,*† Matthijs F. L. Meijs, MD,§‖ Joanne D. Schuijf, MD, PHD,¶# Maarten J. Cramer, MD, PHD,§ Nico R. Mollet, MD, PHD,*† Carlos A. G. van Mieghem, MD,*† Koen Nieman, MD, PHD,*† Jacob M. van Werkhoven, MD,‖# Gabija Pundziute, MD,‖# Annick C. Weustink, MD,*† Alexander M. de Vos, MD,§‖ Francesca Pugliese, MD,*† Benno Rensing, MD, PHD,** J. Wouter Jukema, MD, PHD,¶ Jeroen J. Bax, MD, PHD,¶ Mathias Prokop, MD, PHD,‖ Pieter A. Doevendans, MD, PHD,§ Myriam G. M. Hunink, MD, PHD,†‡ Gabriel P. Krestin, MD, PHD,† Pim J. de Feyter, MD, PHD*†

Rotterdam, Utrecht, Leiden, and Nieuwegein, the Netherlands

Objectives This study sought to determine the diagnostic accuracy of 64-slice computed tomographic coronary angiography (CTCA) to detect or rule out significant coronary artery disease (CAD).

Background CTCA is emerging as a noninvasive technique to detect coronary atherosclerosis.

Methods We conducted a prospective, multicenter, multivendor study involving 360 symptomatic patients with acute and stable anginal syndromes who were between 50 and 70 years of age and were referred for diagnostic conventional coronary angiography (CCA) from September 2004 through June 2006. All patients underwent a nonenhanced calcium scan and a CTCA, which was compared with CCA. No patients or segments were excluded because of impaired image quality attributable to either coronary motion or calcifications. Patient-, vessel-, and segment-based sensitivities and specificities were calculated to detect or rule out significant CAD, defined as ≥50% lumen diameter reduction.

Results The prevalence among patients of having at least 1 significant stenosis was 68%. In a patient-based analysis, the sensitivity for detecting patients with significant CAD was 99% (95% confidence interval [CI]: 98% to 100%), specificity was 64% (95% CI: 55% to 73%), positive predictive value was 86% (95% CI: 82% to 90%), and negative predictive value was 97% (95% CI: 94% to 100%). In a segment-based analysis, the sensitivity was 88% (95% CI: 85% to 91%), specificity was 90% (95% CI: 89% to 92%), positive predictive value was 47% (95% CI: 44% to 51%), and negative predictive value was 99% (95% CI: 98% to 99%).

Conclusions Among patients in whom a decision had already been made to obtain CCA, 64-slice CTCA was reliable for ruling out significant CAD in patients with stable and unstable anginal syndromes. A positive 64-slice CTCA scan often overestimates the severity of atherosclerotic obstructions and requires further testing to guide patient management. (J Am Coll Cardiol 2008;52:2135–44) © 2008 by the American College of Cardiology Foundation

図 3.14
〔Meijboom W, *et al.* Diagnostic accuracy of 64-slice computed tomography coronary angiography : a prospective, multi-center, multi-vendor study. *Journal of the American College of Cardiology.* **52** / 25 : 2135-44. Copyright (2008) を、財団法人米国心臓病学会 (American College of Cardiology Foundation) の許可を得て再掲〕

このアブストラクトにはたくさんの良い点があります。第一に、360 人の患者さんが研究に参加しています。今までみつけたものよりずっと大きな研究です。第二に、論文は「患者ベースの分析」を行っています。他のアブストラクトは「断片ベースの分析」を説明していました。断片ベースの分析では、研究者たちは CT で調べた断片の数を数えていました。患者さんからたくさんの断片を数え上げ、統計分析にもたくさんの数を用いたのです。これは患者ベースというより、疾患ベースのエビデンスに重きを置いているのです。

10. 一番可能性の高い論文の PDF を手に入れ、方法を吟味する。

11. 引用文献をざっと見て、関連論文を探す。

12. 最良の文献サマリーを選び出す。通常は完全なる吟味のためにトップ五つを選ぶ。

最後の三つのステップは万全を期すために使います。この時点でみつけた情報に満足できないときだけ、行います。飽和とは、情報を探し続けるかを決めるか、研究文献が教えてくれるのが何かまぁ、わかったと言えるかを決める基準なのです。

この決定をするうえでもう一つ大事な点があります。探しまくってみつけた情報を吟味し、それが臨床的質問に答えてくれるかを決めるのです。つまり、ナラティブのジレンマに関係しているか、ということです。この場合、両方の基準を私たちはクリアしていました。検索はここで終了したのです（同じことを今日繰り返せば、得られる情報も変わっているでしょうね）。

患者さんは、自分が病気をもっているか知りたかったのです。それは将来病気になるような断片の数ではありません。「患者ベースの分析」では、検査は、冠動脈疾患があれば陽性ですし、なければ陰性です。これこそが患者さんが知りたいことで、患者さんのナラティブのジレンマに直接答えてくれる回答です。このような分析をしたのは私たちがみつけた一つの文献だけでした。研究には患者さんが十分採用されており、統計分析するのに十分なものでした。ここで、これが患者さんの意思決定に最良のエビデンスだという自信を私たちは得ました。さて、この論文を用いてさらに吟味することにいたしましょう。

PubMedを用いて検索の十分さを確認する。

すでに述べたように、Google Schoarで一番関連性の高い文献をみつけたら、同じ論文をPubMedでも再表示し、"Related Citation"を押します。

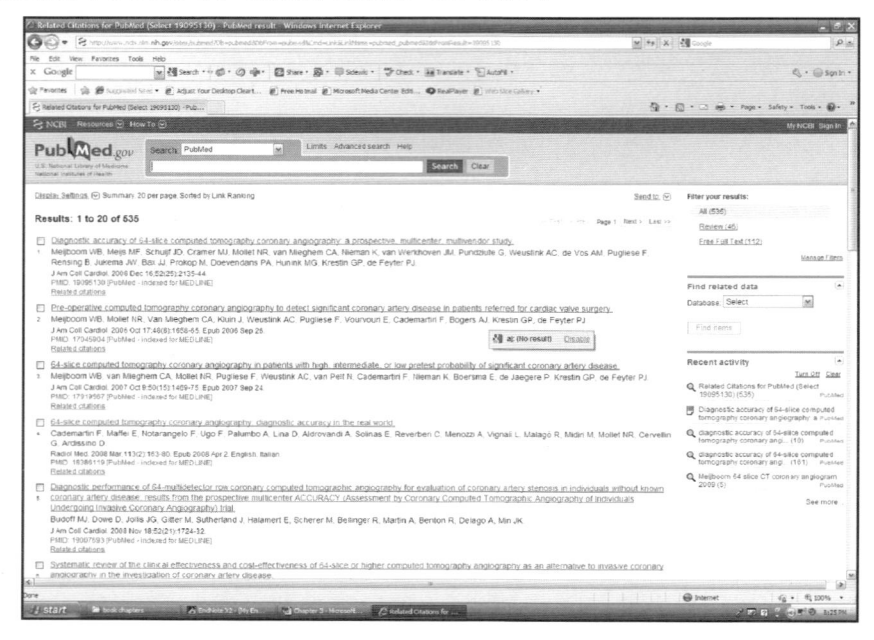

図3.15

PubMed結果の最初の三ページを見直して、Google Scholarでみつけた研究に比肩できるものが八つあることがわかりました[11-18]。どの研究も冠動脈造影をゴールド・スタンダードに用い、患者単位で分析していました。一つの研究は2002～2006年のシステマティック・レビューで、私たちが選んだ研究の前に発表されていました。これは選択した論文の感度、特異度を確認するものでした。四つの研究はもっと少ない患者さんを扱っており、やはり私たちが選んだ論文の感度、特異度を確認するものでした。一つ、もっと小さな研究がありましたが、方法論に問題があり、結果も若干異なっていました。しかし、患者さんのナラティブのジレンマへの回答を変じるものではありませんでした。ある研究では320列のCT冠動脈造影を扱っており、これも感度は同じで、特異度が改善されていました。そのときは、この検査を私たちが用いることはできませんでした。テクノロジーの進歩は速いのです。ある研究は、対象患者が私たちの患者さんとはマッチしませんでした。というわけで、私たちはかなり強固なエビデンスを得、文献検索とレビューも徹底的に行い、その時点での一番質の高い情報を得たのです。これを基盤に先に進むのです。

タイム・マネジメントについて

プロセスの効率については何度も繰り返しました。また、効率を得るためには練習が必要だとも申し上げてきました。私たちはこのプロセスを教育回診で、入院患者さんを対象に行っています。外来でもしばしばこれを行います。私たちはたいていいつも、エビデンスの質について「当たりを付け（guestimate）[*5]」、診療現場で意思決定をしています。患者さんに、もっと徹底的な検索を行い、後でお伝えします、と申し上げることもあります。診察が終わった後、残り数分を使って検索を終わらせ、手紙で患者さんに伝えたり、次の外来で要約したりもします。臨床的に意味のある質問をみつけたら、プロセスを完遂する必要を私たちは感じます。患者さんのためにも、私たち自身の継続学習のためにも。ここはエビデンス・ベイスドな臨床家になるためのプロセスの一部なのです。カルテをディクテイト（読み上げて録音）するとき、私たちは特定の研究論文に言及し、それが診療意思決定にどう影響したかも読み上げます。意思決定の基盤を明言することで、私たちのコンサルタントたちとの協力しながらの相互作用もよくなっていきます。

ナラティブ・メディシンの実践を難しいと指摘する人もいます[12]。最初にがんばっておけば、後でお釣りは来ます。患者さんとの診療効率は後になるとずっとよくなるのです。

括弧付きの（contingent）、立ち現れる（emergent）、条件次第の（situated）、文脈依存的（contexual）な医学知識

診察室や病院の回診におけるケアのプロセスについて説明してきました。ここのところはより「科学的」にみえるところです。研究論文を検索しているのですから。そのような「科学的」オーラとは関係なく、各章のこの部分では、新しい見方、医学知識とは何か、について、真実としてではなく、患者さんと「その場において」一緒に用いられる何かとして考えたいと思います。

情報へのアクセスは括弧付きです。たくさんの異なる情報源を比較し、心のなかでそれに優先順位をつけています。私たちのジャッジメントは患者さんのナラティブのジレンマに導かれていますが、それはやはり恣意的な決定にすぎません。精読する論文を選んだら、読む可能性のあった雑誌論文はその「括弧」を失い、「読む可能性のあった」論文から、「関係ない」論文へとカテゴリー替えされます。人間には同時に三、四つの選択をする能力があり、Google Scholar サマリーの吟味はその能力を用いて行っています。これが医学知識の括弧付きな性質を担保しているのです。

情報集め（情報へのアクセス）は立ち現れるものです。活動はプロセス的な性格をもっているからです。時間プロセスに従って前に進んでいき、選択をし、吟味する選択を行

[*5] 訳注—推測する（guess）と見積もる（estimate）の合成語。訳者がアメリカにいたときも日常的に使われていた。小学館ランダムハウス英和大辞典第2版によると、"guesstimate" は1936年初出の米語だという。このスペルが変化したものだろう。

い、かつては知らなかった情報に至るのです。情報集めのプロセスにおいて情報は立ち現れます。関係している医学知識もケアのプロセスで立ち現れます。それは関係ない医学知識とは区別されます。ナラティブのジレンマと臨床的質問との関係性がそれを決定するのです。冠動脈疾患検査についてあるものすべてを知るところから始め、これを患者ケアに逆向きにアプライさせるのとは違います。これは古いやり方で、専門家が情報すべてを知ることができた時代のプラクティスです。もちろん、私たちは異なる認識論（エピステモロジー）を説明しているので、そこでは「事実」は患者ケアと関係していると表出した（emerge）ときに初めて事実となるのです。

　情報へのアクセスはそのときの条件次第です。科学文献は不安定で、常に新しいものが創られています。私たちは現在、ほとんど教科書を使うことはありません。教科書は古いからです。最重要な点は、情報へのアクセスは患者さんのナラティブなジレンマと臨床的な質問という条件次第で行われるのです。そのような条件次第の知識は患者さんごとに変わりますし、同じ患者さんでも異なる懸念によって変わります。患者さんの視点をいつも大事にしていますが、これはともに構築されるナラティブです。医者の懸念や心配も医学知識が置かれる基盤になるのです。

　医学生には、すべての医療は関係性という文脈のなかで提供されると教えてきました。この関係性はケアの文脈なのです。医者によってアプローチは異なり、信念も異なります。ケアの文脈もそれらに応じて変わるのです。私たちは患者さんが何者であるか知ろうとします。その患者さんの医者であることがどういうことかを知ろうとします。この患者さんにはどのような医者が必要かを知ろうとします。私たちは認知のプロセスを説明します。患者さんのなかには数字や研究に興味がない方もいます。医者がすべてに責任をもつべきだと思っているのです。それでもこのプロセスには意味があると信じますが、ケア提供の形は変わらなければなりません。医学知識の文脈は、それでもより大きな社会的文脈によって、医者−患者関係のなかで、決定されるのです。

文献

1. http://scholar.google.com/intl/en/scholar/about.html (accessed December 10, 2010).
2. Vine R. Google Scholar. *J Med Libr Assoc.* 2006; **94**(1): 97-9.
3. Ebell M. Information mastery. *FP Essentials, AAFP Home Study Edition No 318.* Leawood, KS: American Academy of Family Physicians; 2005.
4. Brownlee S. *Overtreated: why too much medicine is making us sicker and poorer.* New York, NY: Bloomsbury; 2007.
5. Ebell M. How to find answers to clinical questions. *American Family Physician.* 2009; **79**(4): 293-6.
6. Tang H, Ng JHK. Googling for a diagnosis – use of Google as a diagnostic aid: internet based study. *BMJ.* 2006; **333**: 1143-5.
7. Prendiville TW, Saunders J, Fitzsimons J. The information-seeking behaviour of paediatricians accessing web-based resources. *Archives of Disease in Childhood.* 2009; **94**: 633-5.
8. Steinbrook R. Searching for the right search – reaching the medical literature. *New England Journal of Medicine.* J2006; **354**(1): 4-7.
9. Schwartz K, Roe T, Northrup J, *et al.* Family medicine patients' use of the internet for health information: A MetroNet study. *Journal of American Board of Family Medicine.* 2006; **19**(1) 39-45.
10. Dolan PL. 86% of physicians use Internet to access health information. *American Medical News.* January 11, 2010.
11. Ehara M, Surmely J-F, Kawai M, *et al.* Diagnostic accuracy of 64-slice computed tomography for detecting angiographically significant coronary artery stenosis in an unselected consecutive patient population comparison with invasive angiography. *Circ J.* 2006; **70**: 564-71.
12. Kalitzkus V, Matthiessen PF. Narrative based medicine: potential, pitfalls, and practice. *IJNP.* 2009; **1**(1): 56-64.

第4章

情報の質を吟味する

> ▶ 覚えておくべきキーコンセプト
> - スタディー・デザインの基本的な知識をつけたら、スキルを磨くために継続学習と実践が必要である。
> - 研究デザインにはいろいろなタイプがあり、異なるタイプのバイアスに陥りやすく、因果関係を決定する能力においてもさまざまである。
> - 診断検査についての研究論文の質を吟味するのに標準化された質問がある。
> - 我々は SORT 基準を用いる。研究の質をみる階層づけのシステムである。
> - 医学文献の質を見積もることができると、ナラティブをともに構築することはたやすくなる。医者にも患者さんにも信じられない物語を避けることができるからだ。

研究の質を見積もる学習

緒言

基本的には、医学文献は他の文献と似ています。そこには「語り手」(著者)がおり、ターゲットとなる聞き手がいて、研究がどのように行われたのか、物語があります。物語には信じられるものもそうでないものもあります。本章はそういうことを扱います。私たちは標準化された方法で「エビデンス」が階層づけられていると申しますが、研究を一つの物語としてみるのもまた同様に役に立ちます。医学文献の問題点の一つは、「語り手」がしばしば利益を目的とした製薬会社であることです。物語の語られ方が変わってしまうのです。しばしば「スピン(spin)」と呼ばれます。物語はしばしば簡単ですが、最初のプライマリー・アウトカム測定を他のアウトカム測定に微妙に変えたりしてでっち上げられるのです[1]。目的をもった物語なのです。第1章で「ナラティブ」について言及したように。このような観点から医学文献を理解すると、ナラティブ・メディシンとエビデンス・ベイスド・メディシンを統合する活動の実施現場と施設のレベルを高めるのです。二つの物語はそれぞれのフレームワークのなかで理解されねばならず、両者を含む、より大きな物語

が構築されねばならないのです。それが「統合」の意味するところです。本章を読むときにこのコンセプトを忘れないようにしましょう。ただ、勉強のために、私たちは「標準的EBMコンセプト」も提示します。その後で、もっと難しい、ともに構築するナラティブの創成を行いましょう。

科学におけるナラティブ

臨床文献を解釈するには、古典的な研究デザインの基本的な理解が必要です。疫学研究、後ろ向き横断研究、コホート・デザイン、自然実験、非ランダム化コントロール試験（オープンラベル・トライアル）、ケース・コントロール・スタディー、ランダム化比較試験（randomized controlled trial：RCT）、そして最後にランダム化比較試験のメタ分析です。（言語学的に「解釈」という単語を使っています。私たちは第1章でたくさんの「解釈」について論じましたね。同様のことは医学文献にも言えるのです）。同じ研究論文からいろいろ異なる結論が異なる医者たちに下されるのは、そのためです。古典的なのはNINDS試験です[2]。ジャーナルクラブでは、私たちはあるアウトカム変数、NIH Stroke Symptom Scaleを吟味しました。そのばらつきや再現性は幅広く、「改善」と定義するようなものでした。結局、この研究の結論は偶然でも説明できるかも、というものでした。私たちはスケールそのものにも注目し、「表面的妥当性（face validity）」も吟味しました。多くの研修医は、救急センターにおける評価者間の信頼性の幅が広くて、「統計的有意差（statistically significant）」があっても「臨床的に意味がある（clinically significant）」とはならないことを理解しました。また、表1では、プラセボ・グループは少ないアスピリンを投与されており、介入群と比較が難しくなっていました。しかし、この研究は広く「ポジティブ・スタディー」であり、「利益のエビデンス」と認められています。私たちのいる救急センターの広告板には脳卒中の認定を表示されています。スタッフはこの研究の結論を断固として支持しています。著者らは早期非出血性脳卒中に血栓溶解療法を使うことを支持しているのです。私たちは臨床研究の実際の方法と結果に基づき、利益と害の相対的な強度について自分たちの意見をもつことが許されているのです。

研究努力

プロセスのこの部分には練習と継続学習が必要です。本書の目的は、標準的なエビデンス・ベイスド・メディシンの教科書にある基本を概説することです[3-9]。研究論文を批判し、欠点をみつけることはとても簡単です。その理由は、研究者は制限のあるリソースで仕事をしており、現実世界の選択を強いられています。しばしば理想とは言えない二つのプラクティカルな方法の間での選択となるのです。どんな質問についても答える研究方法はたくさんあります。実際の研究論文は著者のもっていたリソースや測定、変数の選択肢が何かを反映し、その結果、特定のスタディー・デザインとなって選ばれるのです。部分的なエビデンスや情報をみつけ、それは示唆する（suggestive）ものの決定的（definitive）では

ないことをよく経験します。こういうものが臨床意思決定の現実なのです。本章の目的は、研究論文の質、妥当性、「真の価値」について判断する方法をお示しすることです。

プライマリケア医学アブストラクト

基本的な「本の知識」で研究論文の質の吟味について学んだ後、私たちの継続学習と実践は医学文献購読サービスというフォーマットで、「プライマリケア医学アブストラクト(Primary Care Medical Abstracts)」と呼ばれるものとして結実しました。Jerome Hoffman 医師と Richard Bukata 医師が参加しています。これは月に40論文をレビューして購読できるものです。論文はすべて主要なインパクトの大きな雑誌から選ばれていますが、世界中で発行されている何百もの雑誌もまた含まれています。実地で活躍するプライマリケア医に役に立つものが選ばれています。また、いろいろな専門分野から私たちが知っておいたほうが良いトピックも選ばれています。私たちがそういうことも患者さんに説明できるようにするためです。医学における現代の論点だけでなく、研究方法のクリティーク(批判)や研究のバイアスの発見にも力点を置いています。長年これを聞いていて、文献に何が書いてあるかは私たちにはよくわかっています。情報集めにそれが役に立っています。しかし、このトピックで一番重要なのは、文献の妥当性をどうやって吟味するかです。私たちは診断や治療に関する最新の研究論文を手にしていますが、他のタイプの研究も発表されている点は忘れてはなりません。そういう研究も良質な背景情報を提供してくれます。ただ、私たちは本書では特定の目的に限定しているのです。

多くの医師にとってほかにも標準的なフォーマットはあり、それは「ジャーナルクラブ」です。これも良いやり方で、継続的な「文献吟味の」実践です。とにかく、これは継続的な実践なのです。

理にかなった医師の不同意

そのため、理性的な診療医が異なる推奨、異なる確信に至ることはあるのです。しかし、このような取り組みは医師同士の会話を促します。どのように、なぜ、そういうアクションを推奨するのか、と。このような議論がエビデンス・ベイスドなフォーマットで行えると、医師同士のコミュニケーションが向上するのです。プライマリケア医として、私たちはしばしば二人の異なる専門家から相反する推奨を受けた患者さんに会うことがあります。このシステムのエラーは患者を不安にしますが、プライマリケアの役割は、患者さんの病の経験と専門家たちの推奨を統合させ、ケアのプロセスを前に進める手助けをすることです。専門家の推奨の基盤を理解する能力もとても有用で、ナラティブな病いの経験をともに作り出すとき助けになります。

研究デザイン

スタディー・デザインのそれぞれの違いをこれから説明します。読者は最終的に推論の強さ、研究結果、知見の妥当性がグレード・システムになることを理解するでしょう。この

システムが研究が「リアリティー」を反映しているか、その信憑性を反映するのです。どのスタディー・デザインもバイアスとか交絡とは無縁ではありません。これが研究の「真の価値」から遠ざけてしまうのです。方法論のいろいろな説明で、研究タイプそれぞれの有用性を示すために、その強みや弱みも指摘しましょう。

さらに本章では、一連の質問をリストアップします。これは個々の研究論文に応用できるのです。質問は研究の強みや弱みをみつけます。文献をさらった後、医師は何がわかっていて何がわからないかを理解する必要があります。このアセスメントを患者さんに持ち帰り、ともに構築するナラティブを続けるのです。大事なポイントは、臨床的決断は私たちに知識があろうとなかろうと下されねばならないという点です。次に何をするか決めねばならない患者さんは目の前にいるのです。

あなたがもし、もうエビデンス・ベイスド・メディシンの教祖的存在ならば、次の二セクションはさらっと流せばよいでしょう。私たちはここをビギナーのために用意しました。研究の基本と方法論を学ばなければならないからです。基本的知識は必要です。どのステップも事前のステップから作られ、そのステップの次に引き継がれるのです。

もしあなたがビギナーで、ここが「研究研究でいっぱいだ」と感じるならば、あきらめてはいけません。本書をここまで読んだのでしたら、興味がないはずはありません。こういうときは、一つのトピックだけピックアップし、同じトピックで自信がついて実践できるまで何度も練習するのがよいでしょう。自分の患者さんが興味をもちそうなトピックを選ぶのがよいでしょう。ジャーナルクラブに行きましょう。仲間をみつけましょう。メンターもみつけましょう。練習し、探索するのです。面白いですよ、ほんと。研修医も、やり遂げて初めて面白いとわかるのです。それに、将来の医者にはこういうスキルは「必須」だと私たちは思います。遅かれ早かれそうなります。先延ばしにしても、ムダです。

スタディー・デザイン

新しい知識が作られる典型というものがあります。探索的で、最も安価なデザインが最初に実施され、それがプレリミナリーなデータを提供し、もっと高価なランダム化比較試験のコストを正当化します。そして、よりはっきりと因果関係を推測することができるようになるのです。それぞれの医学文献によくあるスタディー・デザインを振り返ってみましょう。

ケース・レポート（症例報告）

まれな事象が起きたら、他の医者も共有するとよいでしょう。このような発表は医学界に特定の状況に警鐘を鳴らします。新しい、まれな事象に他の医師が注意するようになるのです。HIV疾患の山のような文献は一つのケース・レポートから始まりました。ケース・レポートは同僚への「手紙」として考えられます。もしかしたら重要な情報を提供するのです。ランダム化比較試験（RCT）ではみつからなかった、まれな治療の合併症をみつけたときなどこれは有効です。デザイン的には、RCTはまれな合併症をみつける十分なパ

ワー（十分な数の参加者）をもっていません。たとえば、ビスホスホネートによる下顎関節壊死のケース・レポートがその一例です。私たちがこの臨床的質問に初めて取り組んだとき、数えるほどのケース・レポートしかありませんでした。ケース・レポートは注意を喚起し、他の医師が似たような経験を報告することも促します。その後、他のスタディー・デザインもこの知識を高めるかもしれません。しかし、質問そのものはケース・レポートなどから発生するのです。

疫学探索

疫学探索研究は要素と、それが影響するアウトカムとの関係を探します。このタイプの研究では、研究計画の早期の段階で特定するような変数を決定し、データ集積プランを立てます。データ集積のタイプはいろいろです。たとえば、AIDSが最初に知られるようになったとき、公衆衛生関係者はこの疾患の原因が全くわかりませんでした。いくつもの関連について仮説が立てられ、何度も繰り返し研究して原因を突き止めたのです。このようなタイプの研究は、重要な臨床的変数が何かよくわかっていないときに一番ふさわしいです。つまり、探索的研究なのです。普通、多くの異なる変数が測定され、データは統計的有意な関連を吟味されます。このような関連が仮説生成を導き、さらなる研究が異なる研究デザインで行われます。因果の推測は、スタディー・デザイン中の疫学探索においては最も弱いものでしょう。さらなる研究への礎となるのです。

巨大なデータベースの誕生とともに、多くの研究が発表され、研究報告とは異なる理由から測定された変数の関連が報告されるようになりました。これは古典的な疫学研究のバリエーションです。測定される変数の幅はデータベースの構造上、どうしても制限があるのです。このような研究は、少し軽蔑的にデータの地引き網（data dredging）とかデータの嗅ぎ回り（data snooping）とか言われます。これらにも目的はあるのです。その相対的な価値を明確にするのも本章の目的なのです。

後ろ向き横断研究

後ろ向き横断研究はもともとあるデータがレビューされ、関連を探すものです。このような研究の利点は、安価であり、方法論的にも比較的簡単だということです。ある一つのグループがあり、研究者はたくさんの変数を選び、関連性を仮想します。そして、変数（アウトカム）の関連を追求するのです。たとえば、男性肥満患者の一群において、アスピリンを毎日飲む人と、そうでない人がいます。研究者はアスピリンと死亡率に関係がないかを追求します。すでに集積されたもの以外は変数になりえないので、このような質問はフレキシビリティーに乏しいです。疫学研究同様、変数間の関連を示すだけなので、因果関係は推測できません。ですから、研究は仮説生成に用いられ、さらなる研究が必要になります。

しばしば、このようなタイプの研究はカルテ・レビューによって行われます。カルテ・レビューはバイアスを生じさせやすく、ちゃんとした方法を用いないと結果はおよそ無意

味になってしまいます。カルテ・レビューの正しいやり方については Gilbert らが説明しています[10]。

コホート・デザイン

コホートとは、個人（や症例）の集まりのことで、ある一定期間内に測定の対象となります（これは、横断研究のような、一時でぶつ切りにしたやり方とその点で一線を画します）。このようなタイプの研究は前向きに行われます。巨大データベースの出現とともに、過去のデータもときに吟味の対象となります。しかし、曝露がアウトカムに先んじるというコンセプトは保たれています。研究では二つのグループ（つまりコホート）をみつけます。曝露要素をもつグループと、もたないグループで、大きな人数のなかから選ばれます。ある一定期間の後、アウトカムが測定され、両グループの違いを見ます。このスタディー・デザインの弱点は、バイアスがかかりやすいことです。特に、曝露因子に関連した他の因子がある場合で、コントロール群でそれが探索されていないときです。バイアスが因果関係推測を困難にしているのです。

非ランダム化比較試験

典型的には、製薬業界がスポンサーになる研究です。「オフレーベル（承認されていない）」使用について調べられる例が多いです。たとえば、発売後（ポストマーケティング）調査で、異なる医薬品の拡大使用を調べます。一般的に、デザインそのものが質の低いエビデンスという結果をまねきます。臨床的な有用性も限られています。

ケース・コントロール・スタディー

こういう研究はきわめてまれな状況について用いられます。そうしなければ、十分な症例を他のスタディー・デザインの研究に取り入れられないからです。ある疾患を対象とし、症例を集めます。そして、それにマッチする集団で疾患のない者を周辺から集めます。年齢、性別、基礎疾患などをマッチさせておくのです。問題は、バイアスをコントロールすることで、とても困難です。このような研究の有用性は、まれな疾患やまれな副作用を調べることができる点です。データ収集に質問表を使う場合、「思い出しバイアス（recall bias）」の可能性を考えなくてはいけません。つまり、いろいろな経験をした人たちは、それぞれ異なる記憶をもっており、「データ」に交絡が生じるのです。

ランダム化比較試験（RCT）

典型的にお金がかかり、資金源が大きく、多施設研究になるのが普通です。施設倫理委員会承認においては、パイロット・データの提出をして研究の正当化が必要になります。臨床試験のリスクと利益のバランスをとるためです。すでに紹介された研究はこのタイプが多いです。安全モニター委員会の存在がスタディー・デザインに組み込まれていることも多いです。このようなタイプの研究の重要な点は、ランダム化です。交絡を起こす変数を

等しく二つ（あるいはそれ以上の）グループに分散させるのです。因果関係を推測するためにも一番大事な要素です。

ランダム化比較試験のメタ分析

メタ分析は、そのトピックの文献検索から始めます。次に、厳しいクライテリアを用いて、どの研究が含まれ、どの研究が除外されるかを分類します。メタ分析は、分析に含まれた研究の良さ次第という点を理解しなければなりません。同じトピックについての多くのメタ分析が比較されるとき、研究者自身が結論に影響を与えていることを簡単に知ることができます。製薬業界がスポンサーになっている研究ではなおさらです。質の低い研究を組み合わせても、とりわけ利益はありません。質の良い研究だけを選択して、メタ分析はデータを組み合わせ、組み合わされたデータ・セットを用いて分析を再度行います。研究のパワーを格段に上げるための方法なのです（症例数が大きくなりますから）。質の良いランダム化比較試験を用いたメタ分析を上手に行うと、入手可能な最良のエビデンスだと考えられます。構成要素となる研究はグラフ上で、平均値、症例数、変数計測結果（95％信頼区間など）が1つの直線に対応して示されます。これがアウトカム変数のリスクと利益を規定するのです。多くの発表では、諸研究を「質が低い」と説明し、それでもデータを組み合わせて分析しています。このような情報には価値に制限がついてしまいます。小さい研究と大きい研究を組み合わせると、大きい研究が不当に結論に影響してしまうのも問題です。

あるエビデンス・ベイスド・メディシン関係の編集者が、よくできた大規模RCTはときにメタ分析よりも良かった、というコメントをするよう依頼してきました。メタ分析はいつもベターであるという前提があるからでしょう。すでに述べた問題だけではなく、医学文献をメタ分析で膨らますときの根本的な問題があります。出版バイアス（publication bias）です。Ramseyらは、ClinicalTrials.govデータベースに登録されたうち17.6％しか発表されていないことを示しました[11]。「ポジティブな」研究へのバイアスはとても強かったのです（65％）。多くのネガティブ・トライアルは発表されなかった試験の83％を占めていました。ほかにも、メタ分析の問題点を指摘しているものはあります[12]。

システマティック・レビュー

多くの点でこれはメタ分析に似ています。しかし、結論はデータ・セットの組み合わせからではなく、それぞれのデータ・セットからの相対的な寄与を評価して出され、リサーチ・クエスチョンに答えます。研究方法に相当精通した人物によってなされなければいけません。ゴールド・スタンダードたるのは、たとえばコクラン・レビュー・グループでしょう。

これらいろいろなスタディー・デザインに慣れておくことは効率よく情報集めをするうえで重要です。しばしば、複数の小規模横断研究がみつかり、その後、もっと大きなランダム化比較試験やメタ分析が手に入れられることもあります。現時点では、診療医は後者だけに注目し、より小さな探索的研究は無視するのがよいでしょう。

その他

ほかにもスタディー・デザインはあり、それはより複雑なのでここでは取り上げていません。私たちのゴールは使える知識をもって始めてみることであり、すでに説明したケアのプロセスでそれが活用されることだからです。

スタディー・デザインについての臨床例

最近、ある患者さんが受診して、アレンドロン酸の服用を止めてしまったと言いました。テレビで、長期間の使用が大腿骨骨幹の圧迫骨折を起こすと言っていたからです。同じトピックについて私たちも耳にしていました。しかし、このエビデンスについてはあまりよく知りませんでした。そのときローテートしていた医学生が、このトピックの授業をした教授が素晴らしい病態生理学的な説明をしてくれ、骨ターンオーバーの抑制が長期間のビスホスホネート治療で起きるという話をしていました。授業の結論はこうでした。「私は患者さんに五年経ったら薬を止めるよう言っている」。その日の午後、別の患者さんが来て、やはりアレンドロン酸を止めていました。「前の先生が五年経ったら止めるように言っていたからです」。第3章で説明した情報集めを活用し、私たちはたくさんのケース・レポートやケース・シリーズがこの問題を扱っていることを知りました[13]。二つのケース・コントロール・スタディーもみつけました[14,15]。両者は2,027人の参加者を用いたランダム化比較試験を引用していました[16]。注目に値したのは、「形態学的（画像上みつかる骨折）」と「臨床的にはっきりした骨折」の明白な区別がなされていたことでした。これはDOEとPOEMsの一例です。患者さんが心配していたのはDOEケース・レポートのようでした。異なるスタディー・デザインを知る目的の一つには、エビデンスの強さや弱さを吟味することにあります。ケース・コントロール・スタディーの一つを書いた著者らは、「治療関連の頻度が1,000分の1なのは許容可能である。大規模ランダムか試験によると、ビスホスホネートがあらゆる骨折を15/1,000の頻度で減らすのだから」と結論づけていました。著者らの言ったことは正しいのでしょう。しかし、彼らはリンゴとオレンジを比較しており、転子下骨折（まれ）の真の発生率はコホート・デザインを使えばもっと良いかもしれないのです。私たちの施設には統合データベースがあり、ビスホスホネートを五年以上継続して処方されている患者さんをみつけることができます。ビスホスホネートを処方されていない比較グループも作成可能です。すべての意味のある骨折が電子カルテでみつけ出され、もっと正確なリスクと利益の見積もりができるでしょう。コホート試験はケース・シリーズやケース・コントロール・スタディーよりもエビデンスの質が高く、意味のある情報を生成できるのです。これはランダム化比較試験では不可能で、まれな合併症をみつけるためのn（ケース数）がRCTを行うには実際的ではないからです。こういう情報は、正しくともに構築するナラティブを続けるのにとても重要です。これは、その時点での最良の決断をする一例です。医学文献はどんどん進展していくでしょう。好奇心をもち、注意深くあり続ける必要があります。この質問は重要で、さらなる情報が手に入らないか、目を光らせておく必要があるのです。

研究を吟味する質問

次に、私たちはだいたい標準的と思われ、よく知られた質問について考えましょう。それは診療医が検索された研究論文の質を決定するのに役に立ちます。こういう質問に慣れておくのがジャーナルクラブのキモで、論文上の文字にその答えをみつけるには練習が必要です。ビギナーはしばしば詳細にこだわりすぎ、無関係な部分のために医学文献は読みにくいという印象を与えられているようです。実際には、上手に書かれ、よく構成された論文から答えをみつけ出すのは容易です。大事なのは、目的、つまりリサーチ・クエスチョンをはっきり説明していることです。これを最初にみつけておけば、ムダな情報は除外しもっと簡単に以下に示す質問の答えも取り出せます。リサーチ・クエスチョンについては、以下の質問が問われなければなりません。ときに、研究はサブグループ解析や二次アウトカムで「ふくれ上がり」ますが、こういうのはすべて無視すべきです。こういうのは「データの地引き網」と呼ばれるものです。リサーチ・クエスチョンはアブストラクトにみつかるはずです。もし、はっきりと書かれていなければ、その論文を読むべきではないのでしょう。

診断に関する論文のリサーチ・クエスチョン

1.「ゴールド・スタンダード」を用いた独立した「ブラインド比較」はあるのか？

この質問には実は二つの質問が組み込まれています。最初の質問は、「ゴールド・スタンダード」です。すべての診断検査は「真実」と比較されねばなりません。どのくらい真実かどうかは、「ゴールド・スタンダード」と呼ばれるものによります。可能な限り一番正確と考えられる、別の検査です。実臨床では、ゴールド・スタンダードは常に用いられるわけではありません。高額で、実施困難で、危険なこともあるからです。たとえば、心臓カテーテル検査は典型的な冠動脈疾患診断のゴールド・スタンダードです。しかし、動脈穿破、不整脈、感染、死亡のリスクをはらみます。ストレステストがどれだけ正確かを決める研究では、ストレス・テストの結果を心臓カテーテル検査の結果と比較します。研究の定義から、ゴールド・スタンダードは常に正しいです。ゴールド・スタンダードには偽陽性や偽陰性がないのです。賢明な読者諸氏はお気づきでしょうが、そのような前提は必ずしも正しくありません。これは妥協であり、代替となる検査の吟味を可能とするものなのです。

残念ながら、質の高いゴールド・スタンダードの使用は高額なだけではありません。倫理的にも正当化されなければなりません。そこで、ときにゴールド・スタンダードではなく、組み合わせエンドポイントを用いることもあります。たとえば、PIOPED II [17] では、スパイラルCTの肺塞栓の診断における正確性を検討しました。研究者は換気血流スキャン、ドップラー超音波、臨床像からの疾患可能性などを組み合わせたものを基準としました。研究者たちは、他の検査が十分に診断できないときだけ肺塞栓診断のゴールド・スタ

ンダードである肺血管造影検査を行ったのです。PIOPED II 研究の質を吟味するとき、組み合わせの比較基準の質も吟味しなければなりません。ゴールド・スタンダードである肺血管造影検査に置き換わるほど良いものでしょうか？ 文献を吟味するときは、ゴールド・スタンダードの「真の」価値も吟味することが大事なのです。

　質問の二番目は、ブラインド化についてです。検査はゴールド・スタンダード検査の結果を知らないままに吟味されねばなりません。これがブラインド化比較として知られているものです。比較検査の結果が事前にわかってしまうと、それは明らかなバイアスになります。研究の著者は、診断解釈はお互いブラインドされているとはっきりさせる必要があるのです。このためには治療を開始するか決めるときに、それぞれの検査を吟味する二つの異なるグループが必要になります。

2. 研究のセッティングや患者さんの選択は適切に説明されてきたか〔採用／除外基準 (inclusion / exclusion criteria)〕？

この質問の前半は研究のセッティングに言及しています。セッティングの説明は重要です。なぜなら、研究は非常に管理された環境で行われますから、同じような理想的環境の複製は実際的ではないからです。たとえば、NINDS。急性虚血性脳卒中に対する血栓溶解療法の効果が研究されました[2]。放射線科医（ER の医師ではなく）が頭部 CT の読影を素早く提供しました（3 時間以内に）。みなさんの病院では同様のサービスは提供できないかもしれません。

　質問の後半は inclusion / exclusion criteria についてです。これは Methods のところに書いてあるのが普通です。自分の患者さんに似た人が採用されているのが肝心で、そういう人が構造的に除外されていてはいけません。その研究参加者がなぜ採用され、あるいは除外されたか、理由をみつけ、検討することも大事です。このような判断がフェアかどうか問うのです。これはしばしば実際的な目的のためになされますが、研究結果に制限を与える可能性もあります。フェアでない選択がなされることもあります。「心不全患者におけるカルベジロールが死亡率や合併症にもたらす効果 (effect of Carvedilol on morbidity and mortality in patients with chronic heart failure study)」[18] という研究では、患者さんは研究前の二週間、カルベジロールを提供され、薬が飲めるかどうかを確認していました。その間、薬を飲まなかった患者さんたちは除外していたのです。この方法だと薬を飲める患者さんだけ選択してしまいます。でも、飲めない患者さんはどうなるというのでしょう？ 副作用が発生して飲むのを止めてしまったのだとしたら？ このような患者さんはフォローを完遂できないので除外されるのです。しかし現実には、薬（や検査）に耐えられる患者さんだけを治療するというアドバンテージを私たちはもっていないのです。

3. 患者サンプルは適切な幅をもっており、実臨床でその検査がアプライできるのか？

言い換えれば、適切なスペクトラム、つまり軽症も重症も、治療されていてもされていなくても、異なる基礎疾患をもっていても、その検査は吟味されていたか、ということで

す。

　医学文献では、この点がしばしば問題になります。多くの発表は大規模三次病院から出ているからです。こういう患者群は一般診療でみる患者像を反映していない、という点は何度も指摘されています。実際、そのようなアカデミックなセッティングで検査を受けるのは同じ主訴をもつ千人に一人だけなのです。これは「スペクトラム・バイアス」と呼ばれる問題を起こしやすく、集団によって検査のパフォーマンスは異なる可能性があるのです。したがって、研究に参加する人たちの描写には注意が必要です。自分たちの診ている患者さんと似ているかどうか。ここに差があるとき、私たちは分析を進めるかを選びとります（次章を参照）。らしさ（likelihood ratio）を陽性、陰性的中率の代わりに用いるのです。「らしさ」は疾患有病率に依存しませんが、陽性、陰性的中率にはこのバイアスがあり、分析に影響するからです。臨床情報すべてを開示して疾患の可能性を決定するほうがより妥当でしょう。研究が行われたところと自分の患者群の有病率が同じであると憶測するのは問題かもしれません。これについてはのちに議論します。とりあえずは、研究に参加した集団というのは重要で検査に関する医学文献の吟味に必要です。

4. 検査結果の再現性はあり、それは検討されていたか？

これは「オペレーター依存のバイアス（operator dependent bias）」の話です。ある放射線科医がいつも似たような読影を同じようなフィルムでできるか、ということです。ここを管理するのは難しく、研究ではしばしば、二人の別々なブラインドをかけられた読影者に解釈されています。同じ検査の二つの解釈が偶然（50％/50％）であるかそれ以上か、をみる程度をカッパ統計と言います。一般的に、カッパ値が0.8以上だと容認できるものです。両者に食い違いがあれば、著者はその検査が陽性であったか否かを決めるための調停策を記載しなければなりません。たとえば第三の読影者や二者による合意形成のためのカンファレンスの開催などです。画像検査についてはおおむね明らかですが、迅速抗原検査や血液検査などの他の検査にも当てはまります。このようなルーチン検査のルーチンなばらつきの度合いも記載されなければなりません。さらに、陽性検査とされる基準も適切に著者によって記載されるべきです。

5. 検査を行う方法は説明をされ、それは再現するのに十分であったか？

検査は基準化され、認識でき、他の文献にも記載されていなければなりません。そうでなければ、検査の方法にいっそうの注意が必要です。自分の施設でも可能かどうか判断しなければならないからです。これは我々が行う患者さんへのエビデンスの説明にも影響します。

SORT 基準

エビデンスの質をラベルする階級づけシステムはたくさんあります。私たちが好んで使うのはSORTです。これは推奨強度分類（Strength of Recommendation Taxonomy）のこと

です。前述の DOEs 対 POEMs の概念もここに含まれているのです[19]。簡単なのも良いところです。Ａレベル推奨は質の良い患者ベースのエビデンスが一貫していることによります。Ｂレベル推奨は患者ベースのエビデンスの質が一貫していなかったり十分ではないものです。Ｃレベル推奨はコンセンサス、日常診療、意見、疾患ベースのエビデンス、あるいはケース・シリーズによるものです。これで簡単に、私たちにわかるものとわからないものを区別します。これは一定して家庭医療の文献に用いられており、文献を判断する方法に一番意味のあるパラメーターを簡潔にまとめています。個々の研究を吟味するとき、SORT 基準では似たようなシステムを用いますが、文献が示したエビデンスのレベルを階層づけるために数字の 1、2、3 を用います。レベル 1 は質の高い患者ベースのエビデンス、レベル 2 は患者ベースではあるが限定的なエビデンス、レベル 3 はその他のエビデンスです。

推奨強度分類（SORT）

一般的に、読者のための主な推奨だけが「推奨強度」に階層づけを必要とする。推奨は入手可能な最高の質をもつエビデンスに基づく。たとえば、ビタミンEは心血管保護という利益について、コホート研究によってはレベル2研究クオリティーをもつが、質の高いランダム化試験（レベル1）はこれを確認していない。したがって、臨床における推奨の基盤となるのにふさわしいのはレベル1の研究である。

推奨強度	定義
A	一貫した質の良い患者ベースのエビデンスをもととした推奨*
B	患者ベースのエビデンスだが一貫性がないか質が限定的な場合の推奨*
C	コンセンサス、日常診療、意見、疾患ベースのエビデンス*、または診断、治療、予防、スクリーニングを研究したケース・シリーズに基づく推奨

以下の表を用いて、患者ベースのアウトカムを測定する研究が質が高いか限定されているか、結果が研究間で一貫しているかそうでないかを決定せよ。

研究の質	診断	治療／予防／スクリーニング	予後
レベル1 ── 質の高い患者ベースのエビデンス	確認された診療意思決定ルール 質の高い研究のシステマティック・レビュー／メタ分析 質の高い診断のコホート研究†	RCTのシステマティック・レビュー／メタ分析で結果が一貫しているもの 質の高い個々のRCT‡ all-or-none研究§	質の高いコホート研究のシステマティック・レビュー／メタ分析 前向きコホート研究でフォローアップの優れているもの
レベル2 ── 患者ベースだが質が限定的なエビデンス	確認されていない診療意思決定ルール 質が低い研究や一貫していない研究のシステマティック・レビューとメタ分析 質の低い診断コホート研究や診断ケース・コントロール・スタディー§	質の低い臨床試験や結果が一貫しない研究のシステマティック・レビュー／メタ分析 質の低い臨床試験‡ コホート研究 ケース・コントロール・スタディー	質の低いコホート研究や結果が一致しないもののシステマティック・レビュー／メタ分析 後ろ向きコホート研究やフォローアップがしっかりしていない前向きコホート研究 ケース・コントロール・スタディー ケース・シリーズ
レベル3 ── その他のエビデンス	コンセンサス・ガイドライン、基礎研究からの推定（extrapolations）、日常診療、意見、疾患ベースのエビデンス（中間的、生理学的アウトカムのみ）、診断、治療、予防、スクリーニングを研究したケース・シリーズ		

研究の一貫性

一貫している	多くのみつかった研究が似たような、少なくともコヒーレントな結論である〔コヒーレント（coherent）とは違いが説明可能であるという意味である〕 あるいは もし質の高い、最新のシステマティック・レビューかメタ分析があるのなら、それらが推奨を支持している
一貫していない	研究間のばらつきが大きく、コヒーレンスを欠く あるいは 質の高い、最新のシステマティック・レビューかメタ分析があるなら、それらが推奨に沿ったエビデンスを示していない

* 患者ベースのエビデンス（patient-oriented evidence）では、患者さんに意味のあるアウトカムを測定する。つまり、合併症（morbidity）、死亡率（mortality）、症状の改善、コスト削減、人生の質（quality of life）である。疾患ベースのエビデンス（disease-oriented evidence）は中間となる、生理学的な、サロゲートなエンドポイントを測定する。患者さんのアウトカム改善には関係することもあればしない場合もある（例：血圧、血液生化学検査、生理学的機能、病理所見）。
† 質の高い診断のコホート研究：コホート・デザインで、適切なサイズがあり、適切な患者さんの幅があり、ブラインド化されており、一貫した、しっかり定義された相応基準がある。
‡ 質の高いRCT：割り当ては隠されており、可能ならブラインド化しており、intention-to-treat（治療意図）分析であり、適切な統計的パワーがあり、適切にフォローアップがなされており、それが80％以上であること。
§ all-or-none研究とは、治療がアウトカムにものすごい変化をもたらす。たとえば、髄膜炎時の抗菌薬や、虫垂炎の外科手術。これによりコントロール試験ができないようなもの。

図4.1
推奨強度分類（SORT）：患者中心のアプローチで医学文献のエビデンスを階層づけしている。
〔Strength of recommendation taxonomy（SORT）: a patient-centered approach to grading evidence in the medical literature. American Family Physician. February 1, 2004. Copyright (2004), American Academy of Family Physicians. All Rights Reserved. を、アメリカ家庭医学会（American Academy of Family Physicians）の許可を得て再掲〕

第 4 章　情報の質を吟味する　77

■ **ストーリー・タイム** ■

長い一日が終わり、私は部屋を出ようとしました。アシスタントの一人が追いついてきて、私に New England Journal of Medicine のピカピカしたコピーを手渡しました。Namenda®*の研究で、製薬会社のMRが昼食をふるまいながら配ったものでした（私は製薬会社のMRと絶対話をしないので昼食はもらっていませんでした）。私は論文を手に取り、"METHODS" に目を通しました。200 の質問による有効性が証明されていないアルツハイマー病患者の人生の質（quality of life：QOL）を測るスケールが、アウトカム変数として用いられていました。さらに、比較群はプラセボを提供されており、標準的な治療や、その他の環境、認知トレーニング、思い出しのための道具といった介入はされていませんでした。一番驚いたのは、著者らが平均スコアに 4 ポイントの違いがあり、それは「統計的に有意である」としていたことです。アルツハイマー治療のブレイクスルーであると著者らは主張していましたが、私はアシスタントに論文を返しました。全然心を動かされなかったですし、これをネガティブ・スタディーだと思いました。当時、広告費には巨額が投じられていたでしょう。翌日、ある家族が愛する家族を連れてきて、彼に Namenda® を使えないか尋ねたからです。少しお話を伺うと、彼らの資産は限られており、その薬は保険でカバーされていませんでした。薬を買うのにも支障が生じるほどでした。私は言いました。「私はこの薬について研究論文を読んだばかりです。ご家族にはお薬なしのほうがよいと思います。そのお金があれば他のことに使ったほうがよいでしょう」

この物語のポイントは……研究文献の質を吟味できるようにしておけば、医者が患者さんや家族がしなければならない大きな選択を手助けできるようになる。

＊ 訳注—アルツハイマー病に用いられる医薬品。一般名 memantine。日本での商品名はメマリー。

情報の質を見積もるナラティブな側面

良い物語には説得力があるものです。物語を作るのにあなたが手を貸していたのならなおさらそうです。スタディー・デザインと質を吟味する方法を知っているのは大事です。研究の意図がほのめかす情報を信じるかどうかを判断するためです。外来で、私たちはよく言っていました。「数人の患者さんを用いた小さな研究が一つあるだけです。方法もそんなに良くないです。あなたのためにこの情報を用いたくはないですね。このことを決めるんでしたら他のものを読むでしょう」。あるいは、もし、堅牢な文献があって一貫した結果、質の高い研究があれば、診療のナラティブの一部になるに値するでしょう。エビデンスがともに構築されるナラティブの一部になるのであれば、どのくらいそれを強調するのか、またどのくらいその部分を大きくするのかを知らなければなりません。これは、プロセスのこのステップで何をみつけるかによるでしょう。このプロセスの目的はそもそも、

患者さんが自分の人生の物語を書くことを手伝うことにあります。その物語のため、ナラティブのツールや材料を提供しています。しばしば、私たちは医学情報を白黒はっきりさせて提示します。端的に「こうしましょう」ということもあります。物語はもっと曖昧さ、不確定さをもつものです。これを演じる者は解決しなければなりません。次のエピソードを演じるために……つまり臨床決断をするために……私たちはエビデンスの質を知らねばなりません。私たちは医者たちが、「医学知識」をまるでずっと確かな、実際の研究文献が書くよりも「正しい治療」であるかのように表現しているのを聞いてきました。そうすると、たいていは患者さんは医者が言うことに従います。または、患者さんは専門家を受診した後、私たちの診察室に戻ってきます。専門家のアドバイスに従わない許可を求めてくるのです。私たちのコンサルタントに反対するのではなく、私たちはこう言います。「どんなエビデンスがあるか調べてみましょう。そしてその推奨に従いましょう」。こうすれば専門家は権威を保つことができ、患者さんが専門家のアドバイスが自分たちの状態に適応するのか決めることができるのです。

私たちの臨床シナリオへの応用

ある論文を吟味する方法の説明は、スタディー・デザインのバリエーションの吟味に一般化することができます。これを特定の雑誌論文にアプライする方法を理解してもらうために、同じ質問を用い、ただし私たちが選んだ論文を用いて、患者さんの質問に答えてみようと思います。

1.「ゴールド・スタンダード」を用いた独立した「ブラインド比較」はあるのか？

この最初の基準には二つの質問が含まれています。前半は「ゴールド・スタンダード」。この場合は冠動脈造影検査です。この研究は直接、CT冠動脈造影と通常のカテーテルを用いた動脈造影とを比較しました。したがって、ゴールド・スタンダードは用いられています。このことは、私たちが適切と思われる解剖学的検査を別の解剖学的検査と比較しているのです。さらに、この論文を選んだ理由は、患者によって陽性か陰性かを決めており、それは冠動脈の断片のことではなかったのです。このような患者ベースの分析は一番適切なゴールド・スタンダードだと（断片ベースの分析と比較して）考えます。研究者はどんな検査同士を比較してもよいのですが、真の質問は、それらが適切なゴールド・スタンダードを用いているか、です。この研究者は良い、適切なゴールド・スタンダードを使ったのだと思います。

第二の質問はブラインド比較に言及しています。CT冠動脈造影検査の読影者は病歴について何か知っているのか（すなわち、年齢、性別、喫煙歴、過去の冠動脈疾患の既往などのリスク因子です）？、あるいは冠動脈カテーテル血管造影の結果を知っているのかどうか。2137ページに、著者らは、「……経験ある観察者……通常の冠動脈造影の結果を知

らず、CT冠動脈造影のデータを評価した」と言及しています。ブラインド化は適切に行われたことを示唆しているのです。

2. 研究のセッティングや患者さんの選択は適切に説明されてきたか〔採用／除外基準 (inclusion / exclusion)〕?

> **Study group.** From October 2004 until June 2006, 433 symptomatic patients with stable or unstable anginal syndromes who were between the ages of 50 and 70 years were enrolled in 3 university hospitals. To avoid radiation exposure in young patients, who have a higher lifetime attributable risk than older individuals receiving the same dose, patients enrolled in the study were age 50 years or older (17). A maximum age limit was set to minimize the presence of severe coronary calcifications, which especially occur in the elderly and are known to hamper precise coronary stenosis evaluation. Sixty-two patients denied (written) informed consent, and 11 patients were excluded because of CT-related criteria (5 scanner malfunction, 3 poor intravenous access, 2 contrast extravasation, and 1 second-degree atrioventricular block because of beta-blockers). Thus, the remaining study population comprised 360 patients (Fig. 1).
>
> Patients with stable chest pain were categorized as having typical or atypical angina pectoris. Typical angina was defined when the following 3 characteristics were present: 1) substernal discomfort; 2) precipitated by physical exertion or emotion; and 3) relieved with rest or nitroglycerine within 10 min. Atypical angina pectoris was defined when only 1 or 2 of these 3 symptom characteristics were met. Patients presenting with an acute coronary syndrome were categorized as having unstable angina pectoris (in the absence of a troponin increase as measured at 2 separate time intervals) or as non–ST-segment elevation myocardial infarction whenever troponin levels were elevated. Only patients with an acute coronary syndrome that did not require an urgent invasive strategy were included.
>
> Patients with a previous history of percutaneous coronary stent placement, coronary artery bypass surgery, impaired renal function (serum creatinine >120 μmol/l), persistent arrhythmias, inability to perform a breath hold of 15 s, or known allergy to iodinated contrast material, were excluded.

図 4.2
〔Meijboon W et al. Diagnostic accuracy of 64-slice computed tomography coronary angiography : a prospective, multi-center, multi-vendor study. *Journal of the American College of Cardiology*, 52 / 25 : 2135-44. Copyright (2008) を、財団法人米国心臓病学会 (American College of Cardiology Foundation) の許可を得て再掲〕

図 4.2 に言及すれば、著者らは患者グループの説明に、別に分けたセクションを設けています。これはこの論文の強みです。著者らは安定あるいは不安定狭心症のある五十歳か

ら七十歳で、冠動脈造影候補となる患者さんを採用しました。不安定狭心症や急性冠動脈症候群の基準については明確な説明が提供されています。さらに、著者らは除外基準も説明し、それに特定のパラメーターを提供しています。たとえば、腎不全はクレアチニンを120 μmol/L 以上とされています。研究によっては、腎不全患者とだけ書いて除外され、解釈が難しいままになっています。それが終末期腎疾患なのか、少なくとも慢性腎疾患ステージⅢをもつ人誰でもなのか、の解釈です。この研究はとてもはっきりしています。

3. 患者サンプルは適切な幅をもっており、実臨床でその検査がアプライできるのか？

言い換えれば、その検査は適切に軽症、重症、治療されている、されていない、あるいはよくある紛らわしい疾患のあるなしといった適切な幅が患者サンプルにあって吟味されているのか、ということです。

　異なる臨床像をもついろいろな患者さんがいます。リスク因子、性別、身体所見、以前の疾患。残念ながら、この研究では、年齢の幅はかなり限られています。もっと若い、あるいはもっと高齢の患者さんは入っていません。これは正当化されています。というのは、若い患者さんへの放射線曝露は防がねばなりませんし、高齢の患者さんの冠動脈カルシウム沈着が検査特性に悪影響を与えるため、回避したいからです（感度／特異度）。これは試みられた最初の大規模試験であり、このようなスタディー・デザインには理解を示すべきです。真の質問は、この研究の患者さんが私たちの患者さんに十分似ており、結果を彼女の事情に適応できるかどうか、です。私たちは答えはイエスだと思います。

　他の論文からも、検査の放射線曝露については気づいていましたが、この論文では特にそれを論じていました。論文を吟味するとき、これを私たちは診察室で指摘します（患者さんに医者の「やり方」を理解してもらいたいからです。しかし、これも心に留めておきながらこのケースについて先へ進みましょう）。

4. 検査結果の再現性はあり、それは検討されていたか？

この研究にはたくさんの読影者がおり、Result のところで特にカッパ統計にも言及しています。カッパは観察者間のばらつきが偶然以上であるかどうかをみるものです。本研究では、それは 0.66 〜 0.69 でした。つまり、同じスキャンを見た人はいつも同じ評価をしていたわけではなかったということです。そこで、研究者たちは3人の経験ある個人に実際の測定でのコンセンサス読影を用いました。もっとカッパが高ければよかったのですが、私たちの施設でも放射線科医と心臓内科医が一緒に座って同時にフィルムを見たときに同じような結果でした。カッパが比較的低いということは、オペレーター依存のバイアスが結果報告にあり、これが検査の弱さであって、検査結果の「真実」を制限するものになっている、ということです。

5. 検査を行う方法は説明をされ、それは再現するのに十分であったか？

> **Scan protocol.** Each center used a 64-slice CT scanner from a different vendor (Sensation 64, Siemens, Forchheim, Germany; Brilliance 64, Philips Medical Systems, Best, the Netherlands; Toshiba Multi-Slice Aquilion 64 system, Toshiba Medical Systems, Tokyo, Japan). Patients with a heart rate exceeding 65 beats/min received either additional oral or intravenous beta-blockers.
>
> A nonenhanced scan to calculate the total calcium score was performed before the CTCA. The scan parameters of the scanners are shown in Table 1. A bolus-tracking technique was used to synchronize the start of image acquisition with the arrival of contrast agent in the coronary arteries.
>
> The effective dose of the nonenhanced scan and the CTCA was estimated from the product of the dose-length product and a conversion coefficient (k = 0.017 mSv/[mGy × cm]) for the chest as the investigated anatomical region (18).

図4.3
〔Meijboon, W et al. Diagnostic accuracy of 64-slice computed tomography coronary angiography : a prospective, multi-center, multi-vendor study. *Journal of the American College of Cardiology*, 52 / 25 : 2135-44, Copyright(2008) を、財団法人米国心臓病学会(American College of Cardiology Foundation) の許可を得て再掲〕

私たちが情報探しをしていたときも、多くのマシーンがあり、テクニックがあり、プロトコルがあるのは明らかでした。テクノロジーはどんどん進歩し、私たちがこの原稿を書いている間にも進歩しています。この論文では、著者らは申し分ない詳細を提供しています。スキャンのプロトコル、画像再構築、量的冠動脈造影、CT画像評価。基準は、この研究が再現可能かどうかです。与えられた情報からは、答えははっきりとしており、イエスです。すべての詳細は提供されているからです。

SORT基準の適用

SORT基準を用いると、この論文はレベル1を得るのに多くの特徴を有しています。これは良くデザインされたランダム化比較*研究で、サンプル数は適切で（パワー）、ブラインド化されています。しかし、患者さんの幅はそんなに広くなく、年齢制限があります。また、カッパは低いものでした。通常、私たちはこれをSORTレベル2のエビデンスの強度とするところですが、文献検索を徹底的にしたので、これが現時点で手に入る最良の情報であることは確信しています。おそらく、あなたが本書を読む頃には、別の大規模多施設試験や良質のメタ分析があることでしょう。そのように医学文献は進歩していくのです。

---

* 訳注—原著では "cross-sectional study" とあったが、文意が合わないので誤記と判断し訂正した。

括弧付きの、条件次第の、立ち現れる、文脈依存的な医学知識

本章では、医学文献はテキストであり、読者反応理論によって理解されるものであるというコンセプトを議論しました。誰かがテキストを読むと、そのときの読者に何かを意味するのです。異なるときに異なる読者に対しては、他の何かを意味するのでしょう。私たちはこれを称して「研究論文により語られた物語は信じるに値するか？」と申しました。医者の（そして患者さんの）この論文への反応、この研究がよく行われデータの解釈が実際の結果とマッチしているか、信じるかどうかは括弧付きです。また、医学文献がどのように作られるか、その括弧付きの性質も議論しました。出版バイアスのため、すべての物語が語られているわけではないのです。未知の試験、それらが報告されたか否かが知識の「括弧」をもたらすのです。このケースの場合、「脆弱なプラーク」についての患者さんの見方と医者の信念において「括弧付き」を行って扱いました。両者の見方もともに構築するナラティブの一部です。この特定の論文が選ばれたのは、冠動脈における形や全体性について、患者さんのナラティブのジレンマに答えるものだったからです。医者の懸念もまたリアルなもので、それは後で紹介しましょう。

　この知識は条件次第の性質をもっています。時間という状況に置かれていたからです。医学におけるテクノロジーは気まぐれです。もう128スライスCT冠動脈造影の時代に入っておりますが、医学文献は（本書執筆時点以降）出てくることでしょう。

　知識の立ち現れる性質は、テクノロジーの放射線の副作用はまだ十分に吟味されていないこと、たぶんはっきりとは、全くとはいわないまでも、将来になるまではわからないであろうという点です。患者さんの観点からは、自分の動脈に「血塊」があるかどうかをどのように知るか、というコンセプトが立ち現れてきた(emergent)なものでした。彼女の恐れから立ち現れてきたものは、彼女が参加する医療環境を理解する一つの方法なのです。

　知識は文脈依存的です。「重篤な」冠動脈疾患の定義はこの研究者が50%以上と定義したものであり、過去の血管造影データは70%以上としていたからです。本書の後半では、研究者がどのようにカテゴリーを作り出すのか論じますが、定義は文脈を作り出し、世界を説明します。「臨床的に重篤な」というのは見る人次第で、この知識の文脈は他人が使ったカテゴリーに定義されます。データは再計算できますし、異なるように提示できます。しかし、そのような情報は我々には手に入りませんでした。64スライスCT冠動脈造影の物語が語られたやり方は、それ自身文脈をもっているのです。

文献

1. Ewart R, Lausen H, Millian N. Undisclosed changes in outcomes in randomized controlled trials: an observational study. *Annals of Family Medicine.* 2009; **7**(6): 542–6.
2. NINDS. Tissue plasminogen activator for acute ischemic stroke. *New England Journal of Medicine.* 1995; **333**: 1581–7.
3. Sackett DL, Haynes RB, Guyatt GH, Tugwell P. *Clinical Epidemiology: a basic science for clinical medicine.* 2nd ed. Boston: Little Brown and Company; 1991.
4. www.cebm.net/ (accessed December 10, 2010).
5. Greenhalgh T. *How to Read a Paper.* London: BMJ Publishing Group; 1997.
6. Riegelman R, Hirsch R. *Studying a Study and Testing a Test.* Boston: Little, Brown and Company; 1989.
7. Fletcher R, Fletcher S, Wagner E. *Clinical Epidemiology: the essentials.* Baltimore: Williams and Wilkins; 1988.
8. Hulley SB, Cummings SR, editors. *Designing Clinical Research.* Baltimore: Williams and Wilkins; 1988.
9. Hennekens C, Buring J. *Epidemiology in Medicine.* Boston: Little, Brown and Company; 1987.
10. Gilbert EH, Lowenstein SR, Koziol-McLain J, et al. Chart reviews in emergency medicine research: where are the methods? *Annals of Emergency Medicine.* 1996; 27(3): 305–8.
11. Ramsey S, Scoggins J. Commentary: Practicing on the tip of an information iceberg? Evidence of underpublication of registered clinical trials in oncology. *Oncologist.* 2008; **13**: 925–9.
12. McNutt RA. Evidence-based medicine requires appropriate clinical context *JAMA.* 2010; **303**(5): 454–5.
13. Kwek EBK, Goh SK, Hoh JSB, et al. An emerging pattern of subtrochanteric stress fractures: A long-term complication of alendronate therapy? *Injury.* February 2008; **39**(2): 224–31.
14. Schilcher J, Aspenberg P. Incidence of stress fractures of the femoral shaft in women treated with bisphosphonate *Acta Orthop.* August 2009; **80**(4): 413–15.
15. Lenart B, Neviaser A, Lyman S, et al. Association of low-energy femoral fractures with prolonged bisphosphonate use: a case control study. *Osteoprosis Int.* 2009; **20**(8): 1353–62.
16. Black D, Cummings S, Karpf D, et al. Randomized trial of effect of alendronate on risk of fracture in women with existing vertebral fractures. Fracture Intervention Trial Research Group. *The Lancet.* 1996; **348**(9041): 1535–41.
17. Stein P, Fowler S, Goodman L, et al. Multidetector computed tomography for acute pulmonary embolism. *New England Journal of Medicine.* 2006; 354: 2317–2327.
18. Packer M, Bristow MR, Cohn JN, et al. The effect of Carvedilol on morbidity and mortality in patients with chronic heart failure. *New England Journal of Medicine.* 1996; 334: 1349–55.
19. Ebell M, Siwik J, Weiss B, et al. Strength of recommendation taxonomy (SORT): a patient-centered approach to grading evidence in the medical literature. *Journal of American Board of Family Practice.* 2004; 17: 59–67.

第5章

臨床的質問に情報をアプライする

> ▶ 覚えておくべきキーコンセプト
> - ある検査のある状態に対する感度と特異度を検査特性という。各症例、その状況があるやなしや、は二回同時に計測されて計算される。その検査で、そして「ゴールド・スタンダード」でもう一度計測される。
> - 検査陽性と疾患の存在を同義に扱ってはならない。陰性検査と疾患の非存在も同様である。確率で考えられるようにならなければいけない。
> - らしさ（likelihood ratio：LR）[*1]は単純な代数方程式で、感度と特異度を変数とする。
> - 臨床的な判断を用い検査前確率を設定すると、「陽性的中率」を使うよりもリスクが小さい。自分の患者層が研究対象の疾患有病率と同じであると想定しなければならないからである。
> - 診断検査は技術的合併症だけでなく、認知スキルの欠如のために検査を正しく解釈できないという意味で有害なことがある。
> - 医者が診断する。検査ではない。

情報を臨床的質問にアプライすることを学ぶ。

緒言

これがケアのプロセスであることは再度強調しておきましょう。それぞれのステップの順番は変えてはならず、そうしなければ最終的なゴールは理想に至らないのです（反復は学習の母なのでした）。これまでのところ、たくさんの時間を費やして、欠如した情報、つまり、ナラティブの「ポテンシャルな次の一章」の理解に努力してきました。このセクションでは、特にここまで集めた情報をどう使うかを論じましょう。

一般に、患者さんは診断や治療の問題を診察室にもって来ます。二つのどちらの領域に

[*1] 訳注―likelihood ratio は尤度比と称されることが多いが、一般に理解されにくく英語の likelihood、ratio という普通の単語との開きがあるので、あえて本書ではひらがな語である「らしさ」を訳語に用いた。

臨床的質問が属しているかを理解することが大事です。本章では、診断検査論文の「検査特性」の概念を紹介します。第11章では、治療の論文における治癒に必要な数（number needed to treat）の概念を紹介します。医学文献のこれらの特別な解釈を選んだのは、ともに構築するナラティブを作るのに向いているからです。

医学文献の幅は広いです。多くのものは疾患ベースのエビデンスに関しています。このような研究は「理論構築」としてとらえられるべきですが、患者ベースのエビデンスと混同してはいけません。あと、コスト利益分析、探索的研究、エディトリアル、非システマティック・レビュー、あなたの診療には重要でなかろう、とても細かい点に注目した研究論文、さらに最近増えてきたケアのプロセス研究などがあります（たとえば、「脳卒中病棟」の利益、あるいは利益のなさ）。このようなすべての論文はとても成熟した、物知りの臨床医を作りますが、それは診察室での現実の患者さんに対する、臨床的な意思決定には直接関係していません。多くの患者さんは「私のどこがいけないのか、それをどうすればよいのか？」を知りたがっています。臨床的意思決定は診断と治療に密接に関係しています。二種類の論文こそが、私たちが特に注目するものです。そういう論文が患者さんに関係あるのです。

診療医は医学文献を読むときに判断する必要があります。関係ない文献は全部無視することだって必要なのです。そうすることでフォーカスを絞り、何を読み、何を適用し、生涯にわたる学習のタスクを簡単にするのです。

感度／特異度

検査について、医学文献の基本的研究方法論は、それぞれの患者さんにおいて疾患アウトカムを二回測定することでした。まず吟味されている新しい検査、そしてもう一度対照となる標準検査。それは理想的には、ゴールド・スタンダードだとよいのですが。研究は、新しい検査がどれくらい良いか、ゴールド・スタンダードと比較して決定します。この構造は古典的な2×2表を作ります。縦の列は疾患があるかないかを示します（表5.1参照）。疾患の有無はゴールド・スタンダードによって決定されます。ゴールド・スタンダードが陽性か陰性かで決めるので、それはこれがいつも正しいと考えるからです。表の横列は対象となる検査がどのくらい陽性か陰性かを示します。

表5.1

	疾患あり	疾患なし
検査陽性	a	b
検査陰性	c	d

この古典的な2×2表は統計上多くの目的で用いられています。これはまた、数的な感度特異度の定義を提供します。感度と特異度は一緒に検査特性と称されます。

感度は疾患をもつ患者さんのうち検査が陽性になる人の割合です[1]。

特異度は疾患をもたない人の検査が陰性な人の割合です[1]。

これはテクニカルな定義で、混乱することもありますし調べ直すことも必要です。心配はいりません。常識的な感度の定義は、その集団のなかでどのくらい検査が病気をみつけるか、が感度です。こてこてのEBMの教科書では覚えやすいように"SnOut"と書いています。高い感度(sensitivity)で陰性検査なら、疾患を除外(rule out)できるという意味です。これも何かわかりにくいですが、二つのフレーズはしっかりしています。疾患をみつける検査がよく、検査が陰性なら、患者さんには疾患はないだろう。だから、除外できる。

特異度のコモンセンス的な定義は、陽性検査が病気をもっているであろうことを意味しているということです。"SpPin"の意味するところは、高い特異度(specificity)であれば確定診断(rule in)できるということです。このような二つの視点は一貫しており、特異度は陰性検査が何回疾患なしを意味しているかを測定しているのです。特異度が高ければ、陰性検査は疾患なしを意味するのです[*2]。陽性検査は本当に疾患を意味するのです。偽陽性がほとんどないのですから。

私たちもこの数パラグラフを書いていて混乱しています。心配しなくても大丈夫。あるところまでくれば、直観的にこのような数字が相互作用している間、実践的にどう役に立つかわかるでしょう。私たちは感度と特異度を「らしさ(likelihood ratio)」を、計算し可能性を予測するために用いているのです。その可能性は直観的に理解しやすく、患者さんにも有用です。私たちは「感度」とか「特異度」を患者さんとは使わないのです。

感度と特異度は表5.2に示されているように計算されます。

表5.2

	疾患あり	疾患なし
検査陽性	a	b
検査陰性	c	d

特異度A＝a/(a+c)　　感度＝d/(b+d)

さて、ここで良いニュース。著者は通常、感度と特異度をいくつかの異なるシナリオについてアブストラクトで書いています。私たちはカラーフロー・ドップラー超音波が深部静脈血栓(deep vein thrombosis：DVT)を診断するときの感度/特異度について見てみました。著者らはいろいろな感度/特異度を遠位DVT、近位DVT、そして組み合わせたすべてのDVTについて報告していました[2]。PIOPED II研究同様、元のデータを用いて疾患の可能性が低い人、中等度、高い人に対して感度/特異度は計算できます[3]。問題は、

[*2] 訳注―この記載は実際には間違っている。特異度が高い検査で陰性検査でも疾患なしを意味するとは限らない。それは感度の高い検査の属性である。

論文を注意深く読み、自分の患者さんに、そして自分が使う検査に一番関係ある数を確認することです。必要ならば、論文の Results を使って感度/特異度を自分で計算することも可能です。私たちは忙しい診療医ですから、著者や編集者が計算を正しくやっていると認めてしまいます。研究の書かれたいきさつに疑念があれば、あるいは利益相反に疑いをもつとき、あるいは査読がぱっとしない雑誌のとき、私たちは著者らの計算を再吟味します。もし、実際の数が論文に載っておらず計算できないときは、私たちは疑い深くなるのです。

私たちは確率の世界に生きている。

私たちは検査の使い方を知りたいと思っています（あるいは検査をすべきかどうかについて）。情報を特定の患者さんにアプライするために、もう少しがんばる必要があります。

　残念なことに、多くの診療医は検査が陽性だと患者さんに疾患があり、検査が陰性だと疾患がないと考えがちです。このような考え方は危険です。感度と特異度を探索する目的のすべては、検査結果を確率で解釈することができるようにするためです。現実には、私たちは検査をまずオーダーするために、患者さんに疾患があるという十分な疑いをもっていなければなりません。検査結果が出て初めてその疑いは確認されたり否定されたりします。検査特性の良さに依存しますが、陽性検査は、検査結果を受けた患者さんに疾患がある可能性を増しているだけなのです。同様に、陰性検査も患者さんに疾患がないという意味ではありません。検査特性にもよりますが、検査の結果は患者さんに疾患がない「程度」を示しているだけなのです。エビデンス・ベイスド・メディシンを使う医師になるには、一般論としてこういうことを理解しておくことがきわめて重要です。私たちは確率論の世界に生きています。研究を患者さんに活かすには、研究データを用いるしっかりした方法が必要で、患者さんのために検査をオーダーし、解釈するのに有用です。そのため、「らしさ（likelihood ratio）」の概念を用いるのです。

医者は臨床疫学を理解しなければならない。例外なしに。

残念ながら、調査対象の 300 人の医師のうち、たった 3% が「らしさ（likelihood ratio）」を用いていることが示されています。使わない最大の理由は「慣れていない」でした。その他の理由は実際的でないことでした[4]。代わりに、医師は一種のゲシュタルト判断を検査の正確性について行うようです。簡単な感度、特異度を使うのです。こちらのほうが慣れたコンセプトなのです。これだけでは十分とは言えません。よくあることですが、「感度、特異度」から実際に計算された確率の議論に変更すると、マネジメントの議論そのものが激変するのです。すべての医師が患者さんに大きなインパクトをもつスキルを学んでほしいと思います。患者さんはベストな医療を受けるに値するのです。それに、患者さんとコミュニケーションをとるうえでもこのような計算は必要です。そうして、ともに構築するナラティブを創るのです。コンピューターと相互作用的ノモグラムを用いて、「実際的でない」問題はもはや正当な理由とはなりません。「慣れていない」ほうの問題も変

わってほしいです。これも本書を書いた理由なのです。

「らしさ (likelihood ratio)」

では、次のステップは「らしさ」の計算です。二つの異なる「らしさ」があります。一つ目は検査が陽性になったとき、もう一つは陰性のときです。研修医には文献を見て、感度・特異度をみつけるよう促します。そして検査をオーダーする前に「らしさ」を計算してもらうのです〔素晴らしい分担 (contingent) の実践です〕。このように私たちは、瞬時に検査のオーダーが臨床意思決定に役に立つかどうか確認できるのです。役に立たないのであるなら、どうかその検査をオーダーしないでください。不要な検査は患者さんにとって害になりえます。技術的な問題、たとえば出血とか感染など。ミスリーディングな情報による、さらなる不要な検査と不要な合併症。患者さんの物語にも影を落としてしまいます。

良いニュースは、「らしさ」の計算はとても簡単だということ。感度と特異度を代数的に変換させただけなのですから。役に立つヒントとしては、研究論文が「感度は97%……」といっていても、私たちはいつも少数を使います。つまり、これをパーセントではなく 0.97 と書くのです。方程式を思い出せなくても、center for evidence based medicine (cebm.net)、Google その他お気に入りのウェブサイトでみつけることができます。ただし、高度なトレーニングを受けた医者でも代数の間違いはしょっちゅうです。携帯に計算機が付いていて、どこにも書き留めずにいろいろ組み合わせて計算しようとするのです。方程式を書き留めて問題を解決することをお勧めします。4年生の頃にそう習いましたね[*3]。方程式は:

$$LR(陽性検査) = \frac{感度}{1 - 特異度}$$

$$LR(陰性検査) = \frac{1 - 感度}{特異度}$$

$$LR(陽性検査) = \frac{感度}{1 - 特異度} = \frac{0.9}{1 - 0.76} = 3.75$$

$$LR(陰性検査) = \frac{1 - 感度}{特異度} = \frac{1 - 0.9}{0.76} = 0.13$$

たとえば、もし、ある検査がある疾患「マレマレ病」に対して感度 90%、特異度 76% あるという文献を読んだとき、「らしさ (likelihood ratio : LR)」を上の方程式で計算できる

[*3] 訳注——ここでの4年生とは小学4年生のこと。スマートフォン・アプリの MedCalc などが便利で、ここまでストイックになる必要はない。

のです。

検査前確率

「らしさ(likelihood ratio)」を使うためには、「検査前確率」を見積もらねばなりません。これは単に、検査をオーダーする前の、その患者さんがその疾患をもっている確率です。医師は無意識のうちにいつもこれをやっています。検査前確率を選択する難しさは、患者さんが疾患をもっている確率を数で示さねばならないからです。診療医は言葉のほうが好きです。たぶん違う(unlikely)、まれ(rare)、可能性はわずかにある(remote possibility)、おそらく(probable)、たぶんそうだろう(likely)、まずそうだろう(almost certainly)などなど。問題は、ある人が「たぶん違う」といったのは0.2%かもしれず、同じ患者さんについての他の人の「たぶん違う」は10%かもしれません。実際、私たちは研修医に確率を言葉で表現することを許しません。数字化してもらうのです。グループで回診するとき、その結果は通常、検査前確率見積もりをひとくくりにしたまとめなのです。もし、見積もりが噛み合わなければ、そのときこそ議論しなければならない信号と言えます。各人がその数字を使う根拠となるエビデンスを議論するのです。このような臨床的な議論によってすぐに、グループの検査前確率の幅は狭くできるのです。

　この方法を仲間と使い出したとき、検査前確率に数を付与する考えに多くは噛み付きました。典型的な「真実、誤謬、イエス、ノー」的考え方に慣れていて、不誠実に、いやもっと言えば、不正確な推測に感じられたのです。部署の文化を変え、確率的思考を受け入れるのに何か月もかかりました。医学校で本来はこういうことを始めるべきで、ロールモデルが実践してみせるべきだと思います。

　私たちが調べ物をするとき(たとえば"UpToDate")、ある疾患について特定の症状の頻度が表になって示されています。ときには、意思決定ルールもあります。たとえば、Wells基準です[*4]。しばしば、ある疾患には特定のリスク因子があります。このような情報は疫学研究から来ています。あなたが思うよりもそういう情報はたくさんあるのです。情報源として最大なのは病歴であり、次に重要な情報源は身体診察所見です。臨床スキルを使うとき、私たちはいつも上記の情報をすべて活用して、ある疾患の確率を見積もります。これを「鑑別診断」と説明することもあります。リストにあるすべてが等しい可能性があるわけでないことはみんなわかっています。それを数字で示すのです。そしてこれが検査前確率なのです。私たちの多くは自分たちがそうしていることに気づいていませんが、実はやっているのです。自分の臨床スキルを信じましょう。

　まとめると、検査前確率の見積もりは単純に臨床スキルを用い、患者さんについて知っていることすべてを用い、与えられた臨床状況に則り、検査をオーダーしようかな、と思うまで続けることです。疾患、つまりあなたのこの患者さんの置かれている状況、の「らしさ(likelihood ratio)」を予測します。信じられないかもしれませんが、そのほうが、全

[*4] 訳注——肺塞栓診断のときに用いるスコアリングシステム。

人口を対象とした疾患有病率を考えるよりももっと正当な方法なのです。自分を信じましょう。臨床判断が意思決定には必要なのですから。

検査後確率

検査前確率があり、「らしさ（likelihood ratio）」を計算したら、「検査後確率」を計算するのに十分な情報となります。検査の結果を受けての患者さんが疾患をもつ可能性です。これで検査を解釈できるのです。

陽性検査は疾患ありとは言えないのでした。陰性検査は疾患なしとも言えないのでした。検査結果は、患者さんが疾患をもつ可能性を高めたり低めたりするだけなのです。

検査後確率の計算には複雑な数学が必要です。幸いにも、ノモグラムがあるので代わりに計算してくれます。

私たちが疑っている「マレマレ病」。グループで同意を得たのは、検査前確率は30％というものでした。「マレマレ病」スキャナー（検査）は陽性になるか陰性になるか、です。もし検査が陽性なら、陽性の「らしさ」（positive likelihood ratio）をノモグラムで用います[5]。このようにやります。

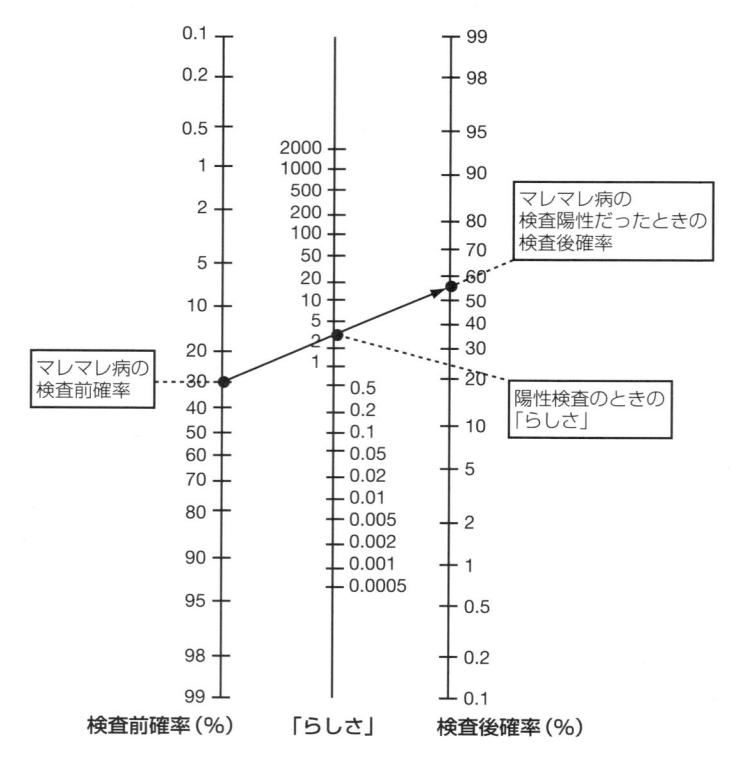

図 5.1　**陽性の「らしさ」（positive likelihood ratio）」についてのノモグラムの例**
(Fagan TJ[5]. を改変)

もし検査が陰性なら、陰性の「らしさ」（negative likelihood ratio）を用い、これを下のようなノモグラムで使います。

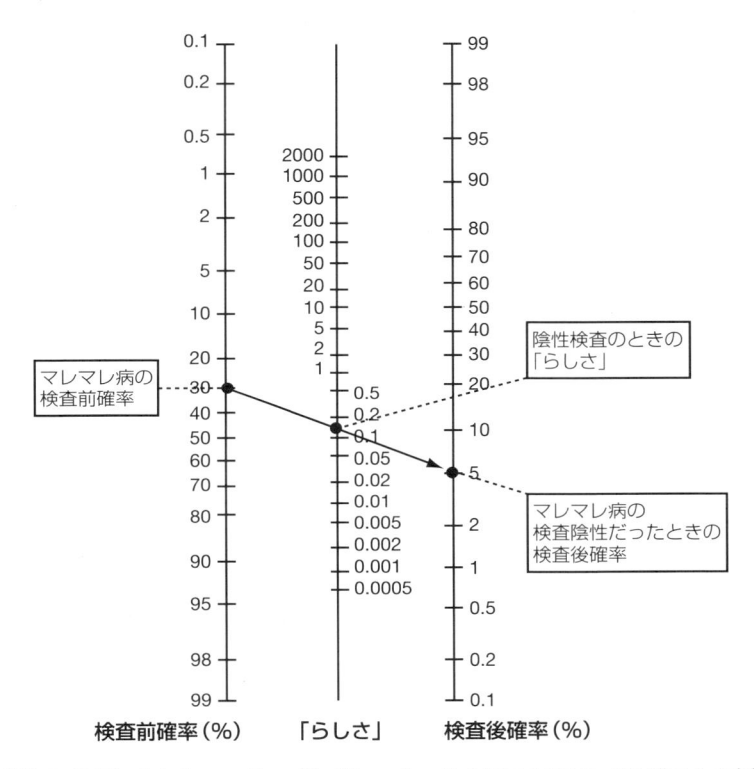

図5.2　陰性の「らしさ」（negative likelihood ratio）についてのノモグラムの例

文献を読んで「らしさ」を計算しておけば、可能性のある臨床状況を検査後、予測するのに必要な情報すべてをもっているのです。検査が有用かどうか、予測しておくことが重要です。二つの可能なシナリオは「括弧付きの」例と言えましょう。それが医療において、次の「ナラティブ」が出てくる前に存在するのです。さらに、第三の「次のステップ」がほのめかされています。検査をしないと決めることです。「患者さんに害を与えない」は重要であると繰り返したいです。臨床疫学の基本的な教えを用いれば、患者さんに有用な検査をすべて受けてもらい、ムダで有害な検査は回避できるのです。

エビデンスを使うときも、エビデンスの吟味は続く。

質の低いエビデンスを患者さんのケアに用いようとするとき、もっと詳しく「らしさ」（LR）を計算してみるのもよいかもしれません。たとえば、感度に非常に広い95％信頼区間がある場合、LRを平均値で計算し、次いで95％信頼区間の下限で計算します。この差はどのくらい臨床意思決定に違いを与えるでしょうか？　この幅が、患者さんに検査後確

率を説明するとき一所懸命にやるべきかを測る物差しになります。これももちろん、恣意的な判断です。しかし、私たちは診療医たちにエビデンスと経験に基づいた（恣意的）判断をしてもらいたいのです。結果として起きる医療の物語は医者にも患者さんにも信じられるものでなければならないのです。

私たちの施設で、医師たちが何度も検査の「陽性的中率」とか「陰性的中率」とか言うのを聞いています。私たちはこういう数字を用いません。吟味された患者さんの疾患の有病率に強く依存するからです。検査についてのほとんどの医学文献はアカデミックな三次ケアセンターで作られたものです。そこでの人口の疾患有病率はプライマリケアの診察室でみる患者さんのそれとはとても違うのです。的中率（predictive value）には制限があり、またミスリーディングでもあるのです。

診断は医療における決断である。

検査が診断をつけてくれるというのは甘い考え方です。全然間違っています。医者が診断を下すのです。医者だけが、自分たちが正しいと確信してそう宣言しています。残念ながら、彼らはある診断の確率はとても高く、それが真実だと信じていると実は言っているだけなのです。繰り返させてください。パーフェクトな検査はないのです。100%確かでなかったとしても、診断をつける必要はあります。（患者さんが信じることができる）診断なくして、医師として機能することはできないのです。

残念なことに、多くは不確かさを好みません。期待に背くのは申し訳ありませんが、不確かさが消えてなくなることはありません。医者であり、臨床判断をするしかないのです。

臨床例が語る注意を喚起する話

私たちのクリニックの一つに、ある若い女性がやってきました。右下腹部がちょっと痛いというのです。病歴をとり、診察をして、その医者は骨盤超音波をオーダーすることにしました。後になってみれば、どうしてその検査がオーダーされたのかははっきりしません。しかし、ロジックからいうと、卵巣嚢腫、あるいは卵巣嚢腫捻転、虫垂炎、子宮内膜炎などが鑑別診断にあったのでしょう。そこは研修医のためのクリニックだったので、お互いの仕事をカバーし合っていました。検査をオーダーした医師でない者が放射線科のレポートを受け取りました。そこには「異常の可能性あり。経腟エコーを提案する」とありました。経腟エコーのレポートは、「モリソン窩の異常がはっきりしない。右季肋部のエコーを勧める」とありました。忠実に検査レポートに従って、また超音波がオーダーされました。そうすると、今度は異常の可能性が胆道系にみつかったのです。CTが推奨されました。この時点で、ワークアップ自体が自己目的化し、患者さんはCT胆道膵管造影検査を受け、その後、内視鏡的逆行性胆道膵管造影検査を受けました。この検査は合併症が出やすいことで悪名が高く、この患者さんも膵臓壊死を起こしてしまい、三週間の入院を余儀なくされ、ひどい痛みに苦しみ、インスリン治療も始められました。この症例を見直

したのですが、患者さんの最初の右下腹部痛は最初の骨盤超音波の次の朝には完全になくなっていました。おそらく診断は排卵痛だったのでしょう。良性の生理学的状態です。私たちは、患者さんではなく検査レポートを治療していたのです。医者が不確かさを恐れたため、その恐れがマネジメントを動かしたのでした。誰も検査前確率を、それぞれの検査の前に考えていませんでした。各検査には医者のオーダーが必要ですが、臨床状況全体のアセスメントはありませんでした。正しい次の「検査」は患者さんと電話で話すことでした。この症例は検査の危険を教えてくれます。(1)「偶然みつかる腫瘤（incidentaloma）」をみつけ、もっと侵襲的な手技を必要としてしまう。(2) 検査が「陽性」だったことは患者さんが疾患をもつことを意味しないこと。まれな病気を探す前に、無症状の患者さんのとても低い検査前確率に誰かが気づくべきでした。考えもせずに検査をオーダーしてしまうことを、Bernard Lown は自著の「治癒の失われたアート（The Lost Art of Healing）」のなかで書いています[6]。

■ ストーリー・タイム ■

すでに述べたように、このスタイルでずっとやっていると、臨床現場で得られるシチュエーションの繰り返しが同じ意味のある質問の繰り返しになり、プロセスが予測可能になります。心臓の弁の疣贅あるいは心内膜炎の検査前確率が中等度なとき、経胸壁心エコーの検査特性はほとんど役に立ちません。検査後確率は意思決定に変化を及ぼさないであろうからです。ノモグラムを使って計算すればこれは明らかでしょう。弁膜疾患を真剣に考えているのならば、経食道エコーをする必要があるでしょう。私たちはある日病院に着き、研修医が「両方の」検査をオーダーしていました。心臓病のフェローが経胸壁エコーを要求し、研修医は経食道エコーをしたかったからです。指導医として、私たちは発狂しました。患者さんは同じような状況に何度も遭遇しており、二つの検査がどういうものかも知っていました。研修医に計算させ、両方の検査についてノモグラムに線を引かせました。経胸壁エコーは問題を解決しないことを自分で知ってもらいたかったからです。その結果、経胸壁エコーはキャンセルされました。しかし、心臓病のフェローはオーダーを書いてしまったので、患者さんは経胸壁エコーを受けてしまっていました。それは陰性でした。患者さんにどう説明すればよいのでしょう？　検査は陰性でした？　その説明は「あなたは弁に疣贅をもっていません」という説明ではありません。このような白黒はっきりするような思考を私たちは排除したいと思っています。心臓病フェローと対面し、再度経食道エコーをオーダーしてそれは陽性でした。心内膜炎の検査後確率はきわめて高くなったのです。治療も必要になったのです。研修医は喜んでいました！　こんなことが役に立つとは思っていなかったのです。マネジメントに違いをもたらしたのでした。研修医は情報をもっと注意して吟味するようになりました。医学教育のヒエラルキーのもっと上にいる人たちより。

> この物語のポイントは……研修医は診断の武勇伝を喜んでいましたが、患者さんはがっかりしていました。六週間もの点滴抗菌薬を必要としたからです。この物語をぜひ覚えておいてください*。

* 訳注——感染症医として、このエピソードには異論を差し挟まざるをえない。確かに、経食道エコー(TEE)は経胸壁エコー(TTE)に比べて心内膜炎に対する感度は高い。だから、ぼくらも TEE を一般的には優先的に推奨する。しかし、TEE が不可能な患者さんもいるし、特異度はほぼ同等(98 対 100%)なので、まずは TTE で診断して、陽性ならそれでよし、陰性なら TEE というのも「一つの戦略」である。このケースでは「たまたま」TTE が陰性であったが、もし陽性だったのなら TEE は回避でき、患者さんの苦痛は半減したかもしれないのである。TEE の不快さ(けっこう大変)や合併症(食道穿孔など)のリスクを考えると、これは価値観の問題と言える。だから、ぼくらは心内膜炎を疑ったとき、TEE にいきなり行くか、TTE が陰性なら TEE にするかは「患者さんの物語」次第だとしてケースバイケースにしている。筆者らは「患者さんの物語」と言っているわりには、この辺の事情を斟酌せず、感度・特異度(likelihood ratio ?)に固執して、その辺の事情に無関心にぼくには見える。研修医や心臓病フェローを必要以上に罵倒し、おとしめているように見える。患者さんが苦痛に思ったのは六週間の抗菌薬治療で、それはどの検査をしても同じくやってくる結論であり、研修医やフェローのせいではない。ちょっと偽善的ではないのか？、とぼくは思う。
TEE、TTE の感度・特異度については以下を参照されたい。Google Scholar で "transthoracic echo、endocarditis、specificity" で検索してトップに出ました。
Shively BK, Gurule FT, Roldan CA, Leggett JH, Schiller NB. Diagnostic value of transesophageal compared with transthoracic echocardiography in infective endocarditis. Journal of the American College of Cardiology. 1991 ; 18(2): 391-7.

情報を臨床的質問にアプライするときのナラティブな側面

方程式、数、計算がプロセスのこのステップには絡んでいます。しかし、情報を患者さんの問題にアプライしているのだと指摘しておきたいのです。もし、私たちが正しい経路にいるのなら、医者も患者さんも臨床的に決められねばならないことに気がつくでしょう。とても重要な決断で、次に患者さんが何をするかを決めるようなものなのです。「らしさ(likelihood ratio)」は「陽性」か「陰性」なので、一番よいメタファーは「路上の分岐点」でしょう。ナラティブの言葉で言うなら、これはドラマティックな瞬間で、物語のプロットが決められるときなのです。選択肢は与えられています。物語は書かれねばならず、両方の選択肢は考慮に入れねばなりません。プロセスのこの部分はどのように選択がなされるかの前に来ます。しかし、その根回しはされねばならないのです。情報を臨床的質問にアプライすることは、本章で述べたように、ある種の「予兆」となります。ともに構築するナラティブが立ち現れようとしている(emerging)のです。

私たちの臨床シナリオへの応用

上記に議論したコンセプトを患者さんにアプライするには、文献上に感度や特異度をみつける必要があります。ときには、著者らはこのような私たちが知りたい数値を提供しません。そのようなときは、2×2 表を使い、計算する必要があります。今回の場合、それは

2139ページの表4にきちんと書かれていました。

Table 4 Diagnostic Performance of 64-Slice CTCA for the Detection of ≥50% Stenosis on QCA in the Per-Patient Analysis (95% CI)

	Prevalence of Disease, %	n	TP	TN	FP	FN	Sensitivity, %	Specificity, %	PPV, %	NPV, %
Patient-based analysis	68	360	244	73	41	2	99 (98-100)	64 (55-73)	86 (82-90)	97 (94-100)
Stable angina pectoris	63	233	145	56	31	1	99 (98-100)	64 (53-74)	82 (76-88)	98 (95-100)
Non-ST-segment elevation acute coronary syndrome	79	127	99	17	10	1	99 (97-100)	63 (45-81)	91 (85-96)	94 (84-100)
Men	76	245	185	38	20	2	99 (97-100)	66 (53-78)	90 (86-94)	95 (88-100)
Women	51	115	59	35	21	0	100 (100-100)	63 (50-75)	74 (64-83)	100 (100-100)
Typical angina pectoris	70	151	104	31	15	1	99 (97-100)	67 (54-81)	87 (81-93)	97 (91-100)
Atypical angina pectoris	50	82	41	25	16	0	100 (100-100)	61 (46-76)	72 (60-84)	100 (100-100)
Unstable angina pectoris	75	77	57	13	6	1	98 (95-100)	68 (48-89)	90 (83-98)	93 (79-100)
Non-ST-segment elevated myocardial infarction	84	50	42	4	4	0	100 (100-100)	50 (15-85)	91 (83-99)	100 (100-100)

CI = confidence interval; CTCA = computed tomography coronary angiography; FN = false-negative; FP = false-positive; NPV = negative predictive value; PPV = positive predictive value; TN = true-negative; TP = true-positive; QCA = quantitative coronary angiography.

図5.3
〔Meijboon W et al. Diagnostic accuracy of 64-slice computed tomography coronary angiography: a prospective, multi-center, multi-vendor study. *Journal of the American College of Cardiology*, **52**/25: 2135-44. Copyright (2008) を、財団法人米国心臓学会 (American College of Cardiology Foundation.) の許可を得て再掲〕

Table 5 Diagnostic Performance of 64-Slice CTCA for the Detection of ≥50% Stenosis on QCA in the Per-Vessel Analysis (95% CI)

	Prevalence of Disease, %	N	TP	TN	FP	FN	Sensitivity, %	Specificity, %	PPV, %	NPV, %
Vessel-based analysis	26	1,440	354	821	245	20	95 (92-97)	77 (74-80)	59 (55-63)	98 (96-99)
Right coronary artery	39	360	132	170	50	8	94 (90-98)	77 (71-82)	73 (66-79)	96 (92-98)
Left main coronary artery	2	360	5	338	16	1	83 (50-100)	95 (93-97)	24 (8-44)	100 (99-100)
Left anterior descending coronary artery	37	360	133	126	100	1	99 (97-100)	56 (49-63)	57 (51-63)	99 (97-100)
Circumflex coronary artery	26	360	84	187	79	10	89 (83-95)	70 (65-76)	52 (45-60)	95 (92-98)

Bias-corrected 95% CIs from a bootstrap analysis are reported for the vessel analyses and the individual vessel analyses.
Abbreviations as in Table 4.

図5.4
〔Meijboon W et al. Diagnostic accuracy of 64-slice computed tomography coronary angiography: a prospective, multi-center, multi-vendor study. *Journal of the American College of Cardiology*, **52**/25: 2135-44. Copyright (2008) を、財団法人米国心臓学会 (American College of Cardiology Foundation.) の許可を得て再掲〕

私たちは表5ではなく、特に表4を選択しました。両者は図5.3と5.4に再掲されています。表4は患者ベースの分析で、表5は断片ベースの分析です。私たちの患者さんは疾患をもつ血管がないか知りたいのであり、特定の血管や複数の血管にはあまり興味はありません。彼女は疾患をもっているか否かを知りたいのです。表4と表5を比較したとき、報告された感度と特異度に違いがあることに留意してください。

著者らは上手にデザインされた研究試験と発表を徹底して書いたので、情報はみつけるのに簡単でした。64スライスCTCAの感度は50%の狭窄に対して99%〔98〜100〕であり、特異度は64%〔55〜73〕でした。〔　〕で囲まれている数は95%信頼区間です。もし、信頼区間がとても狭ければ、その数そのもの、あるいはそれに近い数を信じることが可能です。これがとても広いと、数字はあまり信頼できないものとなります。信頼区間はデータ

セットのばらつきを反映しているのです。実践的には、診療現場では私たちは単に平均を使います。最初に述べられていた数字です。

　感度と特異度がわかれば、特定のアウトカムに対する検査の「らしさ（likelihood ratio）」がわかります。データの質やデータセットのばらつきにもかかわらず、異なる分析も解釈も臨床研究の特性なのです。私たちは本当に十分に妥当な情報だけに関心があり、患者さんとの会話を作るのに役立てたいのです。このケースでは、私たちはかなり強い自信をもって、正しくリスクと利益を患者さんに提供できます。この検査を彼女が受けたいのかの選択にかかわる検査です。「私たちにはわからない」ということも可能ですが、それは研究がとても間違っていたり、私たちがレビューした研究文献の妥当性に確信がもてなかったときだけなのです。

$$\text{LR（陽性検査）} = \frac{\text{感度}}{1-\text{特異度}} = \frac{0.99}{1-0.64} = 2.75$$

$$\text{LR（陰性検査）} = \frac{1-\text{感度}}{\text{特異度}} = \frac{1-0.99}{0.64} = 0.16$$

「らしさ（likelihood ratio）」を役立てるために覚えるべき大ざっぱな数字。陽性検査〔LR（＋）〕では、10以上であるべきです。陰性検査〔LR（－）〕では、0.1以下であるべきです。陽性LRは2.75しかないので、64スライスCTCAが陽性であっても、私たちの患者さんが冠動脈疾患をもっているかの可能性はちょっとしか上がりません。しかし、陰性の「らしさ」のために、もしCTCAが陰性なら、患者さんが疾患をもっている可能性を著しく減らすでしょう。患者さんはすでにストレス・テスト陰性でした。しかし、まだ心配しており、疾患をもっていないという確信を求めているのです。したがって、この特別な検査は私たちの患者さんの懸念に応えるものと言えましょう。感度が高いというのは、そこにあれば病気をみつけるでしょう、という意味です。陰性であれば、患者さんが「血塊」をもっていないことに確信をもてます（SnOut）。この検査は陽性かもしれず、それが偽陽性かもしれないという点がリスクになります。

　ノモグラムを使うために、患者さんの冠動脈疾患の検査前確率を確立する必要が私たちにはありました。検査前確率は疾患の確率についての臨床的判断です。そのときの事前の臨床情報込みで特定の患者さんに対して判断されます。このような情報は次の表にまとめてあります。事前のストレス・テストなしでは、彼女のリスクは中等度から高度であり、確率（つまり数）ではだいたい50％でした。この確率は患者さんのリスクと病歴に対する私たちのアセスメントをもとにしたものです。これは私たちの臨床的な意見です。異論もあるかもしれません。しかし、患者さんはすでに陰性のストレス心エコー結果でした。アセスメントに大きな影響を与えます。そこで、私たちは検査前確率を20％と調整しまし

この症例における検査前確率を確立する。

表 5.3 私たちの患者さんの心疾患リスク。検査前確率を見積もるためのもの

リスク因子	データ	相対的リスクのアセスメント
年齢（＞55）	58歳	↑
性別	女性	↓
家族歴	あり	↑↑↑
喫煙	あり	↑↑↑
高血圧	あり	↑↑
脂質異常	あり	↑↑
糖尿病	なし	↓↓
痛みの性質	胸部で鋭い	↔
放散痛	肩にあり	↑
随伴症状	労作時呼吸苦	↑↑
既知の冠動脈疾患	なし	↓
過去の検査	ストレス・エコーは陰性	↓↓↓↓

「らしさ」のノモグラムを使う。

このプロセスの有用性は、診療医が検査結果の意味するところ、意味する可能性を検査結果が陽性であれ陰性であれ予測できることです。図5.5では、検査前確率 20%であり、もし、64スライスCTCAが陽性なら、患者さんの検査後確率は40%です。同様に、もし検査が陰性なら、検査後確率はおよそ0.4%。図5.6に示したとおりです。次のステップは、これを患者さんとの会話に取り込み、検査を受けるかどうか決めるのを手助けすることです。

完全なる臨床医

私たちの施設では、CT冠動脈造影検査は心臓内科医と放射線科医が一緒に読影します。私たちの患者さんは本当にどのような「血塊」をもっているかを心配しているので、このケースでは、私たちは放射線科の読影室に行って、画像を放射線科医と一緒に見てくれるよう頼むでしょう。「陰性」検査は目の前にあります。患者さんに伝えるにはかなりパワフルな物語です。「私はあなたの検査の画像を放射線科の先生と一緒に見ました、動脈は丸くてきれいでした」。比較すると、「あなたの検査は陰性でした」とは違うのです。実を言うと、放射線科医と心臓内科医は議論しており、冠動脈のプラークが「軽度」とすべきか「中等度」とすべきか論じていました。患者さんの心配について、病歴的な情報を私は提供しました。検査をオーダーした理由もです。そのとき、放射線科医はこうカルテに録音していました。「ごくわずかな軽度のプラークが左前下行枝遠位部に見える」、と。この場合、ともに構築するナラティブはコンサルタントにも及びます。そうするべきなのです。

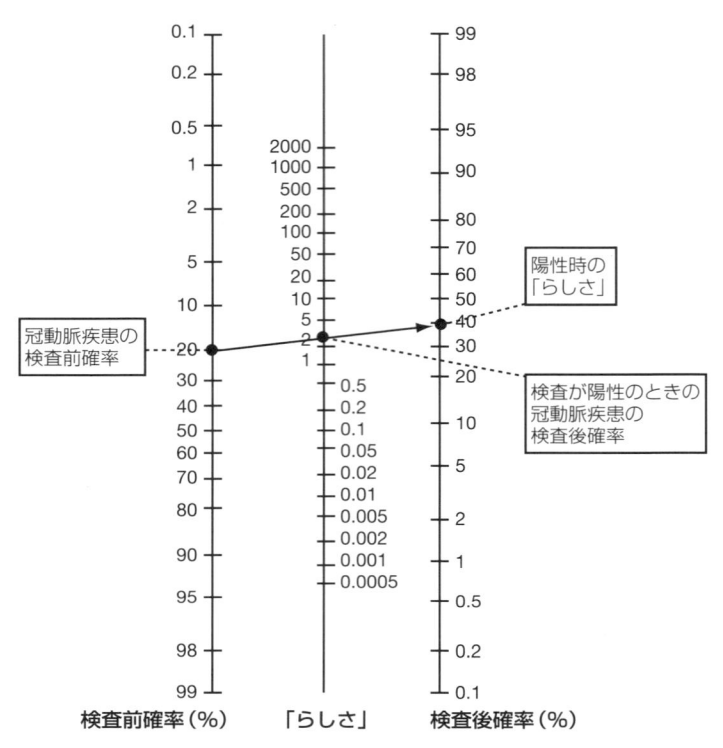

図 5.5 冠動脈疾患検査陽性のときのノモグラム

括弧付きの、条件次第の、立ち現れる、文脈依存的な医学知識

検査をオーダーする前の可能性に着目する括弧付きの性質は、私たちが陰性、陽性検査の検査後確率を見るべきだ、検査をオーダーする前にと言った時点ではっきりしています。

情報の条件次第なところは、検査前確率の見積もりに例示されています。つまり、患者さんとのケアのプロセスにおいて、確率が付与されねばならないということです。検査がオーダーされたときの患者さんについての既知の情報が問題になります。検査がオーダーされたときの正確な状況が説明されなければなりません。その他の情報すべてと状況の変化は検査前確率を変えてしまうのです。

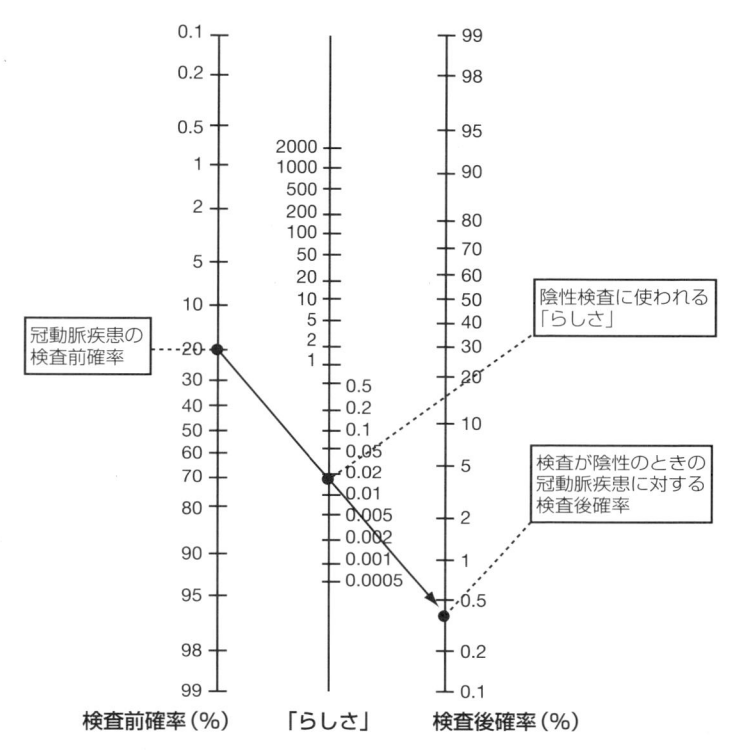

図 5.6　冠動脈疾患陰性検査のときのノモグラム

　プロセスの立ち現れるような (emergent) 性質はケアの時間的性質に言及しています。ストーリー・タイムに記録された例では、このプロセスを使って診断は立ち現れました。「エキスパートの意見」というプロセスを使わず、です。経胸壁エコーは臨床的な質問へのエビデンスをアプライするには不十分と知ることで、異なる、別の検査が使われたのです。付随する合併症を考慮しつつ、二つの全く異なる行動計画を必要とする二つの異なるシナリオにおいて、何が立ち現れるのかに注意する必要があります。

　情報をアプライするうえでの文脈依存的な性質は、またしても検査前確率を付与することではっきりします。患者さんの特別な情報が考慮されなければならないのですが、検査前確率は目的とした疾患について既知の情報という文脈から付与されねばなりません。ある特定の状況について医学校で学んだ徴候や症状の典型像がプロセスの文脈を作るのに有用なのです。

文献

1. Ebell M. Information mastery. In: *FP Essentials, AAFP Home Study Edition No 318*. Leawood, KS: American Academy of Family Physicians; 2005
2. Lensing AWA, Doris CI, McGrath FP, *et al*. A comparison of compression ultrasound with color Doppler ultrasound for the diagnosis of symptomless postoperative deep vein thrombosis. *Archives of Internal Medicine*. 1997; **157**(7): 765–8.
3. Stein P, Fowler S, Goodman L, *et al*. Multidetector computed tomography for acute pulmonary embolism. *New England Journal of Medicine*. 2006; **354**: 2317–27.
4. Reid MC, Lane DA, Feinstein AR. Academic calculations versus clinical judgements: practicing physicians' use of quantitative measures of test accuracy. *American Journal of Medicine*. 1998; **104**(4): 374–80.
5. Fagan T. Nomogram for Bayes's Theorem. *New England Journal of Medicine*. 1975; **293**(5): 297.
6. Lown B. *The Lost Art of Healing*. New York, NY: Ballantine Books; 1996.

第 6 章

意思決定のため患者さんをサポートする

> ▶ 覚えておくべきキーコンセプト
> - 医者はその専門性を示し、共有する。すべてを知っているからではない。関連する情報を素早くみつけ、分析的にそれらを操作し、診察室の患者さんに有用にするためである。
> - ナラティブとエビデンスはブレンドされ（統合され）、それは患者さんが残したナラティブのジレンマに立ち戻ることによる。さらに、その文脈にエビデンスがどうフィットするかを示すことによる。エビデンスはしたがって条件次第、文脈次第で、ナラティブのフレームワーク内にあるのである。
> - 「決定閾値」のコンセプトはナラティブやエビデンスを臨床的決断に移行するときに重要である。物語は続き、「道の分かれ目」があるのだ。

決断の学習

緒言

長い時間をかけて、患者さんの決断サポートに使うデータと情報発見について論じてきました。外来では、診察室にコンピューターがあり、患者さんに私たちのやっていることを説明します。そのため、私たちが情報にアクセスしている間、自分たちも参加しているという気分になります。患者さんは医者が「エキスパート」であることを期待しています。そこで、最新の情報を使い、研究を吟味する能力を示し、患者さんに自分の専門性を示します。それに、商業ベースのウェブサイトを使うはめになっても、患者さんにウェブ上の情報で使ってはいけないものを教えることもできます。

次のステップはケアのプロセスで一番難しい移行部です。患者さんは情報提供を望んでいることはいくつもの研究が示しているところです。医者は患者さんの欲しがっている情報量について過小評価している点も、同様です[1]。患者コミュニケーションの論文はどのようにそれを行うかについてコンセンサスを得ていません。実のところ、私たちが思うに、「単一のベストな方法」というのは存在しないです。どの患者さんも違っているので

すから。本章では、私たちがうまくやった方法をシェアしようと思いますが、文献が一貫していないように、これはあくまで私たちのお勧めというのにすぎません。

私たちは、不確実さやリスクの文献については、セクションⅡの最終章まで触れないことにしておきます。今のところ、ナラティブ・メディシンとエビデンス・ベイスド・メディシンの統合をどのように行うか、ともに構築するナラティブにするかに集中しましょう。

関係性中心のケア

患者さんが自分の言葉で物語を語ることを認めると、医者に感謝します。そういう経験はたくさんあって、驚きます。たぶん、医者への感謝は自分を発見するプロセスを後押ししてくれた、それを安全な環境で行ってくれたことに対するものなのでしょう。誰もがわかってほしいと思っているのです。このプロセスはまたしばしば、自分の臨床問題にまつわる期待、恐れ、感情を明確にするのにも役立ちます。

現在のところ、最良のケアのスタンダードはBeachとInuiが"Relationship centered care"という論文で示したものです[2]。これは患者中心のケア (patient centered care) のバージョンアップ版です。関係性中心のケアは患者さんが一人ひとり違うように、個別的なものです。したがって、医学研究に内在する不確かさやリスクを伝える最良の標準というものはないのだと思います。私たちは関係性中心のケアを、これまで説明してきた自分たちのケアのプロセスに則って行うのをやりやすいと思っています。プロセスの最後のステップはこのことをはっきりさせるでしょう。患者さんの物語という文脈のなかでリスクや不確かさの議論に入るからです。物語に、患者さんの価値に、ナラティブの要素に踏み込んでいくのです。患者さんが「ともに構築するナラティブ」を創るのを私たちは手伝います。診察室で、私たちは人生の次の一章を書いてもらうのです。物語の継続性が必要ですし、臨床情報と医者の専門性、患者さん自身の技量と情報源を混ぜ合わせることも必要です。関係性中心のケアのキモなのです。私たちは患者さんと医者の弱さを率直に認め、倫理的な側面を認め、患者さんの人生に新たな一章を加えるのです。

関係性中心のケアにエビデンスを導入する。

文献が増え、エビデンスが増え、医学におけるエビデンスが手に入りやすくなりました。問題は、どうやって関係ある情報をみつけ、それを患者さんとシェアするか、です。何年も前には、患者さんは何の問題もなく医者の決定を信頼しました。社会の求めるものは変化し、そのような気持ちはかけらほどしか残っていません。すでに述べたプロセスのフレームワークのなかで作業のやり方はお示ししましたが、私たちが勧めているものについてはほとんどエビデンスがないこともまた事実です。文献では、「意思決定の共有 (shared decision making)」という用語が用いられます。意思決定の共有はより良いケアですが、ともに構築されるナラティブには及びません。これは関係性中心のケアがほのめかしているものなのです。どこで区別されるかというと、選択のロジックとケアのロジックの違いなのです[3]。第11章でコミュニケーション・ストラテジーを紹介し、患者さんが選択す

るのを手伝いますが、本書全体の示したいところはケアのロジックです。つまり、意思決定において相互にシェアする責任なのです。ナラティブ・メディシンとエビデンス・ベイスド・メディシンの普通のツールはすでに入手可能ですが、それらが関係性中心のケアを創ることが可能なのです。それがケアのロジックの一形態なのです。このような営為は一体的に、私たちが後に治癒の社会的実践と名づけるものと関係しているのです。

ナラティブの転換（プロットのひねり）

私たちは、診察室でプロセスの最初のステップで起きるシェアと説明を紹介しようとしてきました。患者さんの注意を「ストーリーのすじ」にとどめるためで、それは医者の仕事です。ここからはエビデンスを再構築して、患者さんの病のナラティブに戻さねばなりません。堅牢な知識の共有を構築し、エビデンスの意味を患者さんの独自の懸念に運ぶのです。

　医師のなかには当惑の声をあげる者もありました。どうやって診療にエビデンスを導入するんだ、というのです。私たちにとって、それはナラティブを用いるのが最も簡単な方法で、患者さんの物語に戻り、このように言えばよいのです。「あなたがおっしゃっていた胸の痛み。思うに、一番ご心配なのは……さて、ここに新しい情報があります、これがあなたの考え、あなたがやりたいことに合致しているか見てみましょう」。エビデンス・ベイスド・メディシンを深く患者さんの物語に落とし込み、私たちはいつもデータに適切な文脈を創ることができました。どのように不確かさやリスクを患者さんに説明するか、という既知の問題を解決するのです。データをナラティブの文脈に落とし込む。理解はしやすくなり、それは患者さんが自分たちの物語を直観的に知っているからなのです。エビデンスが作られ、患者さんはそれに参加します。患者さんは、エビデンスがどのように医者と共有している自分たちの物語に関係していることを理解できます。そして、自分たちの観点から質問を作ります。医者が患者さんにわかるような情報提供をやる方法も、患者さんがわからせてくれるのです。物語によっては、50回に1回くらいはある患者さんに素晴らしく聞こえますし、他の患者さんには危険なものに響きます[4]。

　脱文脈なエビデンスは意味を失うのです。

検査の意味をオーダーする前に説明する。

前の章では、私たちが疾患の可能性を陽性検査と陰性検査の両方で計算し、それは検査をオーダーする前に行うのがよいと申しました。「道の分かれ目」についても説明しました。さぁ、患者さんに振り返ってもらいましょう。「予期しながら回顧する（anticipatory retrospection）」やり方を利用するのです。これが疾患の可能性だとわかったときにどう思いますか？　それに耐えられますか？　もし、検査がその疾患の可能性がこうだと示したとき、治療のリスクや利益を受容しようと思いますか？　そんなに不確かな状態で、ですよ。もっと検査したくなりませんか？　このような質問に対する答えは人によってまちまちでしょう。ここで、「決定閾値」の概念が出てきます。患者さんはどのくらい確信が

あれば、物語の先に進んでよいと決定してもよいのでしょうか？　会話を想定してみればよいでしょう。いろいろな方向やアウトカムを探ってみるのです。

> **■ ストーリー・タイム ■**
>
> 私が大学生だった頃、指にしこりが出来たのに気づきました。そんなものは前にはなかったのです。学生向けの健康サービスに行き、ドクターに見てもらいました。これは正常な骨だと彼は言いました。まったくそうだと私も思いました。ただ、彼は万が一の異常な骨成長の可能性もあると言いました。レントゲンを撮ろうかと私に尋ねました。私は、この先生は頭がおかしいと思いました。私でない誰かのことをしゃべっているように見えたからです。すぐにそこを飛び出しました。後になってみれば、彼が肉腫を心配していたことが理解できます。後年になって、そのしこりを再吟味してみました。これは手根骨の突起にすぎなかったのです。
>
> **この物語のポイントは……**ともに構築するナラティブに含む、不確実さへの不安と寛容に注意すべし。

患者さんが決定する手助けをするナラティブの側面

プロセスすべてはナラティブです。ともに構築されるナラティブであり、その純粋な形です。プロセスを独占することはどちら側にもできません。プロセス全部に参加者は参加し、患者さんの人生というナラティブの糸と、エビデンス・ベイスド・メディシンの貢献は今や完全に成熟しています。ここが決定の時間です。決定は一緒に行います。関係性から立ち現れる (emerge) のです。

私たちの臨床シナリオへの応用

1: ●医者● 　さて、私たちがこの前お話ししたとき、あなたは動脈に血の塊が
2: あるかどうか知りたいとおっしゃっていましたね。この前、あなたは血液の
3: 塊が出来て、予想もしないようなことが将来起きるんじゃないかと不安に
4: 思っていました。新聞の記事を見せてくれて、それは病院の機械、64スラ
5: イスCT血管造影と呼ばれるものでした。これはX線を用いる機械で、動脈
6: の形の写真を撮るのです。今、我々はこれをあなたの動脈の形を写真にする
7: X線と呼ぶことにしましょう。コンピューター・スクリーンでお見せしたも
8: のすべては十分な情報を提供しています。これを使って私たちはとても注意
9: 深くこのような検査の利益と不利益をお話しできるのです。最初に申し上げ
10: なければならないのは、人生にも医療にも、絶対とか確かなものはないとい

うことです。私たちにできることは、せいぜい現時点での良い決定をすることだけなのです。私が気を遣っているのはこのことなので、ここで十分ほどお時間を頂戴して、どの医学研究が新聞記事で書かれた機械について語っているかみつけてみたいのです。

血塊のために突然死んでしまうことをあなたは恐れています。しかし、この機械はあなたの動脈の形しか教えてくれません。あるいは、血管の壁が厚くなっているかということしか教えてくれません。これを私たちは粥状動脈硬化と呼んでいます。世間では「動脈硬化」と言っているものです。ここで図をお見せしましょう —— 医者はGoogle Imageでみつけた冠動脈疾患の病態生理の図を指差す —— さて、口を開けたパイプは、硬くなった動脈よりも直径が長いですよね。

●**患者**●　これが私が言ってた血の塊です。

●**医者**●　はい、これはコレステロールや脂肪の溜まったもので、他の細胞も一緒になって動脈の壁にくっ付いているのです。もし、この薄い壁が破れてしまい、脂肪のベトベトが血液のほうに流れてしまうと、これが塊を作ります。種類の違う塊ですが。これが突然パイプ全部に詰まると、通常は心臓発作を起こします。確認しておきたいのですが、壁が厚くなるのと、心臓発作や突然死の原因になる塊との違いがわかりますでしょうか？

●**患者**●　ええ。でも、その壁の厚みがなければ、破れて塊が出来たりはしないんでしょう？

●**医者**●　良い点に気づきましたね。でも、大事なのは、このX線はあなたの動脈の形を写真にしますが、厚みが破れたり、動脈の塊については教えてくれないんです。ただ、動脈が開いているかどうかしか教えてくれません。

●**患者**●　それこそが私が知りたいことなんです。動脈が完全にきれいかどうか知らないと安心できません。完全にきれいでなかったら、回転治療をしてもらいたいです。

●**医者**●　この前そのようなことをおっしゃっていたのを覚えていますよ。あなたが知りたいのは、詰まった動脈があるかどうかですね。このことは一緒に考えてほしいんです。最初に、検査ができることと、できないことを、あなたがちゃんと理解なさっているか確認させてください。これは動脈の形にすぎません。未来は予測できないんです。しかし、あなたがおっしゃったように、もし、あなたの動脈が完全に正常なら、安心できるでしょう。でも、もしどこかに詰まりがあったとしたらどうでしょう？　どうお考えですか？

●**患者**●　そんなことは今、考えたくありません、先生。はっきり言って、この話を先生がなさっているのを聞くと不快ですし、怖くもなります。

●**医者**●　もし、お話を後にすれば勇気が出るとおっしゃっていただけるのなら、それでもかまいません。

●**患者**●　先生を信頼しています。今は検査が塊をみつけないことを願って

51 :　　　　　いるんです。
52 :　　　●**医者**●　　　率直に申し上げて、これはとても大事な話なんです。そんなに怖
53 :　　　　　がっておいでなので、特に気をつけたいんです。あなたの動脈に問題がない
54 :　　　　　かどうか。あなたが肩の痛みについておっしゃったとき、あなたの動脈に何
55 :　　　　　かある可能性はちょっと高くなったと知りました。ですから、二年前に心臓
56 :　　　　　検査をやったとしても、今もう一度チェックしておいたほうがよいかもしれ
57 :　　　　　ません。でも、その前に、X線のリスクも理解しなければならないのです。
58 :　　　　　あなたの動脈の形を撮るX線です。こういうことを申し上げるのが私の仕
59 :　　　　　事なのです。一般的にこの検査はきわめて安全です。しかし、点滴の液にア
60 :　　　　　レルギー反応を起こす人もいます。そのときは、抗ヒスタミン薬などの薬を
61 :　　　　　投与して、あなたを注意深く観察する必要があります。検査の前後には、た
62 :　　　　　くさんの水分をとり、その液を腎臓から取り除き、その腎臓を守る必要があ
63 :　　　　　ります。ときには、腎機能が少し下がることもありますが、ほとんどの場合
64 :　　　　　は正常に戻ります。このような話はご理解いただけましたでしょうか？
65 :　　　●**患者**●　　　ええ、アレルギー反応の可能性があり、腎臓にストレスがかかる
66 :　　　　　かもしれないんですね。その腎臓の問題はどのくらいひどいんですか？
67 :　　　●**医者**●　　　あなたのような患者さんの場合は、わずかながら腎臓を悪くする
68 :　　　　　ことがあり、もっとまれなことですが、入院を必要とすることもあります。
69 :　　　　　でも、あなたのような患者さんで重症の生涯続くような問題をこの検査で受
70 :　　　　　けた方を私は存じません。同僚たちも、患者さんでこのような重症の反応を
71 :　　　　　起こしたという話をしていません。私たちはこの仕事を長くやっているの
72 :　　　　　で、とてもまれなことなんでしょう。
73 :　　　●**患者**●　　　私は知らないことのほうが、おっしゃったような合併症よりも怖
74 :　　　　　いんです。
75 :　　　●**医者**●　　　あなたは詰まった動脈があるかどうか知りたいとおっしゃってい
76 :　　　　　ます。それはわかります。でも、このような検査を安心してオーダーする前
77 :　　　　　に、別の合併症の可能性について知っておいてほしいんです。このX線は
78 :　　　　　あなたの動脈の形を写真にしますが、たくさんの放射線をあなたにもたらし
79 :　　　　　ます。X線はあなたの胸を通して動脈の写真を撮るのです。放射線曝露は乳
80 :　　　　　がんのリスクになります。私たちは毎日放射線を浴びていますが、このよう
81 :　　　　　な検査は、もっと放射線量が多いのです。
82 :　　　●**患者**●　　　あなたは私ががんになると本当に思っているのですか？
83 :　　　●**医者**●　　　最初に申し上げたように、私には未来を予想できません。決める
84 :　　　　　ことはいつも、あるリスクと別のリスクを比べることなのです。残念なが
85 :　　　　　ら、何か悪いことがあなたの健康に起きることを完全に排除することはでき
86 :　　　　　ないんです。
87 :　　　●**患者**●　　　家族の誰もがんになっていないんです。先生が本当に危ないと
88 :　　　　　思っていないのなら、私はやはり心臓の動脈について知りたいです。
89 :　　　●**医者**●　　　リスクの可能性について情報を共有できてうれしいです。情報を
90 :　　　　　共有したかったのです。あなたが私の懸念を理解し、私があなたの懸念を理

91: 解できるのですから。私が望んでいるのは、あなたにとってベストなことを
92: 一緒に決めたいのです。
93: あなたに完全に選択肢について理解していてほしいんです。私が今したいの
94: は、この検査が与える情報をどうやって使うかを話し合うことです。あなた
95: はこの検査を受けたいんですよね。
96: ●**患者**●　　はい。
97: ●**医者**●　　もし、検査が壁の厚みや血の塊をみつけたとしても、あなたの動
98: 脈が詰まっているかどうかはわからないんです。実のところ、それは五分五
99: 分の可能性なのです。もし検査が陽性なら、もっと検査をして、あなたの状
100: 況を把握するために心臓カテーテルを必要とするでしょう。心臓カテーテ
101: ルって聞いたことがありますか？
102: ●**患者**●　　ええ、ジョージが職場で一度受けました。ずっとそのことをしゃ
103: べっていましたよ。何が起こったのか一つひとつ、みんなにしゃべっていま
104: した。彼の言うには、脚の付け根に医者が穴を開け、ワイヤーを心臓まで入
105: れたんです。彼は実際、心臓が動いている画像も見ましたよ。熱いものが流
106: れているのも感じられたそうです。灯りはまぶしく、先生や看護師さんが走
107: り回っていました。がちゃがちゃしてましたが、ほんの二十分しかかからな
108: かったそうです。
109: ●**医者**●　　ええ、もし検査が陽性なら、あなたもこのような経験をして、リ
110: スクの可能性もあるのです。パンドラの箱を開けるようなものです。そのよ
111: うなリスクを進んで受け入れなければならないんです。検査のリスク、検査
112: の後に来るリスク。それでもあなたはX線検査をして、あなたの動脈の形
113: を写真に撮りたいんですか？
114: ●**患者**●　　何か、複雑ですね。私を脅かそうとしているんですか？
115: ●**医者**●　　あなたはここに来たときから怖がっていました。私が聞くに、あ
116: なたは血の塊をもっているか知りたがっているんです。この質問を言い換え
117: れば、その質問に答えるのに、あなたはどのくらいリスクを受け入れたい
118: か、ということです。この検査が魔法の検査で、何の問題もなくあなたの質
119: 問に答えてくれるとは思ってほしくないんです。この検査を受ける価値があ
120: ると本当にお考えですか？
121: ●**患者**●　　この前の診察のとき、父のことを思い出しました。そのとき、そ
122: れがとても私にとって大切なことだとわかったんです。同じことが私にも起
123: きるかどうか知る必要があるんです。そうならば、私はジェイソンと話し
124: 合って、何かしなければならないからです。お話は承りました。でも、私は
125: これまでにも怖いことはたくさん経験してきました。私は本当に知りたいん
126: です。だから、私は勇敢になればよいだけの話です。価値はあると思いま
127: す。
128: ●**医者**●　　率直に教えてくれてありがとうございます。合併症についてあれ
129: これ説明したことにも辛抱強くおつき合いくださったことにも感謝します。
130: あなたがこういうのを望んでいなかったこともわかっていますが、私の話を

131：		聞いてくださって感謝しています。私もあなたに率直でありたいのです。何
132：		が起きても一緒に乗り越えたいのです。
133：	●患者●	どういたしまして。わたしは通常こういうことに我慢できないん
134：		です。あなたは別なんです。先生を信頼していますから。
135：	●医者●	いいニュースがあります。もしこの検査が陰性なら、ストレス・
136：		テストがそうでしたが……あなたの動脈に塊がある可能性は 0.2％しかあり
137：		ません。これ以上ない低い数字です。陰性検査こそがあなたが望んでいたこ
138：		となのでしょう。そうなれば、あなたの生活にも役に立つことでしょう。
139：	●患者●	それを聞きたかったんです、先生。私のために祈っていてくださ
140：		い。検査が陰性になるようにと。私はただ、知りたいんです。
141：	●医者●	祈るだけでなく、ロウソクにも灯をともしますよ。

臨床例のナラティブな解釈

ナラティブは医者がコンピューターを使って情報にアクセスした後の短い休憩時間にやって来ます。患者さんは見ています。見ながら参加しているのです。思うに、このようなメンタルの追跡は重要なのです。

1～4行目：物語が展開し、患者さんを「出演者」として再紹介するために、医者はこの会話の始まりをこの前の診療の最後とコネクトします。患者さんが言ったことを逐一使うのです。「あなたは動脈に血の塊があるかどうか、動脈が詰まっているか知りたい」。ナラティブ的に言えば、これで物語は流れ続け、読者／患者さんは物語のすじをたどることができるようになります。次に起きる会話の前ふりにもなるのです。

4～14行目：この前の「エピソード」の終わりで、患者さんは新聞記事を手渡しました。医者は素人向けの報道で説明された話に医学的なラベルを貼りました（つまり、64スライスCT血管造影）。新聞で説明されたテクノロジーを医学化するのです。これを患者さんと医者がコンピューターで見る医学文献につなげるのです。その後、医者は会話を続けるために、なぜ医学情報が重要なのかを説明します。そして、利益と害のコンセプトを持ち出します。医学の業界用語を避けるために、患者さんがX線を受けるときの利益と害、と医者は言いました。それがあなたの動脈の形を写真にするのだと。ナラティブの流れが患者さんの体験と医学知識領域の境目を前後するのに気づきましたか。二つの世界が融合するのです。普通は両者は分けられているのです。ナラティブ・メディシンと臨床疫学は相互依存的になります。医者は人生には不確かなことがあると指摘します。

15～28行目：次の部分はまた、患者さんに塞がれた動脈がないか知りたいという思いと、医学専門用語と粥状動脈硬化のわかりやすい説明、動脈硬化とが行き来します。両者のギャップを埋めるために、医者は図を使い、会話は図の説明に移ります。口には出してい

ませんが、想定されているのは、それが患者さんの動脈かもしれないということです。患者さんはそれを悟り、「これが私が言ってた血の塊です」と言います。医者は患者さんが知らなかったコンセプトを説明することで対応します。素人にもわかる言葉で、プラークの破裂を説明するのです。患者さんの「考えのカテゴリー」にとても注意しながら、医者は破裂による閉塞と、その後の血塊の違いを説明します。

29〜37行目：患者さんはこの新しい情報を受け入れますが、プラークの破裂は、プラークがなければ起きないと結論づけます。患者さんはこの物語を自分の独特な考え方のカテゴリーに戻します。粥状動脈硬化と冠動脈疾患。そして、詰まっている、詰まっていないという二元論にするのです。ここで、医者が患者さんの物語を変えてしまい、病気について異なる考え方を押しつけるのは正しくありません。新しい方法で理解することを提案されるも拒否され、ナラティブ的には、これこそが推理小説の手がかりなので、その小説はもう先に進めません。

医者は患者さんの詰まっている／詰まっていない的考え方に反駁しません。しかし、患者さんの解釈を確認します。患者さんは言います。「それこそが私が知りたいことなんです」。ナラティブに次の章に進ませてやります。

38〜51行目：医者は次に、会話を先に進め、検査結果をどうするか話します。患者さんはそのすじには乗らないことを決めます。医者は患者さんの話を追いかけます。これはともに行う鋭意なのですが、それでも患者さんの物語なのだと理解しているのです。

52〜56行目：次の部分で、医者は自分の考えを表明します。患者さんの懸念が両者の意思決定に影響を与えてきたと言うのです。これこそがBeachとInuiの言う相互影響の意味するところなのです。患者さんはとても怖がっており、医者の考え方に影響します。冠動脈疾患の検査前確率についての考え方。患者さんの物語が医者の考え方に影響したのです。冠動脈疾患の検査前確率はわずかに上向きに修正されます。ナラティブと臨床疫学の相互依存的な性格がここで示されています。また、これはともに構築するナラティブのデモなのです。

57〜88行目：次の部分は情報提供を受けた後の同意に関係しています。患者さんは医者と情報をシェアすることに同意しますが、検査のリスクを最初の心配に沿って再解釈します。彼女はとにかく詰まった動脈があるかどうか知りたいのです。議論は放射線曝露やがんに移り、患者さんは自分の観点から同じプロセスを繰り返します。彼女の人生経験は家族によって導かれたものですが、がんのリスクは数的には解釈しません。家族の経験から解釈したのです（文脈依存的医学知識）。確固たる信念をもって彼女は、自分の最初の懸念に医者を連れ戻します。

情報提供を受けた後の同意の多くは、患者よりも医者のニーズについてです。「ともに

構築されるナラティブ」のメンバー両者がニーズを満たすのが重要なのです。医者は自分のプロフェッショナルな義務を果たした後、はっきりと患者さんに感謝します。彼のニーズを満たさせてくれたことに。可能性のある害と利益の反対側をシェアしてくれたことに。患者さんが適切にリスクを考慮したか質問がなされます。患者さんはナラティブのロジックを用いており、害とリスクの相対的な重要性を数的には判断していないのは明記しておく必要があります。

89～132行目：それから医者は検査の問題点を説明します。しかし、患者さんに心臓カテーテルの意味を理解しているかを確認します。医者は適切に、「心臓カテーテルって聞いたことがありますか？」と聞きます。先を急がず、患者さんはその手技を理解していることを、同僚の経験から証明します。医者は患者さんの決定の強さに抵抗します。本当に検査を受けたいのか尋ねます。患者さんはまたしてもナラティブを支配し、とりとめもなく会話を支配し、害と利益の議論を終わらせます。医者にはこの話がどう始まったのかを思い出させます。患者さんは医者の懸念を理解していますから、「勇敢に」なると言って答えます。医者は再び、その率直さに感謝するのです。

133～141行目：議論の間中、支配とパワーが会話で転換しています。医者が支配し、それは患者さんに取って代わられます。アクティブに聞くこと、議論は医者の、患者さんから情報提供後の同意を得る義務の話がほとんどだったこと。医者は患者さんが不満なのは承知しています。情報を得た後の同意の必要性も承知しています。患者さんが「選択のロジック」をわかってくれたことに感謝します。信頼ある関係性に「ケアのロジック」を見いだします。ここで、ナラティブの構造に転換が起きます。患者さんが再び支配し、検査を受ける最後の決断をしたのです。この時点で、医者はもうこう言うしかありません。検査が陰性なら患者さんのもともとの懸念は直接拭えるのだと。詰まった動脈はあるかどうか。内在する不確かさを理解し、医者と患者さんは祈りとロウソクへと進むのでした。

括弧付きの、条件次第の、立ち現れる、文脈依存的な医学知識

医者は「括弧付き」の条件について説明していました。検査が陽性なら、さらに検査が必要になるであろうと。このような括弧付きのアウトカムを患者さんに理解してもらう手助けするのも臨床意思決定の一つです。

　検査をオーダーする決定は立ち現れました（emerged）。患者さんと医者がお互いにニーズを満たし、相互作用を行ったからです。たとえば、医者はこういうこともできたでしょう。「検査は重要なことは何も教えてくれませんよ」。そのような反応は白衣の権威を用い、ケアのプロセスの物語を書き換えるものです。パワーバランスを関係性のなかで適切に保つために、私たちは「ケアのロジック」と「関係性中心のケア」を遵守します。このような価値を共有できないと、たとえば、権力を乱用するリスクが生じてしまいます。

医師は、いつもケアのプロセスを動かしているものが何かを自問したほうがよいでしょう。それには内省が必要になります。

　条件次第の部分は、情報提供を受けた後の同意と、医者と患者さん両者のニーズを満たすことに示されています。医者は自己開示と言えることをします（適切な範囲内で、彼は自分の懸念を共有します。それは患者さんの知る必要に基づいています）。医者も患者さんも一人ひとり違うので、参加者のニーズも一様ではありません。医学知識は共有され、議論され、話を前に進めます。それはそのときの関係性のなかに置かれているのです。

　医学知識の文脈依存的な性質は、患者さんが家族の話をして、彼女を怖がらせた話を優先させた点に示されています。彼女は血塊について知りたいのです。でも、がんのリスクは無視します。利益と害の認識は、家族の文脈によって変化したのです。

文献

1　Lipkus IM. Numeric, verbal, and visual formats of conveying health risks: suggested best practices and future recommendations. *Medical Decision Making.* 2007; **27**: 696–713.
2　Beach MC, Inui T. Relationship-centered care – a constructive reframing. *Journal of General Internal Medicine.* 2006; **21**: S3–8.
3　Mol A. *The Logic of Care: Health and the Problem of Patient Choice.* London: Routledge; 2006.
4　Mangset M. 'Two percent isn't a lot, but when it comes to death it seems quite a lot anyway': Patients' perception of risk and willingness to accept risks associated with thrombolytic drug treatment for acute stroke. *J Med Ethics.* 2009; **35**(42).

パートII

治療における ナラティブのジレンマに対する ケアのプロセス

第 7 章

患者さんの懸念を理解するために十分な情報を得る

> ▶ 覚えておくべきキーコンセプト
> - 「私の経験している症状や感覚はなぜ起きているのか？」と「それにどう対応すればよいのか？」には、当然のナラティブな結びつきがある。
> - 患者さんを「コンプライアンスが悪い」とラベル付けするのはナラティブの失敗だと我々は考える。
> - 強い共感は複雑な認知の、社会文化的な現象で、ナラティブに必須である。患者さんの感情を理解し、私たち自身の感情を理解し、両者がどう相互作用するかを理解する。それが物語を語り、聞くのに必要なのである。
> - 治療についての質問に答えるプロセスは、診断についての質問のときと同じであるべきだ。プロセスは六つのＡにまとめられる。プロセスのそれぞれのステップでは、異なるポイントや方法がある。しかし、患者さんの物語によって作られる基本的な順番、その原則に則って堅牢に作られた構造は同じである。方法論の違いは、本書の後半で指摘する。
> - 治療の選択肢の幅を調べ、患者さんが考えるであろう順番に「あらかじめソートしておく」と役に立つことがある。これは一時に一つの質問、一つの治療にしか使えない。だから、「あらかじめソートして」おけば効率が良いのである。
> - 治療が役に立つためには、それが役に立つという信念が必要である。プラセボは有用な治療なのである。医者が患者さんと会話する方法も重要で、Michael Balint によれば、それはどの「薬」にも匹敵するのである。

患者さんの懸念を理解する方法を学ぶ。

緒言

医者が患者さんの抽象的な理性を吟味したいとき、ことわざを解釈させます。たとえば、「『ガラスの家に住んでいる人は石を投げるべきではない』とはどういう意味ですか？」。もし患者さんが、石はガラスよりも硬く、ガラスが壊れてしまうと言ったなら、患者さんは抽象的な文章の意味がわからないと解釈できます。この文章は、自分の欠点に気づか

ず、他人を責める愚を説いているのです（人を呪わば穴二つ）。簡単な思考の実験として、患者さんが、複雑で多層的な物語を話していると考えましょう。医者にその意味するところを尋ねたとしましょう。もし、医者が「それはあなたがSLEだからです」と言ったとしたら、患者さんは、医者が抽象的な、社会的な物語の意味を理解できないと考えるかもしれないでしょう。医者の精神レベルは低いと判断しないでしょうか？

　ここでは、私たちはより深く、どのように人々が他者を理解しているかを吟味します。そうすることで、医者が「患者さんの懸念を理解すること」の意味をよりよく理解できるからです。

コンプライアンスが悪い。アドヒアランスが悪い。

患者さんのマネジメントが難しかったり、難しそうに見えたとき、医者のなかにはイライラして、患者さんは「コンプライアンスが悪い」と言います。そうすると、すぐに患者さんを「悪い」というカテゴリーに入れてしまいます。Talcott Parsonsのルールの一つを破ってしまったからでしょう。彼は「病人の役割」を定義しました。患者さんはプロのアドバイスを求めるべきで、そのアドバイスに従い、回復し、病人の役割などという社会的義務に縛られない社会に復帰するものだと[1]。このコンセプトは医療の世界で生きています。医者と患者の間で社会が期待するものを作っているのです。これはまた、パワーのヒエラルキーを再構築します。そこでは医者が患者さんに、こう「しなければならない」と言うのです。私たちが使ってきた言葉では、ともに構築されるナラティブは医者や患者さんの異なる経験を許容します。そこでは安全な枠組みがあり、すべては物語の一部になるのです。見方が異なるからといって、衝突や苦痛が患者さんに起きるわけではありません。物語のなかに吸収されてしまうからです。私たちの経験では、「コンプライアンスが悪い」物語はいつも終わりは悲惨です。私たちはそれをナラティブの失敗と考えています。医者は患者さんの懸念を本当に理解したいとき、患者さんの物語を理解する必要があります。そこで、質問は「この前お話したとき、新しい薬を始めることにあなたは同意しました。その後、何が起こったか教えてください。何を考えているのかも。どうして薬が飲めなかったのか理解したいのです」。ナラティブなアプローチでは、いつでも何かが起きたとき、起きなかったときには理由があると推測します。もし、医者が裁判官のようでなければ、理解しようとすれば、患者さんは普通、理由を説明しようとしてくれます。アドヒアランスが悪いというのは、治療プランに対する患者さんの反応です。医者に対する患者さんの反応ではありません。医者はしばしばアドヒアランスの悪さを不快に思います（不快に思っていないような振りをしていても）。このように脅かされると、医者は階級を持ち出し、「自分は格上なんだ」という態度をとり、患者さんにコンプライアンスが悪いというレッテルを貼るのです。治療に同意をしてもそれが実践されなかったとき、いつも医者と患者さんにはなすべきナラティブな仕事があるのです。

エンパシー（empathy）

Platt 夫妻は、簡潔かつうまくまとめられた論文において、コンプライアンスが悪い、から、認知・社会的な転換をして、「エンパシー」を用いてアドヒアランスが悪いとすることを示しました。その論文のタイトルは、「エンパシー、ミラクルか、あるいは無か（Empathy：a miracle or nothing at all?）」[2]でした。そこでは、看護師が、患者さんが夕刻のインスリンを拒否していることを報告します。看護師としてはフラストレーションが溜まります。次の日、医者は患者さんと三分間会話を交わします。患者さんと妻から低血糖反応の物語が提供されます。医者は彼らとナラティブなやり方で話をします。私たちが「エンパシーを使った踏み石」と呼ぶものです。Carl Rogers が言うように、単に患者さんが言ったことを繰り返すだけなのです。あるいは静かに待ち、聞き耳を立てるのです。このような「物語を聞くこと」で患者さんは時間と空間を得ることができ、物語をさらに説明できるようになります（医者が話の腰を折り、患者さんを物語から離してしまっているのです）。患者さんは医者が聞いていればわかりますし、安全を感じて感情を共有します。「ひどい。起きると汗をかいていて混乱している……もう起きることはないかもしれない」。医者は物語のドラマティックなクライマックスに気がつかねばなりません。感情がそれを伝えているのです。「とても怖い」という答えに気を配るのです。感情を指摘すること（エンパシー）で、患者さんはすぐに医者が病の経験の物語を理解しているとわかります。そうして初めて、インスリンのマネジメントプランに同意するのです。医者は部屋を出るとき、何が起こったのかインターンに尋ねます。朝の話し合いを見ていたインターンは言いました。「別に。患者さんの気が変わったんですね」。インターンの言っていることは、患者さんに「石はガラスよりも硬いので、ガラスは壊れます」と言うようなもので、医者という役割を演じるには抽象的な思考がありません。ナラティブにおける無能を示しているのです。看護師は言いました。「奇跡だ」と。実際、これは物語を語る者とどのように物語を聞くか知っている医者の示したことなのです。奇跡というわけではありません。医療がうまく行われただけなのです。

Platt 夫妻は Coulehan と Block を引用しています[2]。「エンパシーのある医師は、科学的な医師でもある。理解するとは客観性の根本だからである」。ナラティブにおける科学は文章によって示される。このことは重要です。エンパシーは社会的な営みであり、心を込めた世界での効果的なコミュニケーションを例証します。感情は一種の認知です。それが社会的振る舞いに影響するのです。だから、私たちは内省をとても強調します。自分の感情と患者さんの感情を混乱させることが多いからです。転移と逆転移のプロセスはどこにでもあります。それを認めようとするか否かにかかわらず、です。理解を示す感情は必要なスキルで、医学においてナラティブを使えるようにします。感情は物語のドラマティックな瞬間を作ります。感情を理解することなしに、物語を理解することはできません。ナラティブ・メディスンの実践も不可能です。

医者が患者さんの感情の痛みをあまり経験しないように、と配慮するような医療文化が

あります。苦悩、死、病と対峙するための生存技術とも言えます。医療実践のうえで、おそらくはよくない文化だと思います[3]。エンパシーはしばしば、「患者さんの痛みを感じる」ことと混同されています。全然違います。エンパシーは患者さんの痛みを理解することなのです。このような患者さんの内的な経験にアプローチすることを許されたら、私たちはもっと素早くナラティブのジレンマにたどり着き、エンパシーのこもった言及としてまとめることができるでしょう。医療で燃え尽きないため本当に守ってくれるのは、内省と医者が自分の感情を経験できることなのです。

ナラティブにおける科学

本書を通じて、私たちはナラティブが科学的でないとか、科学が「真実」への道のりであるといった障壁やステレオタイプを廃そうと思っています。エンパシーがナラティブに重要であるという理由は「精神の理論」によっています。多くの領域にこのことは知られています。Michael Tomaselloは簡潔な説明をしています[4]。彼によると、人は、他者を意図と目的をもつ者で、自分と似たような精神生活を共有するとみなしています。人は世界をこのように理解し、一人の人間はある状況における他者の感じるやり方は理解でき、彼らの行い（や考え）をそのやり方で予測できるというのです。このような簡潔な仮説に内包されているのがナラティブの枠組みです。物語は私たちの共有する認知能力と文化的創造の作る人工物です。Tomaselloの第二の仮説は、人が「ともに注意（joint attention）」できるというものです。私たちの例では、患者さんと医者は物語に集中し、ともにその経験を行うことができるのです。このような二つの基本的な能力により、文化的な物語と理解の共有ができるのです。

　さて、ナラティブのサイエンスに戻りましょう。脳科学者たちは認知科学者がすでに示したものを再発見しました。人間には「ミラーニューロン」というものがあります。人々が他者の気持ちを理解でき、ある状況で他者がどのように反応するか予想できるのはこのためです。「プレモーター・ミラーニューロン領域……以前は運動認識に関係していると思われていたのですが、実際には他者の意図を理解することに関与しているのです」[5]。この生物化学と社会科学がともに集まるところは、本書の基本的な前提となっています。知るやり方は複数あり、それぞれに必要ですが、単独では十分なものではありません。おそらくは知ることの異なるやり方の数々は、その背後にある、これら二つの認識論に代表されるメタ言語を用いて統合できるのです。最後の文章は長いですが、簡単に言えば、私たちは、医者たちに最大のヒューマニティーを駆使し、それをケアのプロセスに使ってほしいと思っています。そうしたいと願い、安全に実践すれば医者は「癒し手」になるのです。

ナラティブ・メディシンとエビデンス・ベイスド・メディシン統合のプロセス全体をレビューする。

緒言に書いたように、ケアのプロセスは六つのAからなっています。(1) 得よ（Acquire）

——患者さんの懸念を理解するのに十分情報を。(2) **尋ねよ**（Ask）—— 臨床的に関連ある質問を。(3) **アクセスせよ**（Access）—— その臨床的に関連ある質問に答えてくれるような情報を。(4) **アセスせよ**（Assess）—— 情報の質を。(5) **アプライせよ**（Apply）—— 臨床上の疑問に、その情報を。(6) **手伝え**（Assist）—— 患者さんの意思決定を。これは検査、治療の決定両方に使えます。患者さんとの上記の会話は検査の情報を共有することを含んでいました。これも「ともに構築するナラティブ」において重要なパートを占めています。しかしまた、これは患者さんの心配を理解する最初のステップでもあります。情報にどう反応したらよいか、特に治療は必要なのかどうか、といった心配です。そのためには害と利益の議論が必要です。私たちはまた同じプロセスで、患者さん特有な懸念に合わせて医学文献をみつけ、吟味し、適応します。念のために、同じケアのプロセスを繰り返し説明しておきましょう。ただ、ここでは治療に着目します。前は検査でしたね。本書の二つのセクションは一つの継続する患者さんとの会話でつながっています。メインテーマを強調するためです。どの患者さんを診療しても最初と最後は意味のある会話があります。時間が経つにつれ、それは進化していきます。物語は関係性のうちにあるのです。

ナラティブの糸に従う。

患者さんが受けたい治療を自分で決めてしてもらうことが重要です。医者が治療を比較しようとするとうまくいきません。医者がやるのであれば、最初から検討している治療について六つのステップすべてを踏む必要があります。ひとときに二つ以上やろうとすると混乱します。情報をたくさん、あら探ししなければなりません。二つ以上の質問を検討するならなおさらです。決定に緊急性があり、ひとときに、あるいは受診日に情報集めが終わらないこともあります。ナラティブには構造があることには要注意です。物語がどんなに複雑になっても、物語の構造を分析できなければならないのです。

患者さんの懸念を理解するためのナラティブの基本

患者さんはときに、単に自分の体に何が起きているか知りたいだけです。診断を知ることだけでは危険はなく、また患者さんを十分に満足させ、ナラティブのジレンマを解決することもあります。ときには、ささいなコスメティックな問題が大きな苦痛を起こしていることもあります。ときに、診断と治療は関係しています（私たちのケース・シナリオがそうでした）。患者さんに物語を主導してもらわなければいけません。深いところまで聞き入らねばならないこともあります。やっているうちに、私たちは患者さんの懸念の幅が診断から治療のどのくらいにあるのかわかるようになります。患者さんが懸念を持ち出したとき、治療に乗っかろうと（adherent）する十分なモチベーションはあるはずです。患者さんを助けるべく、ともに構築するナラティブをつくるのです。そうすれば、自然に「買い付け」が完了し、アドヒアランスは増すのです。患者さんは自分たちが物語を、自ら脚本に参加した物語を演じることを感じています。この意図と信念が進歩し、治療にプラセボ効果をもたらし、治療効果に加算されるのです[6]。患者さんに役に立つものは何でも歓

迎しようではないですか。

> ■ **ストーリー・タイム** ■
>
> ある患者さんが相談事の「買い物リスト」を持って来ました。どれもささいな問題ばかりでした。患者さんは最近の血糖値と血圧、専門医たちの報告書を共有したかったのでした。リストの最後にあったのは、ちょっとした上腕三頭筋付近の痛みでした。病歴上も診察上も問題ありませんでした。経験的には、単に筋骨格系の痛みですよ、で納得してくれそうにありませんでした。ほとんどの患者さんではそれでOKなのですが、口に出されない感情がそこにはありました。そこで言いました。「腕のことをとても不安に思っていますね。今日レントゲンを撮るべきかどうか考えてみましょう」。患者さんは答えました。「そう言ってくださってうれしいです。バカみたいだと思われるかもしれませんが、腕に肉腫があるんじゃないかと心配なんです」。
>
> **この物語のポイントは……**感情が即座にナラティブのジレンマを暴き出します。それがマネジメントも変えるのです。

私たちの臨床シナリオへの応用

1: ●医者● スミスさん、こんにちは。お加減、いかがですか？
2: ●患者● こないだお電話いただいて、検査が正常だと教えていただいてか
3: ら、絶好調です。
4: ●医者● しかし、少しお時間をいただいて検査の結果の意味をご理解いた
5: だく必要があると思います。どうお考えか教えてください。
6: ●患者● 検査が行われてとてもうれしいです。先生がリスクを全部説明さ
7: れたとき、私はこの検査が心底必要だったのがわかりました。検査が陰性
8: で、なんの問題もなかったので大喜びでした。今は人生やっていけそうな気
9: がしています。
10: ●医者● 最初に私が申し上げたことを覚えていますか？　二つの異なる問
11: 題があるんです。一番の問題は、血の塊があるかどうかでしたが、もう一
12: つ、ジェイソンとの問題があります。そちらはどうですか？
13: ●患者● 私は父に起きたことをずっと考えてきました。何かが起きる可能
14: 性におびえていたんです。それが記憶に大きな影響を与えたんです。言った
15: でしょう、父はとても頼りにしていたんです。私が仕事のときは赤ん坊の面
16: 倒を見てもらっていますし、彼がいなければ人生やっていけません。でも今
17: は、思うに彼も完璧ではなかったんです。彼を必要とするときもありました
18: が、そういうときバーに行っていたりしました。いろいろ言い訳を考えたり
19: しました。そうすれば彼も奥さんが亡くなったことを何とかできると思った

20: んです。私は自分のお母さんを知りません。ですから、それはたいしたこと
21: ではないように思えるんです。でも、彼にとってはそれは同じではないんで
22: すね。彼にとってはそれはとてもつらいことだったんです。だから、私は言
23: い訳しました。彼が死んだとき、言い訳できませんでした。私はひとりぼっ
24: ちになったのです。変な話ですが、私はお母さんがいないのを寂しく思った
25: ことがないんです。彼が死んだその日までは。ひとりぼっちになる感覚なん
26: です。私がこれからどうやって生きていけるのかわからないんです。
27: ●医者● それは本当に大変でしたね。
28: ●患者● 最初の数年はどうやったのかわかりません。そのときのことは、
29: 実をいうとあまり覚えていないんです。でも、仕事は続けていましたし、子育
30: てもしました。フットボール・チームにいたんですが、私は試合を観ること
31: ができませんでした。それでも、夜は一緒に今日あった出来事を話し合いまし
32: た。試合が観れたらよかったのにと思いました。でも、息子は私が仕事を二
33: つも持っていることを理解せねばならないのです。
34: ●医者● あなたは息子さんが子どもでいる自由をお与えになったみたいで
35: すね。もちろん、それは素晴らしい贈り物です。
36: ●患者● 私が受け取れなかった贈り物です。母が早くに亡くなって、父は
37: それを寂しがっていました。私を育ててくれました。今となっては、私は子
38: どものときから大きな責任を背負っていたのですね。父が亡くなったとき、
39: 私はそれがとてもつらいことだと感じました。やっと、失ったのが父だけで
40: なかったのがわかったからです。母をもつ機会を失い、ある意味、私は子
41: どもになる機会も失ったのです。誤解しないでください。でも、検査が正常で
42: 私の動脈がきれいだとわかり、私は父に怒りを覚えているんです。
43: ●医者● 親が子どもに行う犠牲と贈り物について、お話しされました。思
44: うに、あなたも自分に素晴らしい贈り物をしたんじゃないでしょうか。
45: ●患者● どういう意味ですか？
46: ●医者● あなたはお父さんに怒りを覚えることを自分に許してきませんで
47: した。でも、心臓の問題への恐怖と直面して、遂に両親を失う悲しみの一部
48: を表現することができるようになったのです。このような感情を受け止め
49: て、あなた自身の一部も取り戻したように思いますよ。今後、このようなお
50: 話がもっとできるとよいと思います。そうすればあなたの経験ももっと理解
51: できますから。
52: ●患者● おわかりいただけましたか、先生。では、これでおいとましま
53: す。
54: ●医者● ちょっと待ってください。心臓に塊がないはないことは確認しま
55: した。でも、あなたはまだ若いんです。コレステロールの薬の話は覚えてい
56: ますか？
57: ●患者● もうやめてください。私は化学物質を体に入れたくないのです。
58: ●医者● では、ほかに何が欲しいのです？
59: ●患者● また私をだまそうというの？

60： ●医者● どういう意味ですか？
61： ●患者● この前の検査から、私の体の化学物質についてはお話ししまし
62： た。検査結果が出る前にも、私はタバコはもうやめると約束しました。
63： ●医者● どうなりました？
64： ●患者● ご存知でしょう。この４年間、タバコを吸ったら検査は正常じゃ
65： なくなるかと思っていました。お金もたくさん節約できました。孫にももの
66： を買えました。血圧の薬も同じですよ。飲むべきなんでしょうが、先送りに
67： してるんです。
68： ●医者● 大きな心臓検査を終えたので、もう一度考え直すいい機会だと思
69： います。動脈の壁が割れてしまう話を覚えていますか？ 急に血の塊を作る
70： んですよ。
71： ●患者● はい。
72： ●医者● だからアスピリンも飲んでいるんですよ。万一のときは、アスピ
73： リンが完全な塊を動脈に作るのを妨げてくれるんです。コレステロールの薬
74： も動脈の裏打ちを「強く」してくれます。壊れにくくなるんです。予想しが
75： たく、悲惨な結果になりかねない問題の予防はまだお話すべきなんです。
76： ●患者● コレステロールの薬がそんなことを本当にしてくれると思うんで
77： すか？
78： ●医者● 医学文献を探して何をみつけられるか確かめてみましょう。

臨床ケースのナラティブな解釈

インタビューは挨拶から始まり、これが継続する関係性を再確認します。ナラティブの言葉で言えば、始まり、中程、終わりについても考えるのです。エピソードのどの章にも始まり、中程、終わりがあります。患者さんの人生には、この時点では始まりと中程しかありません。ともに構築するナラティブの話は、いくつもの相容れない、可能性のある終わりについて話し合います。ナラティブ・メディシンはしたがって、括弧付きの終わりに対応するのです。

2〜9行目：挨拶の後、患者さんはこう言います。「絶好調です」。検査が正常だったからです。医師はそこに、おそらくは因果関係を見いだします。「絶好調」という感情と検査が正常だったという事実。医者の反応は患者さんに隠れた意味を「開示すること」でした。そして、検査の結果を理解することが大事だと思う、と言います。患者さんにも参加を促します。患者さんは反射的に、自分の懸念、「知る必要」を満たします。そしてナラティブを前に動かし、人生もやっていけそうだと言うのです。

10〜27行目：医者はまた、最初の対話を振り返ります。複数の問題が扱われ、患者さんの息子、ジェイソンとの困難という小プロットを促します。そこからさらに振り返りが行われ、ナラティブ的にはフラッシュバックになります。物語の「枠組み」を広げていくの

です。患者さんは回想します。父親のことを。胸が一杯になりますが、父親との関係性の全体像を思い出しもします。医学的には、このような作用は否定から始まります。ナラティブな意味では、これをプロットの発展と呼んでもよいでしょう。プロットのひねりが起きます。患者さんはこう言います。「……私はお母さんがいないのを寂しく思ったことがないんです。父が死んだその日までは」。プロットは深まります。患者さんは生きることについて実存的な恐怖を持ち出し、医者はエンパシーのこもったコメントでそれに応じたのですから。患者さんは物語を、息子を育てる物語を継続できたのです。医者は次に、しゃべる人の役割を引き受け、患者さんの伝えた驚くべき新事実を解釈します。そこに価値観を付与します。それが「素晴らしい贈り物」です。ナラティブの倫理的、道徳的文脈がここで明らかになります。

28〜42行目：物語のすじをそのままなぞって、患者さんはプロットを先に進め、悲しみの問題、母親との関係性の欠如の問題に進み、メタファーとして、自分の失われた子ども時代と自分の息子ジェイソンを育てる小プロットを結びつけます。また、彼女はナラティブの二つの糸を一緒にまとめ、このように言います。「……検査が正常で私の動脈がきれいだとわかり、私は父に怒りを覚えているんです」。ナラティブ・メディシンのパワーがここに示されており、患者さんの人生の物語に一貫性を作り出す彼女の能力にそれが示されています。冠動脈と、父親（母親）との関係が連結されているのです。

43〜57行目：医者は解釈する時間です。患者さんは彼に「緊張」を説明するよう求めます。患者さんに物語を語らせ、患者さんのために物語を作り上げることは、ともに構築するナラティブにおいてはいつも緊張の一部なのです。社会的関係性には権力の不均等があるため、医者はものすごく気を遣って解釈しなければなりません。ただ考えているだけでなく、診療にそれを持ち出す場合はなおさらです。この文章では、医者は簡単に患者さんの物語の一部分を用い、関係性の文脈において、これを患者さんに返します。彼は口に出してナラティブの治癒の力を認めます。「このような感情を受け止めて、あなた自身の一部も取り戻したように思いますよ」。医者はそうして患者さんに先を促します。

52〜78行目：患者さんは閉塞感を覚え、このセッションを終わらせようとします。医者は語り部の一人として、患者さんにコレステロールの薬について話し合う必要を思い出させます。会話によって並行するプロセスが始まり、以前の患者さんの生活、たとえば、脂質を下げる薬、喫煙、高血圧管理について話が始まります。医者はここで、「ナラティブのひねり」を作ります。ドラマは高まりをみせ、それは冠動脈のプラーク検査に反映されています。医者はナラティブを前に進めます。コレステロールを下げる薬の話をナラティブな形、「願望」を用い、「予想しがたく、悲惨な結果になりかねない問題の予防はまだお話すべきなんです」と言います。これがもともとのナラティブのジレンマだったことに留意してください。最初の診療で患者さんにこのテーマをみつけるよう手助けしていたので

した。彼女は尋ねます。「コレステロールの薬がそんなことを本当にしてくれると思うんですか？」。そして、物語は続きます。医学文献への冒険に戻るのです。

括弧付きの、立ち現れる、条件次第の、文脈依存的な医学知識

この患者さんの物語のより大きな枠組みを吟味するに、患者さんの高コレステロール血症の治療に薬物治療を用いる可能性は、過去にも言及されていました。しかし、それは正しいときとシチュエーション次第ということで条件が付けられていました。診療時もそのように語られています。過去には実践されてはいませんでしたが、議論の括弧つきの性質が今回の受診で示されたように、将来のアクションにつながる可能性をもたらしています。

医学知識の立ち現れる性質は医者が次のように言ったときに示されました。「医学文献を探して何をみつけられるか確かめてみましょう」。研究の情報を冠動脈疾患について検査してしまい、対話で感情的な発見が同時に起こったという新しいシチュエーションを得て、それに研究情報を適用させ、薬物治療の可能性が可能性のあるプランとして立ち現れたのです。

さて、治療はナラティブという条件次第です。患者さんと医師がともに構築したナラティブです。研究データはこの状況、このときにしか使えません。異なる状況においては、同じ研究データも異なる意味をもつのです。

医学知識の文脈は、なぜその研究が最初に行われたのかを、どんな人気のある文化が患者さんに「高コレステロール」や心疾患について情報提供したのか、代替治療について、患者さんが食事コントロールにどれだけ信頼を置いていたか、あるいはそのコレステロールと心疾患の関係について認識しています。患者さんの「化学物質」についての、自然物についての価値も文脈のなかにあります。その文脈のなかで、患者さんと医者、両者によって知識は解釈されるのです。

文献

1. Parsons T. *The Social System*. London: Routledge; 1991 [1951].
2. Platt FW, Platt CM. Empathy: a miracle or nothing at all? *Journal of Clinical Outcomes Management*. 1998; **5**(2): 30-3.
3. Engel JD, Zarconi J, Pethtel LL, *et al. Narrative in Healthcare: Healing Patients, Practitioners, Profession, and Community*. Oxford: Radcliffe Publishing, Ltd; 2008.
4. Tomaello M. *The Cultural Origins of Human Cognition*. Cambridge: Harvard University Press; 1999.
5. Iacoboni M, Moinar-Szakacs I, Gallese V, *et al*. Grasping the intentions of others with one's own mirror neuron system. *PLoS Biology*. 2005; **3**(3): 379.
6. Moerman D. *Meaning, Medicine and the 'Placebo effect'*. Cambridge: Cambridge University Press; 2002.

第8章

患者さんの懸念に合わせて臨床的に適切な質問を尋ねる

> ▶ **覚えておくべきキーコンセプト**
> - アクティブに聞くことで「感情が乗っかった」内容をみつけることができる。ナラティブのジレンマにそれが深く関係していることが多い。
> - 患者さんはときに特別な健康観をもっている。私たちは通常、それを尊重し、対立しない。それがナラティブのやり方だ。
> - 一時に答えることのできる質問は一つだけだ。二つの異なる治療を吟味したいのなら、同じプロセスを全部繰り返す必要がある。
> - 臨床的に意味のある質問の構成には、私たちはPICOを用いる。研究対象の患者背景を自分たちの患者さんにマッチさせ、患者さんの物語に関係しているようにする。

臨床的質問を問うことを学ぶ。

患者さんの懸念を意味のある臨床的質問に変えることのまとめ

アクティブに聞くことがとにかく必要です。ナラティブのジレンマはしばしばとても感情的な文脈に埋め込まれているのです。たとえば、もし、ある患者さんが「心配」、「不安」、あるいは「ストレス」という単語を使っていれば、そこに隠されたプロットやドラマティックな瞬間を探します。何について心配なのか？　何が脅かされているのか？　患者さんはそれが起きることにどう思っているのか？　その後、何が起きる（次のエピソード）と患者さんは心配しているのか？　こういう質問は重要で、医学文献は、検査や治療だけではなく、ターゲットとなる問題に対して読まれなければならないからです。ある一つの治療はけいれんに、あるいは末梢ニューロパチーに用いられるかもしれません。しかし、エビデンスと私たちの使い方はかなり差があるのです。だから、ナラティブな情報はとても重要なのです。私たちはそれをつかみとり、臨床的に意味のある質問にしなくてはいけないのです。

患者さんの心配を驚愕をもって示されるのはある意味驚きです。しばしば、そのような心配は、他の医者が言ったことが、しかし説明はないままに、もたらしています。あるい

は、それは無関係にも思えます。患者さんが二つの無関係なコンセプトをごっちゃにしていることに私たちは呆然とするのです。たとえば、皮膚病変をもつ患者さん（あるいは皮膚病変があるんじゃないか、という患者さん）です。でも、彼の本当のナラティブのジレンマはマスターベーションをした後に、手のひらに毛が生えていたことでした。この場合、患者さんは症状とある状況を結びつける理由をもっていることがわかります。すべきことは、説明です。医学的には両者には関係がないことを。ときに、それだけが患者さんのナラティブのジレンマに答える方法なのです。それでも、またすぐに彼が戻ってきて、次のロジカルなナラティブのジレンマを持ち出すのを待つのです。通常、こういう質問は患者さんにとって問うのは恥ずかしいものです。ナラティブを見直し、物語のそのポイントに至る過程を見直し（懸念が患者さんの実経験に至るまでの過程）、ナラティブを受診時に微調整し、そのような懸念をより穏当な形で持ち出すのです。

ときに、私たちは「普通でない健康観」を見いだします。そのような健康観はあまりにへんてこで、へんてこすぎるがゆえに他の人と共有できません。ナラティブの観点から言えば、このような信念はいつも尊重します。患者さんから取り上げようとしてはいけません。結局、それがその人が理解する形の世界なのです。私たちは別の形でナラティブの糸を編み上げ、それで小さなシステムを作ります。その言葉を使って患者さんと協働するのです。だから、何かを決めつけたりせず、すべての物語を聞くようにしてください。ナラティブには内的な一貫性があり、原因となる出来事の一連が、エピソードAからBへとつながっていきます。物語は患者さんに理解できるものではなければなりません。でなければ、医学知識は患者さんの苦しみを明らかにできないのです。

PICO 構造を使い、臨床的に意味のある質問を作る。

第2章でも述べたように、臨床的に意味のある質問は、治療に関してはPICOを用います。これはpatient population（患者）、intervention（介入）、comparison（比較、対照群）、outcome（アウトカム）のアクロニムです。質問を作る鍵となるのは、質問を患者さんのジレンマに関係あるものにすることです。すでに述べたとおりです。質問は患者さんの心配に関係あるものにしなければなりません。会話をもとに、患者さんの心配を理解するのに十分情報を得るのです。長い作業に入る前に、患者さんの臨床的に意味のある質問に答えているのか確認するのが大事です。ときどき、医師もまた質問をもちます。良いケアを提供するため、質問に答える必要があるのです。しかし、私たちは医師の質問に答え、患者さんの質問は避けるようなことが絶対にないようにせねばなりません。このプロセスでは、狭く、ある部分だけに着目し続けなければなりません。同時にたくさん質問しすぎると、イライラしますし生産性も悪いです。患者さんの懸念に集中するという厳しい基準を決めておけば、作業は簡単ですし、プロセスから外れないためのガイドとしてとても貴重なものにもなるのです。

■ ストーリー・タイム ■

「心臓の下」に引っかかれるような感じをもつと訴えた患者さんが昔いました。持続時間はたったの一秒。とても非典型的で、医者なら重要ではないとぞんざいに扱ってしまうでしょう。ナラティブの糸をたどっていき、私たちは次のように問うことができました。「何を怖がっているんですか？」。患者さんはこう答えました。「痛いとき、心臓発作が起きるのではないかと思うんです」。この回答には驚きました。鑑別疾患にすらあがっていなかったからです。そうではないと説明して、患者さんは言いました。「とても安心しました」。以前にコンサルトされていた心臓専門医がカルテを見直し ― ただし患者さんとは話をしませんでしたが ― 、電話をしてきて、どうも患者さんの状態は慢性肺疾患で説明できそうだと言いました。私たちは、患者さんの真の懸念は一過性の症状で、それはたぶん期外収縮によるもので、患者さんはそれを心臓専門医と相談したかったのだと説明しました。私たちは、患者さんとは実際に話をすべきで（話を聞くべきで）、それからコンサルとした質問に答えるべきだと彼に直接言わねばならなかったのです。

この物語のポイントは……患者さんの話は聞かねばなりません。ナラティブのジレンマを発見するために。カルテを読んだり検査結果を見るだけではダメなのです。

治療に関する臨床的質問を尋ねるナラティブな側面

症状を経験するのと、理解するのでは質的な違いがあります。肉体を変化させるような何かをすること……薬を飲んだり手術を考えたりするのも同様です。肉体を変えるのはハードルが高いものです。ナラティブの仕事も大きくなります。何が起きているか理解するだけなら、簡単なのです。結局、もし、私たちが体を変えれば私たち自身も変わるのです。最近わかってきたのですが、患者さんが治療を始めるには「ウォーミングアップ」が必要で時間がかかることが多いのです。患者さんが時間をかけて新しいナラティブの糸を受け入れ、薬を飲んで体を変えるよう促しています。私たちは日常薬を処方しますが、患者さんのナラティブな労務に顧慮しましょう。自分の肉体を理解し、自分自身を理解し、それは個々によって異なり、「健康である」から「健康を維持するため薬を飲む」へと変えなければならないのです。この移行は簡単ではありません。この移行を考える時間を与えると、アドヒアランスは長期的には改善します。結局、もし物語が患者さんにとって意味をなさなければ、行動するわけがありませんね。

私たちの臨床シナリオへの応用

患者さんはとても心配していました。家族歴のためです。愛する人に起きたことが自分に

起きたらどうしようと彼女は心配していました。リスク因子を論じ、患者さんの状態を把握しました。現在は冠動脈疾患の可能性は低いと見積もられました。将来起こりうる病気を予防することには不安がありました。過去に経験した「取り残される」ことを自分の息子ジェイソンにも起きるのは心配でした。ジェイソンの子どもを育てるには、彼女の助けが必要だと思っているのです。医者はコレステロールを低下させる薬の話をしようとしました。でも、患者さんはこういう「化学物質」には興味がありません。さて、今や冠動脈疾患への懸念は解決しました。将来の心臓発作を予防するための議論に参加しやすくなっています。この場合、会話は続き、患者さんは脂質を下げる薬で治療するか決めなければならないことに患者さんは気づきます。スタチンです。中等度のリスクがある患者さんの一次予防に役立てるためです。臨床医としては、冠動脈狭窄がないことは将来の心臓発作を予防することとは同義ではありません[1]。医者の懸念と患者さんの懸念は、血塊か脆弱なプラークか、の問題から将来のイベント予防へと移っているのです。この問題を議論する気は患者さんにはまだありませんでした。「塊」の問題が持ち出されるまでは。今や患者さんは脆弱なプラークについて、医者と「同じボートに」乗っています。このような治療に乗ってくるチャンスは急増しています。物語が進展したためです。これはともに構築されるナラティブなのです。

　PICOを用いた質問の構造は次のようなものでした。

P＝患者人口：冠動脈疾患のリスクがある患者
I＝介入：スタチン
C＝比較：プラセボ
O＝アウトカム：死亡率の低下

　このような言葉を使い、患者さんの懸念をPICO質問に落とし込みました。冠動脈疾患のリスクがある患者さんで、スタチンは死亡率を減らすでしょうか？

括弧付きの、立ち現れる、条件次第で、文脈依存的な医学知識

スタチンについての質問を尋ねる括弧付きな性質。患者さんは治療を始めるかどうかまだわかりません。両者はプロセスのこの時点では可能性があります。質問は実際の選択肢を決めるうえで役に立ちます。医者と患者さんが取っ組み合っている括弧付きの問題なのです。

　臨床的に意味のある質問はナラティブでの条件次第です。感情的に難しい決定が冠動脈の検査をするかどうかでなされた後で括弧付きの未来が病や早死の前に。医者はスタチンについて議論し始めましたが（患者さんは去ろうとしていましたね……）、医者は、患者さんと医者がともに構築しているナラティブな枠組みのなかで質問しました。この質問は患者さんの今のナラティブな質問に関係しています。

　臨床的質問は立ち現れました。患者さんの懸念というバックグラウンドから出てきたの

です。物語が続いているから、立ち現れたのです。この議論は、前に起こったことが前提になっています。CT冠動脈造影が陽性だったら、スタチン内服の問題は全然違うやり方で立ち現れたでしょう。臨床的質問も違うものだったでしょう。冠動脈疾患が確立されている患者さんへの治療の医学文献は、全然違うタイプの文献です。物語も全く違っていたでしょう。

　私たちは、「あなたのコレステロールを知る」社会に生きており、これはよくある問題です。異なる文脈を考えてみましょう。たとえば、サハラ以南のアフリカ。生きるのもやっとな困難のなかで、コレステロールが何だというのでしょう？

文献

1　Nissen SE. Limitation of computed tomography coronary angiography. *Journal of the American College of Cardiology.* 2008; **52**: 252145-7.

第9章

質問に関係ある情報にアクセスする

> ▶ 覚えておくべきキーコンセプト
> - Google Scholar は現在のテクノロジーでベストなパフォーマンスを示している。関連ある医学文献をみつけやすいのだ。PubMed は包括的な文献をみつけるのに一番適している。
> - 継続学習が必要だ。現在のテクノロジーの進歩にはついていかねばならない。医学文献を吟味するのに必要なスキルの学習は永続的なものだ。
> - 情報集めには吟味の要素も入っている。医学文献を吟味する方法を知るのは重要で、情報を効率的に集めることができるようになる。
> - 医学知識を最新のものにしたい。そのためには、患者さんやコンサルタントからヒントや手がかりを得て調べる必要がある。好奇心を保て。
> - EBM データベースとウェブサイトの利点と欠点を理解することが大切だ。

情報吟味を学ぶ。

治療に関する情報を Google Scholar を使って探しまくる。

すでにやったように、私たちは Google Scholar に頼ることにしましょう。第3章で議論したすべての検索技術をここで使うのです。すでに述べたように、テクノロジーは変化し、現在私たちは Google Scholar を使っています。本書を書いているときには、新しいサーチエンジンの BING が始まりました。検索語を診断面、治療面両方で試してみました。最初は商業ベースのサイトしか出てきませんでした。オリジナルの研究についてはゼロでした。治療面では、学術論文もみつかりましたが、論文の関連性はとても低いものでした。私たちは Google Scholar を好みますが、それは検索結果の特異度がとても良いからです。近い将来、Google Scholar がこの業界をリードすることでしょう。新しいテクノロジーについていくことがとても大切なのです。Google Scholar に取って代わるテクノロジーの進歩が起きないとも限りません。プロセスの学術面は関連性を保っています。この方法を学ぶことはやはり医者-患者関係に基づいており、情報にアクセスし、操作し、分析する能力にかかっています。あくまでも患者さんのために、現場で行うのです。

情報集めについて、その詳細

情報集めについて扱うのは二度めなので、私たちは集めた情報を探しているときから本当に吟味していると申し上げるのがフェアというものでしょう。そのため、情報集めはもっと効率良くなっているのです。製薬産業がスポンサーになった論文はすぐにみつけられます。介入はしばしば適切な比較群とマッチされていないからです。プラセボと比較していたのなら、それが普及している標準治療でないのなら、このような論文を私たちは「案山子の分析」と呼びます。比較群は簡単に倒れて（負けて）しまうからです。方法が貧弱な論文や不適切なパワーで患者数を集めた論文も排除します。つまり、医学文献を吟味するきちんとした知識が情報集めを効率的に行うためには必要なのです。練習はもちろん必要です。最初の数回うまく行かなければ、どこで間違ったのか振り返るとよいでしょう。リンクに飛ぶ前に、注意深く考えるのはいつでも重要です。路頭に迷ってしまうことはよくあることなのです。

情報集めに有用なことをもう一つ。専門家がよくわからない、あるいは変な治療を推奨したとき、それをチェックし、推奨の根拠を知ることができます。すでに述べたように、情報の真の価値は患者さんに語る誠実な物語の一部でなければなりません。実際以上の価値があるかのように推奨してはいけません。SORT 基準でエビデンスの質を階層だてるときにこの話はまたしましょう。（ナラティブストはこれを「予兆する」という言葉で表現します。近い将来待ち構えていることを暗示するのです）。

EBM ウェブサイトとデータベース

過去5年間、私たちはいつも Centre for Evidence Based Medicine [1] を使ってきました。今日まで、基本的には私たちの方向性は変わっていません。このサイトは良い情報に満ちています。URL を覚える必要もありません。名前を Google で検索すればみつけられます。EBM の方程式も暗記しません。マウスで何回かクリックすればみつかります。ビギナーには、素晴らしい用語集と研究方法のまとめが出ています（第3章に似ています）。エビデンスを階層づける表もあり、これは研究のタイプと質で分けています。私たちは別のやり方を提唱します。もっと簡単にエビデンスの質を階層づけるのです（SORT 法）[2]。しかし、どちらのシステムも知っておくとよいでしょう。ウェブサイトはしばしば更新され、情報は豊富です。継続学習情報も満載です。

私たちにとって、一番役に立つツールはインタラクティブなノモグラムで、ここに「らしさ（likelihood ratio）」を使います。これは Fagan ノモグラムのインタラクティブ版[3]で、いろんな検査前確率を比較し、簡便にそれらが医療の意思決定を変えるかわかります。たとえば、あなたと同僚が異なる検査前確率を出したときなどには有用です。

すでに述べたように、もし検査の研究が小規模で n が小さければ、95%信頼区間が広がります。もし、元の研究が間違っていて、真の感度、特異度が信頼区間の下のほうにあった場合、臨床的意思決定にどのような影響があるかはすぐにわかります。同じテク

ニックは、二つの研究結果が噛み合わないときにも使えます。両者の検査特性をチェックし、それが意思決定に影響を与えるか、自問します。これらすべての示唆するところは、インタラクティブなノモグラムによって効率的にいろいろな条件を考慮しながら医学文献を評価し、応用できるのです。

もちろん、大きな括弧付けは、検査をオーダーする前に、それが陽性だった場合、陰性だった場合という異なる臨床シナリオを吟味することです。検査特性が良くなく、検査前確率が中央くらいなら、検査をしても、それが陽性でも陰性でも意味がないでしょう。検査をオーダーする前にこういうことをチェックしておくのが大切です。

このウェブサイトに埋め込まれている「宝石」に、TRIPへのアクセスがあります。リサーチをプラクティスに（Turning Research into Practice）という意味のエビデンス・ベイスドなデータベースです。これは手に入るなかでもっとも簡単で、かつ意味のあるデータベースです。これは他のデータベースから借用しており、購読料が必要な情報獲得の「裏ワザ」ともいえます。より伝統的なEBMの情報を複製しています。忙しくてEBMどころではない医師のために、業者が情報を加工したものを複製したのです[4]。私たちはもちろん、この状況を全く異なる形でとらえています。パラダイムの変革です。EBMのやり方も変わったのです。しかし、今のところはCentre for Evidence Based Medicineウェブサイトのなかでどこを見ればよいか知っていることが大事です。情報を集めるとき、診療上有用なのです。

エビデンス・データベース / リソース

緒言において、私たちは、EBMに絶望した医師の話をしましたね。臨床医にとって十分有用になりえるのでしょうか、と。過去10年間、ものすごい変化がありました。医学研究を合成することに多くの努力が払われ、システマティック・レビューや階層化されたエビデンスが示されてきました。新しいビジネスがどれもそうであるように、そこにはある種の「再編成」もあります。Info RetrieverがEssential Evidenceに吸収されたりしています[*1]。だいたい十の競合会社があり、ほとんどが定期購読によります（お金がかかるのです）。どれにも利点、欠点があります。たとえば、

- E-Medicine
- Essential Medicine
- Evidence Matters
- Guideline Clearinghouse
- Cochrane Library
- Database of Abstracts of Reviews of Effects（DARE）
- Dynamed
- OVID EBMR

---

*1 訳注—いずれも情報収集ツール。

- ACP Journal Club
- Bandolier
- Clinical Evidence

　このようなリソースは、医者が医学文献の質を見積もったり吟味するのに「仲介者」が必要だというコンセプトを起源としています。私たちは、このような前提に全く反対です。未来の医者は研究にアクセスし、それを吟味し、診療現場に応用しなければならないのです。基本的に「仲介者」を排除する考えなのです。これは異端的な考え方で、不敬な態度ととられるかもしれません。しかし、これらすべてのサービスには共通する弱点があるのです。研究は基本材料として使われ、質問が作られ、答えられるのですが、それらはすべて医者の見方から来るものなのです。多くの場合、疾患ベースのエビデンスなのです。このような根本的なバイアス、医者が考える質問が突出することは、研究から診療へと、社会的文脈のなかで「トランスレーショナルに」流れるものの複製なのです。私たちは将来、医師がもっと原著論文に深くつながっているのを予見しています。彼らがそれを診察室でできることを。ですから私たちは、医者が、これらのサービスの「一つだけ」定期購読して、一貫してそれを使い、知識を固めて仕事をすることを提案します。私たちはこれを「購読サービス」と読んでいます。私たちはお金を払い、医学文献を検索し、選択し、購読し、報告してもらいます。医学文献はEBMの根源的な知識なのです。私たちが好んで使うのは、Primary Care Medical Abstracts（www.ccme.org/PCMA/index-frame.html）です。私たちはオーディオCD版を購読し、通勤時にこれを聴きます。研究データだけでなく、研究方法も注意深くレビューされています。診療への情報の使い方も出ています。驚くことではありませんが、私たちは社会的な見方も含まれていることに感謝しています。私たちはみんな、ある程度バイアスがかかっていますが、PCMAは文献について「自分で決断する」ことを許してくれています。データの解釈に反対するのも自由なのです。のちに、あなたも医学文献はソープオペラ（昼ドラみたいなもの）と同じとわかるでしょう。エピソードがあり、重要な質問がしばしば報告され、研究の物語が構築される方法を感じ取ります。それから、医学文献の「登場人物を描写し」ます。たとえば、Ⅱb-Ⅲa阻害薬のような。

　このように申し上げましたが、私たちはまた、EBMデータベースがあなたの診療を変えるものではないとも暗示しています。正当なアプローチと私たちがEBMにおいて違うのは、患者さんがプロセスの一部だということです。テクノロジーは人間のためにあります。人間がテクノロジーのためにあるのではないのです。

■ ストーリー・タイム ■

ある患者さんが来て、帯状疱疹のワクチンを接種して欲しいと言いました。私たちは、帯状疱疹ワクチンが存在するかどうかすら知りませんでした（そのときは比較的新しいものだったのです）。本書にまとめてある情報集めのテクニックを使い、私たちは、一つのランダム化比較試験が効果を示していることをみつけました。これが間違いなく、アメリカ食品医薬品局（Food and Drug Administration）がこのワクチンの臨床利用を承認したときに使ったものなのでした。

この物語のポイントは……私たちは患者さんから学ぶことができます。彼らにとって何が重要かを語るからです。現在のような速いペースの世界で変化する医学の世界で、私たちは自らを再教育します。そのためには、臨床情報を素早くみつけ、分析できねばならないのです。

情報にアクセスするナラティブな側面

情報のタイプは、それが手に入るものでもそうでなくても、患者さんにナラティブな選択肢を作ります。患者さんの人生の物語は終わった完成品ではありません。今も選択肢はあるのです。長年、私たちは患者さんに、前立腺がんの前立腺特異抗原（prostatic specific antigen：PSA）によるスクリーニングの価値について、「来年また聞いてみてください」と伝えて来ました。今や私たちは、PLCO試験[5]やヨーロッパの試験[6]データをシェアしています[*2]。エビデンスは変化し、物語も変わるのです。

同様に、ACCORD試験[7]やADVANCE試験[8,*3]は診察室における会話を変えました。アメリカ糖尿病学会（American Diabetic Association）とHEDISのモニター[*4]はヘモグロビンA_{1C}を減らすよう強調しますが、エビデンスはそんなことを支持していないのです。ここでは、サロゲートマーカーと病態生理学的なエビデンスが患者さんベースのエビデンスと噛み合っていないのです。患者さんは糖尿病をもっと多くの葛藤を強いられます。むりやり血糖を下げるよう力づくで強制するより、私たちはスタチン、メトホルミン、健康な食事、運動、眼底検査、足のケアやその他の常識的な健康指標を重要視します。この二つの試験の発表は、私たちが糖尿病患者さんに、ともに構築するナラティブに

[*2] 訳注―両試験とも、PSAによるスクリーニングが死亡率を減らす効果は限定的であると結論づけている。詳しくは、次の総説論文に詳しい。Eckersberger E, Finkelstein J, Sadri H, Margreiter M, Taneja SS, Lepor H, et al. Screening for Prostate Cancer：A Review of the ERSPC and PLCO Trials. Rev Urol. 2009；11（3）：127-33.

[*3] 訳注―両者ともに強化血糖コントロールが死亡率などの予後を改善しないことを示した。ACCORDではむしろ死亡率が上がってしまっている。

[*4] 訳注―The Healthcare Effectiveness Data and Information Set（HEDIS）はマネジドケア産業のパフォーマンスンスを測る方法。

おいて果たすべき役割を変えました。私たちはやり方を変えたのですが、同僚には変化しない者もいます。エビデンスに乗ってこないからです。

臨床シナリオへの応用

検索用語は PICO 質問から直接得られます。「冠動脈疾患のリスクがある患者さんで、スタチンは死亡率を減らすか？」です。Google Scholar で検索用語を使って調べてみましょう。risk、coronary、artery、disease、statin、mortality reduction です。

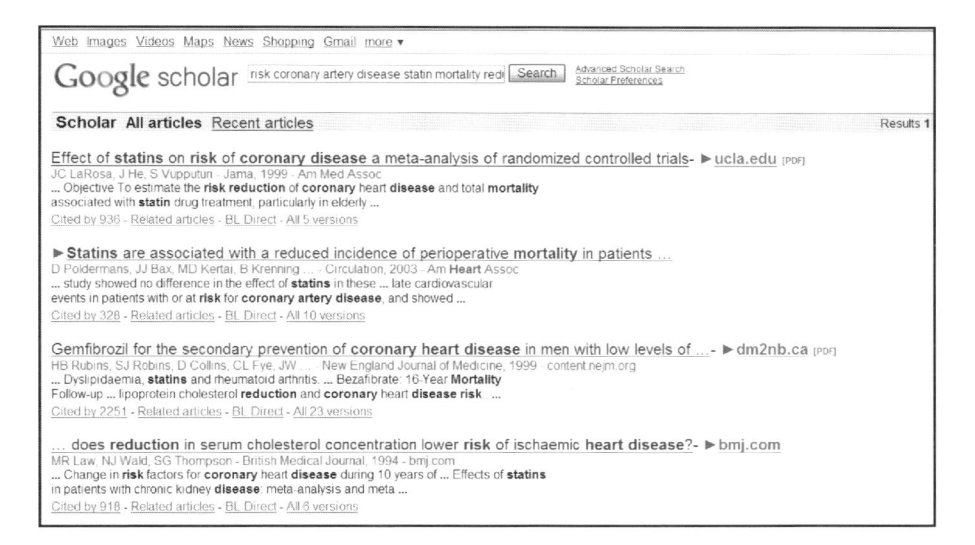

図 9.1　スタチン治療の情報集め

最初の論文は素晴らしいようです。大規模なメタ分析で、直接私たちの臨床質問に関係しています。さらに詳細に進む必要はありませんが、もっと新しい論文が別にあれば、それを探してみるのも良いでしょう。Advanced Search で検索の期日を合わせればよいのです。2007～2009 年を選び、以下の結果を得ました。

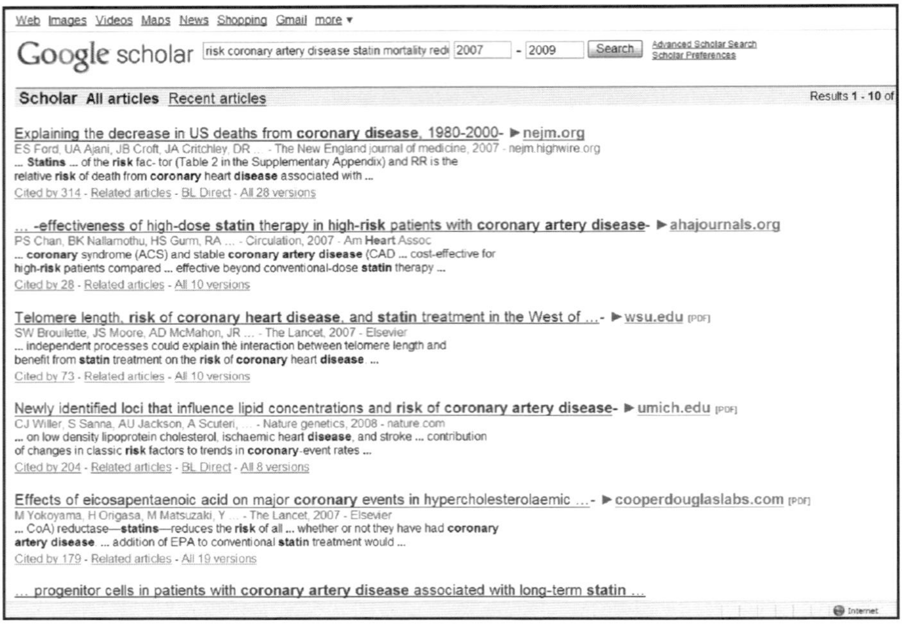

図 9.2　Advanced Scholar を使ったスタチン治療の情報集め

　こういう論文をスキャンした後、この検索は最初の検索に比べて関係ある論文は少ないのが明らかです。最初の検索がこれ以上良くなる可能性は低そうです。追加の検索をして、最初の検索結果がベストな結果で、患者さんの懸念に答えるものだという自信がつきました。もうこれ以上の検索は不要なようです。経験的には、検索はだいたいこれくらいあっさりしています。ときにもっと長くなることもあり、それは第 3 章で示されています。質の高いメタ分析があったためにこの例は短いのです。小さくて質の低い研究しかなければ、これ以上関連ある情報があるかどうかはっきりするのに、検索はもっと時間がかかります。

　このメタ分析の研究選択基準は以下のアブストラクトにはっきり示されています。

Effect of Statins on Risk of Coronary Disease
A Meta-analysis of Randomized Controlled Trials

John C. LaRosa, MD
Jiang He, MD, PhD
Suma Vupputuri, MPH

Context Lowering low-density lipoprotein cholesterol (LDL-C) is known to reduce risk of recurrent coronary heart disease in middle-aged men. However, this effect has been uncertain in elderly people and women.

Objective To estimate the risk reduction of coronary heart disease and total mortality associated with statin drug treatment, particularly in elderly individuals and women.

Data Sources Trials published in English-language journals were retrieved by searching MEDLINE (1966–December 1998), bibliographies, and authors' reference files.

Study Selection Studies in which participants were randomized to statin or control treatment for at least 4 years and clinical disease or death was the primary outcome were included in the meta-analysis (5 of 182 initially identified).

Data Extraction Information on sample size, study drug duration, type and dosage of statin drug, participant characteristics at baseline, reduction in lipids during intervention, and outcomes was abstracted independently by 2 authors (J.H. and S.V.) using a standardized protocol. Disagreements were resolved by consensus.

Data Synthesis Data from the 5 trials, with 30 817 participants, were included in this meta-analysis. The mean duration of treatment was 5.4 years. Statin drug treatment was associated with a 20% reduction in total cholesterol, 28% reduction in LDL-C, 13% reduction in triglycerides, and 5% increase in high-density lipoprotein cholesterol. Overall, statin drug treatment reduced risk 31% in major coronary events (95% confidence interval [CI], 26%-36%) and 21% in all-cause mortality (95% CI, 14%-28%). The risk reduction in major coronary events was similar between women (29%; 95% CI, 13%-42%) and men (31%; 95% CI, 26%-35%), and between persons aged at least 65 years (32%; 95% CI, 23%-39%) and persons younger than 65 years (31%; 95% CI, 24%-36%).

Conclusions Our meta-analysis indicates that reduction in LDL-C associated with statin drug treatment decreases the risk of coronary heart disease and all-cause mortality. The risk reduction was similar for men and women and for elderly and middle-aged persons.

JAMA. 1999;282:2340-2346   www.jama.com

図9.3 スタチン治療のメタ分析
〔LaRosa JC, He J, Vupputuri S, Effect of statins on risk of coronary disease : a meta-analysis of randomized controlled trials. JAMA. **282**(24) : 2340.Copyright(1999), アメリカ医師会 (American Medical Association). All right reserved. を再掲〕

　このメタ分析ははっきりしたエビデンスです。これより良い情報をさらに集めるのは難しいでしょう。要するにこれは、すべての主要なランダム化比較試験の蒸留物なのです。

　182の試験のうち、たった五つしか含まれていません。もし、この五つの試験が行われていなかったら、私たちの検索はたくさんの小さな試験で終わっていたでしょう。研究方法の質もいろいろなままだったでしょう。Google Scholarの経験値を上げたら、パターンは簡単に認識できるようになり、「文献の総量」をもっと素早く見積もることができるのです。練習が必要なのです。

PubMedで徹底的に調べたかを見積もる。

さて、私たちはGoogle Scholar検索でメタ分析をみつけました。これをPubMedでもう一度みつけ、"Related Citations"をクリックします。

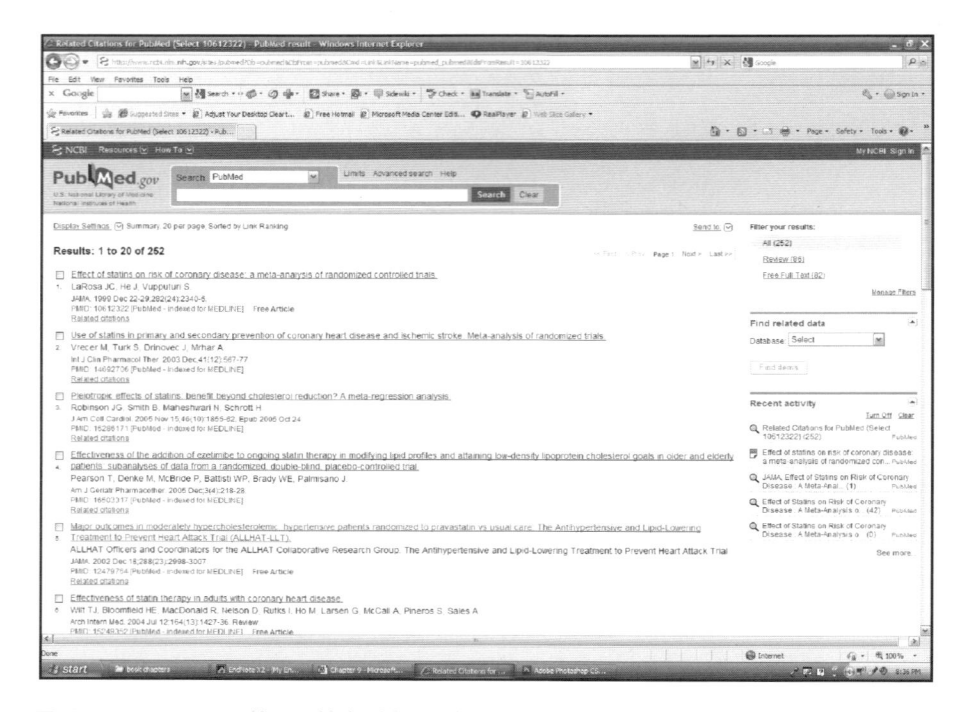

図9.4　PubMedを使って検索が十分に行われたかを見積もる。

結果を最初の三ページだけ見て、スタチン治療のメタ分析はさらに三つあることがわかりました[9-11]。それぞれ元の論文の数は異なります（順番に、10、62、14です）。元の研究の後で、さらに新しい研究が追加されています。結果は元のメタ分析と同じでした。再び、私たちは医学文献で関係のあるものを全部探し切ったことを確信しました。

　メタ分析の質の吟味は本書の範囲を超えます。むしろ、そのコンセプトについていくつかもう一度強調しておきたいと思います。元の研究をどのように吟味し、そして応用するのかを。そのため、私たちはメタ分析に含まれた最初の五つの大規模試験を選び、さらに吟味しようと思います。最初のGoogle Scholarの検索でみつけたメタ分析にはたった五つの試験だけが重要だったのです。つまり、著者らは質の高い試験を選ぶのに注意深かったということです。

Table 1. Characteristics of 5 Randomized Controlled Cholesterol-Lowering Trials Using Statin Drugs*

Characteristics	4S[1] (1994)	WOSCOPS[3] (1995)	CARE[4,5] (1996)	AFCAPS/TexCAPS[7] (1998)	LIPID[8] (1998)
No. of participants	4444	6595	4159	6605	9014
Follow-up, mean, y	5.4	4.9	5.0	5.2	6.1
Study drug	Simvastatin	Pravastatin	Pravastatin	Lovastatin	Pravastatin
Baseline data					
Age, mean, y	59	55	59	58	62
Age ≥65 y, %	23	0	31	21	39
Women, %	19	0	14	15	17
History of myocardial infarction, %	79	0	100	0	64
Cholesterol level, mean, mmol/L†					
Total cholesterol	6.75	7.03	5.40	5.71	5.64
LDL-C	4.87	4.97	3.59	3.89	3.88
HDL-C	1.19	1.14	1.01	0.95	0.93
Triglycerides	1.50	1.84	1.76	1.78	1.58
Net change in lipid levels, mean, %					
Total cholesterol	−26	−20	−20	−19	−18
LDL-C	−36	−26	−28	−27	−25
HDL-C	+7	+5	+5	+5	+5
Triglycerides	−17	−12	−14	−13	−11

*4S indicates Scandinavian Simvastatin Survival Study; WOSCOPS, West of Scotland Coronary Prevention Study; CARE, Cholesterol and Recurrent Events trial; AFCAPS/TexCAPS, Air Force/Texas Coronary Atherosclerosis Prevention Study; LIPID, Long-term Intervention With Pravastatin in Ischaemic Disease trial; LDL-C, low-density lipoprotein cholesterol; and HDL-C, high-density lipoprotein cholesterol.
†To convert total cholesterol, HDL-C, and LDL-C from mmol/L to mg/dL, divide by 0.02586. To convert triglycerides from mmol/L to mg/dL, divide by 0.01129.

図9.5　メタ分析の表1

〔LaRosa JC, He J, Vupputuri S. Effect of statins on risk of coronary disease : a meta-analysis of randomized controlled trials. *JAMA*. **282**(24): 2342 Copyright(1999), アメリカ医師会 (American Medical Association). All rights reserved. を再掲〕

上の表を見ます。注意して見る必要がある試験は五つ。研究対象は概ね似ており、女性はあまり参加していません。PubMedで後になってみつけたメタ分析でも同じような「サイズ効果」を見いだしました。元のメタ分析よりも大きなサイズですが、元のメタ分析の最大効果よりは小さいものでした。実際の患者ケアにおいては、この情報を合成し、「真の数」を見積もり、それを使おうとします。しかしここでは、Scandinavian Simvastatin Survival Studyを使い、これを例として本書のEBMレッスンとしてデモをしてみましょう。特に、この臨床試験は「4S試験」とも呼ばれています。90年代の診療を変えたものです（ときどき、私たちは「影響力ある文献」と呼んでいます。実臨床を変える力があるからです）。これは患者ベースのエビデンスを示した最初の論文の一つです。これ以前には、私たちはスタチンがコレステロールを下げることを知っていましたが、死亡率を下げるかどうかはわかりませんでした。これはDOEとPOEMの違いです。この研究の発表から、大きな峠を超えたのです。4S試験の実際のデータを私たちが検討したもう一つの理由は、この論文がEBMを学ぶとき、教材として使われることが多いからです。

括弧付きの、立ち現れる、条件次第で、文脈依存的な医学知識

情報集めは括弧付きです。私たちが何をみつけるかはわからないからです。括弧付きな状態は私たちがどの情報を使うか選ぶまで続くのです。

　立ち現れる情報の性質は検索戦略の結果です。私たちは続けて情報をフィルターにかけます。関係ある、質の高い情報を探します。情報がフィルターにかけられたとき、特別な

性格をもつ情報が立ち現れるのです。

　この特別な情報集めの旅は、どのように情報が「**そのときという状況次第**」なのかを教えてくれています。その後なされたメタ分析が、最初でオリジナルな POEM 試験 (4S 試験) を確認したのです。得られた情報はまた、患者さんのナラティブのジレンマという条件次第でした。彼女は薬を飲むべきなのでしょうか？

　検索していて文脈がはっきりするのは、メタ分析で多様性がみられたときです。それぞれのメタ分析が異なるランダム化比較試験を分析に選んでいました。このような試験を選ぶ基準は検索基準に依存しています。著者が意図するところの文脈によるのです。もう、スタチンとプラセボの比較試験を行うことは倫理的ではないでしょう。スタチンはこのような対象で死亡率を減らすことがわかっているからです。したがって、研究の文脈が現時点で何ができ、何ができないかを決めました。それが研究できる質問のタイプも決めるのです。このような試験の利点、欠点を踏まえて、自分の手元にある事実を受け入れるよりほかありません。もう 1990 年代前半に戻ることはできないのです。そのときの研究方法を変えることももちろん不可能なのです。

文献

1. www.cebm.net/ (accessed December 10, 2010).
2. Ebell M, Siwik J, Weiss B, *et al*. Strength of recommendation taxonomy (SORT): a patient-centered approach to grading evidence in the medical literature. *Journal of American Board of Family Practice*. 2004; **17**: 59–67.
3. Fagan T. Nomogram for Bayes's Theorem. *New England Journal of Medicine*. 1975; **293**(5): 297.
4. Glasziou P, Haynes B. The paths from research to improved health outcomes. *ACP Journal Club*. 2005; **142**(2): A-8–A-10.
5. Andriole G, Crawford D, Grubb R, *et al*. Mortality results from a randomized prostate cancer screening trial. *New England Journal of Medicine*. 2009; **360**(13): 1310–19.
6. Schroder F, Hugosson J, Roobol M, *et al*. Screening and prostate-cancer mortality in a randomized European study. *New England Journal of Medicine*. 2009; **360**(13): 1320–8.
7. ACCORD SG. Effects of intensive glucose lowering in type 2 diabetes. *New England Journal of Medicine*. 2008; **358**(24): 2545–59.
8. ADVANCE SG. Intensive blood glucose control and vascular outcomes in patients with type 2 diabetes. *New England Journal of Medicine*. 2008; **358**(24): 2560–72.
9. Gould A, Davies G, Alemao E, *et al*. Cholesterol reduction yields clinical benefits: meta-analysis including recent trials. *Clin Ther*. 2007; **29**(5): 778–94.
10. Cheung B, Lauder I, Lau C, *et al*. Meta-analysis of large randomized controlled trials to evaluate the impact of statins on cardiovascular outcomes. *Br J Clin Pharmacol*. 2004; **57**(5): 640–51.
11. Baigent C, Keech A, Kearney P, *et al*. Efficacy and safety of cholesterol-lowering treatment: prospective mea-analysis of data from 90,056 participants in 14 randomized trials of statins. *The Lancet*. 2005; **366**(9493): 1267–78.

第 10 章

情報の質を吟味する

> ▶ 覚えておくべきキーコンセプト
> - 製薬業界の研究発表にもたらす影響は、概ね過小評価されている。この点には要注意だ。
> - リサーチ・クエスチョンは明確にしておくべきだ。研究対象がどのように定義され、選抜され、モニターされたのかに注目すべし。主要なアウトカムをみつけよ。他のデータや結果は無視せよ。それらは通常、サブグループ分析から得られたもので、妥当性が低い。
> - 組み合わせエンドポイントはやっかいである。
> - 研究デザインを吟味するために統計学者になる必要はない。しかし、専門用語はいくつか知っておかねばならず、その意味を知っておけば役に立つ。
> - 研究方法の質問には標準化されたセットがある。治療に関する論文を吟味するときはそれに答えられねばならない。もし、研究の質が低く、結論を信じることができないとき、こういう論文を吟味する時間と労力は無意味である。すっぱりやめよ。時は金なりなのだ。

研究の質を吟味する方法を学ぶ。

重要と思われるいくつかのトピックをお示ししましょう。治療に関する研究論文を吟味するのに必要な標準的質問をみておきましょう。

製薬産業と医学文献：要注意。

近年、製薬産業によるゴースト・ライティング、その後、研究者にお金を払って雇い上げ、主要な「著者」として臨床試験に載せるのです[1,2]。このような行為は拡大して、あらゆる研究に及び、スタディー・デザイン、分析、そして執筆に及びます。これは仲介役となる会社が行っており、こういった会社がゴースト・オーサーを雇います[3]。私たちはメタ分析の妥当性に懸念を表明しています。メタ分析は EBM 崇拝者に尊敬されていますから。有名な論文が製薬メーカーの資金に影響されているという明白なエビデンスがありま

す[4]。この問題はピア・レビュアーや医学文献を作る他の側面にも影響を及ぼしています。ある研究は Cochrane reviews と、発表されたメタ分析を比較しました。驚くことではありませんでしたが、両者には質や推奨に違いがありました。コクラン・レビューはより保守的で、他の発表されたメタ分析は実験的な医薬品を好意的に扱っていました[5]。さらに、医学雑誌は経済的な「見返り」を製薬会社と彼らが雇う MR からたくさんもらっており、それはたくさんのリプリントの注文が使われたからでした[6]。どのように医学文献が作られるかのほんの一例です。私たちが「エビデンス」と引用するものには注意が必要なのです。

統計用語

多くの医者は、研究という言葉を聞いたときは問題ないですが、統計と聞くと震え上がってしまいます。統計にはなじみがないかもしれませんが、それでも本書においてはケアのプロセスをたどることは可能です。なぜなら、研究論文の妥当性を吟味するときの 95% はデザインとバイアスの大きさを理解することで可能だからです。統計は役に立ちますが、それほど重要ではないのです[7]。白状しておきましょう。私たちの一人は、統計のコースに何度も参加しており、真の「マニア」です。もう一人はそうでもありません。でも、私たちはどちらもエビデンス・ベイスド・メディシンを教え、本書でプロセスを用い、等しくうまくやっているのです。忙しい診療医のために、私たちは Katz が書いた二冊を統計の勉強にお勧めします[8,9,*1]。

研究とは測定することである。

変数とは測定されるもののことです。私たちは、数を数え、順位づけをし、数を当てはめて物事を測定します。これら三つの異なるタイプの測定は、三つの異なるタイプの変数を説明します。変数を測定する三つの方法は三つのタイプのデータについて使われます。名前にまつわるデータ、順序にまつわるデータ、そして比率にまつわるデータです。

名前（カテゴリーとも呼ばれる）にまつわるデータをカウントする。

数えるのは、各カテゴリーのアイテムの数です。赤い髪の人を数える、とか。問題はわかるでしょうか？ どのくらい赤いと赤い髪と呼べるのでしょうか？ 二つのカテゴリーを用いると、赤い髪か、赤くない髪、ということになります。それが燃えるような赤か、薄めの赤か、茶色か、黒か、ブロンドか、あるいはその他。たくさんのカテゴリーがあります。研究が用いているのはデータのタイプと測定です。一番大事なのは、研究者がこういうカテゴリーをどう定義するかです。しばしば、私たちはこの辺はざらっと扱います。しかし、だまされてはいけません。「冠動脈疾患をもつ」というカテゴリーはひどく定義が

[*1] 訳注―両者は『臨床研究のための統計実践ガイド：論文の企画から投稿まで』（EDIXi 出版部）、『医学的研究のための多変量解析』（メディカル・サイエンス・インターナショナル）として翻訳出版されている。

難しいのです。

順序にまつわるデータはランクづけされる。

ランクづけされるデータの多くはアンケートで使われています。リッカート尺度を用い、「ない」、「少し」、「半分以下」、「だいたい半分」、「半分以上」、「多く」、「ほとんど全部」などと分けます。間隔は等しく分けられているわけではなく、このようなデータを使うときに知っておくべきは、データを解釈するときに適切な統計が使われていることを確認することです。最大のミスは、質問に数字を付けて、これが比率のデータであるかのように見せることです。よくあることですが、理論的に間違っています。

比率（ratio）のデータと、数

1 + 1 = 2 で、4 ÷ 2 = 2 はデータのなかで一番伝えるものが大きいのですが、理解すべきは、いつでもデータを比率から序数や「名前」に変えることができるという点です。しかし、逆は不可能なのです。

統計学とは何か？

ほとんどの研究は二種類の統計を使います。記述統計学（descriptive statistics）と推測統計学（inferential statistics）です。最初に記述統計学をみてみましょう。その名前が示唆するように、記述統計学はデータセットを説明するのに数字を用います。名前のデータを説明するときは、研究者は各カテゴリーが何回カウントされたかを報告します。データの分布を示すのです。比率のデータは、いくつケースがあったという記載だけでなく、平均（あるいは中央値、最頻値）と標準偏差を示します。標準偏差はデータのばらつきと分布（形）を示します。これはベル型をしていますよね。標準偏差は単純な代数方程式で、データを中央の傾向（平均）と分布（データがグラフでどのくらいばらついているか）を示します。記述統計学は記述します。データセットを記述し、標準的な方法でそれを報告します。変換して記述するのです。

推測統計学は（なんと）統計を使います。簡単な方程式で、データの分布の期待値を説明するのです。実際の分布と期待される分布を比較し、それらが違う（違わない）か推測します。異なる方程式が、二つのグループを比較するのに使われます。変数のタイプによるのです（名前、序数、比率のデータ）。二つあるいはそれ以上のグループを比較します。たとえば、男の子と女の子（名前のデータ）の身長（比率のデータ）を比較できます。典型的には、スチューデント（Student）のtテストを行います（男の子と女の子がランダムにより大きな母集団、つまり人類を代表するサンプルだという前提で）。

ある特定の時間における二つのグループの違いを推測する話をしています。しばしば、私たちは長い期間をかけて治療グループを観察します（時間の連続）。このようなデータは別のやり方で記録され、異なる統計（方程式）を用いて治療群と比較群とを比べるのです。

正しい統計（方程式）を選ぶためには、データのタイプ（カテゴリカル／名前、序数、比率）を知っていなければなりません。独立、従属変数すべてのです。実験的研究デザインでは、あなたが変更する変数は独立変数であり、従属変数よりも先に来ます。これは後であなたが測定するのです。従属変数を、私たちはアウトカム変数と呼びたいです。一番大事なのは（研究方法の質問で出てくるのですが）、研究者が実際に測定するアウトカムが何か、うまく定義することなのです。

確率
統計学は、データの分布が偶然だけによるのかの確率を記述します。統計学の方程式で記載され予測されたものと比較するのです。二つのグループが同じであるか、確かなことは絶対に言えません。言えるのは、両者が同じであるのはきわめてまれで、ありそうにないという言い方です。比較して両者が同じでなさそうなとき、私たちは両者が同じであるという帰無仮説（null hypothesis）を棄却します。そして両者は違うというのです。同じであるという確率があまりにありそうになく、信じがたいからです。p 値とは、二つのデータセットの分布が同じである確率です。あまりに p 値が小さいということは、二つのデータセットが同じグループからサンプルされたという可能性があまりに小さいということです。そんなこと信じられないのです。通常は、その信じ難さは5％かそれ以下（$p \leq 0.05$）で示します。が、p 値が小さいほど、二つのグループが似ている可能性は低いのです。p 値がとても小さくて、二つのデータセットが同じ集団のサンプルである可能性がとても小さいとき、私たちはそれを「統計的に有意である（statistically significant）」と言います。研究では、これは魔法の言葉のようなものです。しかし、その有用性を過大評価してはいけません。臨床的に有意な違いは統計的な有意差よりも重要なのです。

こういう数字はすべて関係し合っています。症例がとても少ないとき、違いを示すのは簡単ではありません。データセットはすべて、十分な数があって初めて違いを示すことができるのです。その違いがとても小さいとき、それはどうでもよくなります。グループ間の実際の差を見ることが大事です。その違いが意思決定に違いをもたらすかどうかが大事です。

私たちは、あなたを統計学者にするつもりはありません。とはいえ、研究者が数えているもの、彼らが比較しているものを理解するのは大事なのです。スタディー・デザインは統計よりも研究の質について教えてくれます。統計はただ、グループ間を比較するだけなのです。

治療の論文における研究の質問
第4章では、私たちは論文の質を分析する際使われる普遍的な質問を論じました。第4章の質問は診断の研究についてでした。治療の研究でも似たような質問は使えます。このような質問は医師が検索した研究論文の質を吟味するのに有用です。治療の研究における質問は次のようなものです。

1. 患者の振り分けは本当にランダム化されていたか？

ランダム化の重要性は簡単に理解できます。研究で患者さんがランダム化されていないときのことを考えればよいのです。たとえば、オープンラベル・トライアルが一例です。医師は無意識下に重症の患者さんを治療群に入れ、患者さんのアウトカムを良くしようとするかもしれません。単に良い医者なのかもしれませんが、良い質の研究にはなりません[*2]。

適切なランダム化は一番重要な方法論で、治療の研究においてグループ間の交絡因子を均等に分布させます。治療という要素だけを両群の唯一の違いにするのです。そうすれば、治療の吟味も適切になります。交絡因子の均等化は重要です。個々の治療への反応にはたくさんの理由がありうるからです。交絡因子がランダム化によって管理されていないと、因果関係（治療とアウトカム）を推測するエビデンスの強さは損なわれます。

ランダム化の方法はたくさんあり、標準とされ、受容されています。多くの他施設研究では、ブロックランダム化が行われており、施設間のバイアスを排除しています。（各センターが各グループに同じような比率で患者さんを割り振るのです）。一般的に、グループの割り振りがランダムと言えるのは、各患者さんが均等な確率で振り分けられたときです。ランダム化のプロセスは"Methods"のところで説明されていなければなりません。ランダム化が適切に行われていると示すためには、たくさんの因子が"Table 1"に説明されていなければなりません。もし、性別、年齢、基礎疾患などが二つのグループ間で均等なら、他の可能性のあるバイアスもおそらくは均等に分布されており、ランダム化はうまくいっているだろうと推測できます。Table 1 を吟味するのは重要です。著者らはベースラインの関係ある因子をすべて報告することは求められていません。たとえば、ある研究で冠動脈疾患の治療を吟味しているとき、比較群のほうが喫煙者が多かったらどうでしょう？　著者らは「喫煙者」をどのように定義しているのでしょう？　実験群の治療成績は良くて、それは喫煙者のほうがより病んでいるせいかもしれません。実験介入の利益ではないかもしれないのです。

2. 臨床的に意味のあるアウトカムはすべて報告されていたか？

ある治療が効いているかどうかを決めるためには、研究者は特にアウトカム測定に言及せねばなりません。通常、それは一次アウトカムといくつかの二次アウトカムに分けられています。家庭医学では、患者ベースのアウトカムか疾患ベースのアウトカムかを分けるのに私たちはとても慎重です[*3]（第2章で議論しました）。

この質問でわかるもう一つの重要なコンセプトは、組み合わせエンドポイントです。組み合わせエンドポイント（combination endpoint）は治療が有効だったかどうかを決めるた

[*2] 訳注——逆に「悪質な」医者なら、軽症の患者さんを治療群に入れ、その医薬品をよくみせようとするかもしれない。

[*3] 訳注——当然であるが、この違いの重要性はすべての臨床医学において適応され、「家庭医学」特有の問題ではない。

め、たくさんの異なるアウトカムが集められることと定義されます。「ベナゼプリルとアムロジピン、あるいはハイドロクロロサイアザイドのどちらがハイリスクな高血圧患者さんに効くのか？（Benazepril plus amlodipine or hydrochlorothiazide for hypertension in high-risk patients）」[10]という論文では、研究者はベナゼプリルとアムロジピンの組み合わせと、ベナゼプリルとハイドロクロロサイアザイドを比較し、アムロジピンの併用がベターかどうかを調べました。彼らは組み合わせエンドポイントを使い、それは心血管系を原因とした死亡、死に至らなかった心筋梗塞、死に至らなかった脳卒中、狭心症による入院、突然の心停止と蘇生、そして冠動脈血管再建術でした。著者らはアムロジピンの併用は「より良い」と主張しました。統計的には、確かにすべてのエンドポイントが合計されたときにはその主張は本当でした。しかし、ただ一つのエンドポイント、心筋梗塞だけが統計的に優位なただ一つの違いだったのです。統計の純粋主義者ならこう言うでしょう。たくさんのアウトカムが測定されているので、「統計的に有意な」p値は適切に調整されていなければならない〔ボンフェローニ（Bonferroni）補正〕と[*4]。心筋梗塞を減らすことは、確かに患者ベースのアウトカムです。しかし、著者らはそのアウトカムについてのデータを示していませんでした。私たちは自分たちでそれがどのくらい重要だったか決めなければならなかったのです。つまり、心筋梗塞の違いは大きかったのか、ちょっとした違いだったのか？　著者らは数をこねくり回して主張を正当化できます。もっと薬を売ることができるのです。そういう論文は山のようにあります。そういう論文を見抜くことが重要です。患者さんのニーズに合った決定をするために。

　もう1つ、スタディー・デザインの間違いについて。「案山子（かかし）分析」と呼ばれるものです。新しい実験的医薬品が標準的治療と比べられないとき、標準的な治療より劣っているとわかっているものと比べられたときにこれが起きます。「カルベジロールとメトプロロールを慢性心不全患者で比較したCarvedilol Or Metoprolol European Trial（COMET）：ランダム化比較試験〔Comparison of carvedilol and metoprolol on clinical outcomes in patients with chronic heart failure in the Carvedilol Or Metoprolol European Trial (COMET)：randomized controlled trial〕」[11]で、著者らはカルベジロール 25 mg 1日2回と、メトプロロール 50 mg 1日2回を比較し、心不全患者の死亡率がわずかにカルベジロール群で良かったことを発見しました。著者らはこう結論しました。「私たちの結果が示唆するのは、カルベジロールはメトプロロールに比べて生存期間を延ばすことができる」。しかし、メトプロロールの投与量は心不全に使われる最大量ではなかったのです。彼らの結論は案山子分析に基づいています。もし、適切な量のメトプロロールが使われていたら、結果は同じだったでしょうか？　さぁ、それは誰にもわかりません。私たちのアカデミック・センターでもメトプロロールでなく、カルベジロールを処方する医師がいます。この研究のためです。

---

*4 訳注——Bonferroni補正は、独立に検討した相関を解析した数で割り、p値の有意水準を測ること。解析数が6なら、有意水準は$p = 0.05$ではなく、$0.05 \div 6 = 0.0083$……となる。

3. 研究対象の患者は、自分たちの診療現場におけるそれと似ているか？

その治療が私たちの患者さんに適切かを考えています。もし、研究の患者さんが私たちのそれと違っていたら、その結果は私たちの患者さんの意思決定には使えないかもしれません。「低用量アスピリン、徐放性ジピリダモール、あるいはその併用による脳卒中二次予防」試験で、著者らはアスピリンが脳卒中の二次予防に有効であると結論づけました[12]。しかし、一次予防に効くとそこから推測することはできません。二次予防の患者さんはより重症で、より進行した粥状動脈硬化をもっているからです。

選択バイアスとは、医学論文作成方法によっても生じます。多くの研究は三次ケア病院で行われており、選択バイアスが生じます。こうした研究の患者さんは、プライマリケアを提供する場での患者さんとは似ていない可能性が高いのです。最近、この問題に対する取り組みが行われています。プライマリケアをベースにする研究ネットワーク (primary care based research networks：PBRN) ができているのです。たとえば、OKPRN、RIOS NET、PEARL NETWORK、SNOCAP、IMPLICIT NETWORK などがこれに当たります。あるプラクティス・ベースの研究ネットワークは基本的なコンセプト、「プライマリケア医の研究場所は自分たちの診療現場である」に基づいています。紹介先のアカデミックなセッティングで起きやすい選択バイアスに対峙しているのです。患者背景は診療している医師によって違うのです。質問のタイプも診療している医師に関係しているのです。米国政府ヘルスケア研究質機構 (United States government Agency on Healthcare Research and Quality：AHRQ) はこのレベルでの新しい知識を開発することを強調しています。診療の他の部分同様、私たちはこれがどんどん進歩していくことを期待しています。「研究対象の患者さんはあなたのそれと似ているか？」の重要性同様、情報のもとは大事なのです。

4. 臨床的、統計的有意のどちらもが考慮されていたか？

この質問の意味は次の例でよくわかります。私たちは何気なく、*New England Journal of Medicine* の論文を読んでいました。そこでのアウトカム変数はアンケートのスコアで、40 以上の質問からなっていました。しかし、そのアンケートによる精神測定の信頼性や妥当性は一度も示されていなかったのです。著者らは 2、3 ポイントの違いをもって効果を謳っていました。「統計的に有意」だったというのです。私たちにはすぐわかったのですが、臨床的な有意差は全然議論されていなかったのです。このコンセプトは、第 2 章で論じた患者さんベースの意味のあるエビデンスと密接に関係しています。逆もまた真なりです。統計的な有意差のでないトレンドも重要かもしれません。特に、知識を探索している初期の段階では。この問題はパワーの足りない研究でひどくなります。残念ながら、「統計的有意差」のない研究に対する出版バイアスはひどいのです。このような研究は全然発表されないのです。

5. その治療はあなたの現場で使えるか？

典型例は、心筋ダメージが起きたときの緊急血管再建術でしょう。大きな病院では可能でしょうが、この周辺の地域の病院では無理です。これは臨床的なジレンマです。地方によっては患者さんに理想的な治療の選択、アクセスがないのです。そのような地域の病院の治療医にとって、緊急血管再建術は手に入らない利益なのです。

6. 研究に参加したすべての患者が結論にカウントされていたか？

これは研究のドロップアウト率の問題です。研究者の責任であり、患者さんが継続できるようなスタディー・デザインかどうかの問題です。もし、ある研究がかなり厳しいもので、患者さんがその薬の効果がない、あるいは有害であると感じたら、ドロップアウト率は増すでしょう。ここにバイアスが生じ、実験薬の効果が増したようにみえるのです。もし、アウトカム測定の効果サイズに比べてカウントされない症例が多かったら、解釈不能の結果となってしまうでしょう。たとえば、「シロスタゾールとpentoxifyllineの間欠性跛行治療の比較（A comparison of cilostazol and pentoxifylline for treating intermittent claudication)」研究では、ドロップアウト率は17％でした[13]。効果サイズはドロップアウト率のために全くわからなくなっていました。大事なのは、研究に参加した数と報告された結果の数を比較することです。これでドロップアウト率が計算でき、二つの群の効果サイズと比較できるのです。

7. ランダム化された患者群で分析がなされたか？

これはintention-to-treat分析として知られています。研究のMethodsを吟味するとき、きちんとintention-to-treat分析が使われていたかが説明されているはずです。intention-to-treat分析では、患者さんは研究参加時から分析まで残っていなければならず、研究プロトコルを遵守していたか否かは関係ありません。たとえば、もし、ある患者さんが実験薬グループにいて、副作用が起き、実験薬服用をやめてしまった場合でも、そういう患者さんも分析時には実験薬群にカウントされなければならないのです。これは理にかなったことです。医師と患者さんはある治療について決めようとしているのです。その治療に耐えられるかどうかは、やってみないとわからないのです。このような分析を使えば、研究情報は意思決定する診療医に意味があるものになります。

　多くの研究では、この用語は間違って使われています。たとえば上の例で言うと、「シロスタゾールとpentoxifyllineの間欠性跛行治療の比較」です。著者たちは「慣らし運転」期間を設け、患者さんはランダム化の前に研究薬を投与されていました。もし、患者さんが服用に耐えられなかったとき、彼らは研究から排除されていたのです。実験薬を飲めなかったり効果がないと感じた患者さんは排除され、実験薬の効果を過大解釈する重大なバイアスが生まれたのです。

8. すべての患者、医療者、研究者はブラインド化されていたか？

ランダム化二重盲検試験が尊重されるのは、因果関係を推論するベストな方法だからです。多くの研究はアウトカムに影響するバイアスや交絡因子を最小限にしようと試みます。ランダム化に加え、「ブラインド化」はスタディー・デザインの要です。診療医と研究者も人間であり、無意識下に（あるいはそうと知って）研究仮説に好みをもっています。研究者は仮説を実証したいのです。ここには、研究資金、社会的地位、経済的理由も絡んでいることが多いです。効果がないという結果を示すのに多くの時間とエネルギーを費やすのは難しいですし、非ブラインド研究の典型的なバイアスはカルテレビューのときに起きます。あるいは画像結果などの解釈の結果です。カテゴリーへの振り分けも恣意的になりえます。良い研究はバイアスを最小限に抑えます。ブラインド化はアウトカムを気にすることなく、結果を観察し、解釈することを可能にするのです。

医療者だけでなく、患者さんもブラインド化されねばなりません。プラセボ効果を考慮に入れているからです。良くなる期待は生理的に自覚的な改善に至るかもしれません。読者にはプラセボも治療の一選択肢であると考えて欲しいです。参加者が「頭のなかで」でっちあげたものではないのです。

9. 実験的介入以外の治療は均等だったか？

これは特に重要で、治療の行動的要素が効果のアウトカムに影響するかもしれないからです。単に研究プログラムに参加するだけで利益があります。たとえば、受診機会や検査の数が違うなど。「ケア」を受けるという社会的な変数が交絡因子になりうるのです。たとえば、低分子量ヘパリンと未分画ヘパリンを比較して急性深部静脈血栓の治療効果をみるとき、ナースが未分画ヘパリングループの凝固を4時間おきにチェックし、低分子量ヘパリンでは8時間おきにバイタルサインを測るだけだったらどうでしょう？[14] 未分画ヘパリン患者さんの容態が悪化したとき、ナースはすぐにみつけることでしょう。結果として、両者の副作用の頻度に影響を与えるかもしれません。

■ ストーリー・タイム ■

私は最近、ある男性を診ました。「毎年スクリーニングが必要とされる前立腺特異抗原（prostatic specific antigen：PSA）」をチェックしに来たのです。私はさらに話を聞きました。彼は言いました。「私くらいの年齢になると、検査を受けることになっているんです」。私たちは患者さんに指導していました。この検査は推奨すべきエビデンスが全くないことを。このときも同じことをして、わかっていること、わかっていないこと、それをどうやって知ったか、検査を受けること、受けないことのトレードオフを説明しました。彼は私を遮って言いました。「本当のことを言うと、妻が検査を受けさせたがっているんだ」。結局わかったのは、新しいベンチャー・ビジネス絡

みで、認知前カウンセリングなどが関係していたのでした。患者さんの奥さんが（そして患者さん自身も）情報を必要としているとわかったので、私はPLCO試験[15]とヨーロッパランダム化PSAスクリーニング試験[16]を印刷しました。アブストラクトの情報をまとめ、患者さんに持たせました。しかし、ヨーロッパ試験の相対リスク減のところは消しておきました。そこでは、「PSAを用いたスクリーニングで前立腺がんのリスクが20%減らした」と主張していたからです。それは紛らわしいものでした。相対リスク減は利益を過大評価するからです。また、二つの研究の方法の質について重要な点を強調しました。どちらの論文も治療の副作用に言及していなかったのです。リスクと利益をフェアに比較する方法はなかったのです。彼に尋ねました。検査を受けたいですかと。彼はノーと言いました。検査用紙を渡し、奥さんと相談するよう言いました。その後、他のオプションやスクリーニングの選択肢を話し合いました。どれも米国予防サービス・タスクフォース（United States Preventative Services Task Force：USPSTF）基準を満たしていませんでしたが、彼は直腸診を受けました。検査は正常だったと彼に伝えると、「ありがとう」と彼は言いました。私は答えました。「この検査の後で感謝されたのは初めてですよ」。彼は言いました。「妻に伝える何かができたんだよ」。

この物語のポイントは……ときに、患者さんは正しい答えを得るために、ナラティブな答えが必要です。

情報の質を吟味するナラティブな側面

本書のパートⅠで述べたように、研究方法の質を吟味できると、次のような疑問に答えることができるようになります。「結果は信じられるだろうか？」。ジャーナルクラブでこのような質問をするとき、論文の著者の主張にグループの面々がしばしば異を唱えるのは驚くばかりです。私たちに信じられない結論を、患者さんが信じるべきでしょうか？「科学」は社会においてすでに突出した地位を与えられています。そのことを理解するのは重要です。患者さんの物語の価値は低くみられています。エビデンスをしっかり吟味すると、しばしば研究者は物語をでっち上げていることがわかるでしょう。意味のある物語とは、患者さんが自分自身のものと選択するような物語です。私たちは、知っていること、知っているふりをしていること、「知っている」かのようなものに誠実で、実直であるべきです。「科学」はプロセスのなかにかなり主観が入っているのです。研究者は誰でも方法論を選ぶときにトレードオフの難しい決断を迫られているのです。

私たちの臨床シナリオへの応用

私たちの目的の一つは、読者が元論文を読むことを促すことです。そのため、私たちは

4,444人の冠動脈疾患をもつ患者さんのコレステロールを下げるランダム化試験全文 (Scandinavian Simvastatin Survival Study 4S) を載せました。誰かにこのプロセスを教えるとき、ある特殊な情報をどこでみつけるか理解するのは大切です。標準的な研究論文は五つのセクションに分けられます。アブストラクト (Abstract)、緒言 (Introduction)、方法 (Methods)、結果 (Results)、考察 (Discussion) です。私たちが論じた方法論解説については多くが方法 (Methods) のセクションに載っています。ここが研究のタイプと質をチェックするところなのです。結果 (Results) は、表と図のところにだいたい意味のある情報が載っています。タイトル、見出し、グループ、比較のタイプ、一定のアウトカムを注意深く読まねばなりません。患者さんベースのエビデンスを探し出し、サブグループ解析を無視するのです。好例は、私たちが選んだ診断の論文です。この論文は全部再掲されています。論文から情報をみつける練習ができるでしょう。

Randomised trial of cholesterol lowering in 4444 patients with coronary heart disease: the Scandinavian Simvastatin Survival Study (4S)

Scandinavian Simvastatin Survival Study Group*

Summary

Drug therapy for hypercholesterolaemia has remained controversial mainly because of insufficient clinical trial evidence for improved survival. The present trial was designed to evaluate the effect of cholesterol lowering with simvastatin on mortality and morbidity in patients with coronary heart disease (CHD). 4444 patients with angina pectoris or previous myocardial infarction and serum cholesterol 5·5–8·0 mmol/L on a lipid-lowering diet were randomised to double-blind treatment with simvastatin or placebo.

Over the 5·4 years median follow-up period, simvastatin produced mean changes in total cholesterol, low-density-lipoprotein cholesterol, and high-density-lipoprotein cholesterol of −25%, −35%, and +8%, respectively, with few adverse effects. 256 patients (12%) in the placebo group died, compared with 182 (8%) in the simvastatin group. The relative risk of death in the simvastatin group was 0·70 (95% CI 0·58–0·85, p=0·0003). The 6-year probabilities of survival in the placebo and simvastatin groups were 87·6% and 91·3%, respectively. There were 189 coronary deaths in the placebo group and 111 in the simvastatin group (relative risk 0·58, 95% CI 0·46–0·73), while noncardiovascular causes accounted for 49 and 46 deaths, respectively. 622 patients (28%) in the placebo group and 431 (19%) in the simvastatin group had one or more major coronary events. The relative risk was 0·66 (95% CI 0·59–0·75, p<0·00001), and the respective probabilities of escaping such events were 70·5% and 79·6%. This risk was also significantly reduced in subgroups consisting of women and patients of both sexes aged 60 or more. Other benefits of treatment included a 37% reduction (p<0·00001) in the risk of undergoing myocardial revascularisation procedures.

This study shows that long-term treatment with simvastatin is safe and improves survival in CHD patients.

Lancet 1994; **344**: 1383–89

*Collaborators and participating centres are listed at the end of the report.

Correspondence to: Dr Terje R Pedersen, Cardiology Section, Medical Department, Aker Hospital, N 0514 Oslo, Norway

Introduction

High serum cholesterol is regarded by many as the main cause of coronary atherosclerosis.[1] Several cholesterol-lowering interventions have reduced coronary heart disease (CHD) events in primary and secondary prevention clinical trials.[2-9] Expert panels in Europe and the USA have therefore recommended dietary changes and, if necessary, addition of drugs to reduce high cholesterol concentrations—specifically low-density-lipoprotein (LDL) cholesterol[10-13]—especially in patients with CHD. However, these recommendations have been questioned,[14,15] mainly because no clinical trial has convincingly shown that lowering of cholesterol prolongs life. Furthermore, overviews of these trials have suggested that survival is not improved, particularly in the absence of established CHD, because the observed reduction of CHD deaths is offset by an apparent increase in non-cardiac mortality, including cancer and violent deaths.[14-18]

Simvastatin is an inhibitor of hydroxy-methylglutaryl coenzyme A (HMG-CoA) reductase, which reduces LDL cholesterol[19,20] to a greater extent than that achieved in previous diet and drug intervention trials. The Scandinavian Simvastatin Survival Study (4S) was conceived in April, 1987, to test the hypothesis that lowering of cholesterol with simvastatin would improve survival of patients with CHD. Other objectives were to study the effect of simvastatin on the incidence of coronary and other atherosclerotic events, and its long-term safety.

Patients and methods

Organisation

The study design has been published previously.[21] Patients were recruited at 94 clinical centres in Scandinavia. A steering committee made up of cardiologists, lipidologists, and epidemiologists had scientific responsibility for the study and all reports of the results. One member was the scientific coordinator who worked closely with the study monitors in the Scandinavian subsidiaries of Merck Research Laboratories. Major study events were classified by an independent endpoint classification committee (two experienced cardiologists) without knowledge of treatment allocation. A data and safety monitoring committee performed independent interim analyses of total mortality at prespecified numbers of deaths. The statistician of this committee received information on all deaths directly from the investigators. The study protocol was approved by regional or, if applicable, national ethics committees and by the regulatory agencies in each of the participating Scandinavian countries.

図 10.1a **4S 試験**
[Scandinavian Simvastatin Survival Study Group, Randomized trial of cholesterol lowering in 4444 patients with coronary heart disease : the Scandinavian Simvastatin Survival Study (4S). *The Lancet*. **344** / 8934：1383-89. Copyright (1994) を、Elsevier の許可を得て再掲]

Recruitment and randomisation

Patient records of men and women aged 35–70 years with a history of angina pectoris or acute myocardial infarction (MI) were systematically screened for study eligibility. The exclusion criteria were: premenopausal women of childbearing potential, secondary hypercholesterolaemia, unstable or Prinzmetal angina, tendon xanthomata, planned coronary artery surgery or angioplasty, MI during the preceding 6 months, antiarrhythmic therapy, congestive heart failure requiring treatment with digitalis, diuretics, or vasodilators, persistent atrial fibrillation, cardiomegaly, haemodynamically important valvular heart disease, history of completed stroke, impaired hepatic function, partial ileal bypass, history of drug or alcohol abuse, poor mental function, other serious disease, current treatment with another investigational drug, or hypersensitivity to HMG-CoA reductase inhibitors. Potentially eligible patients were invited to the clinic for a briefing about the study. If none of the exclusion criteria applied and the patient consented, fasting serum cholesterol and triglyceride were determined by a local laboratory. If serum total cholesterol was >5·5 mmol/L, patients were invited to participate in the study and were given dietary advice.[11] After 8 weeks blood was drawn and serum was sent to the central laboratory for analysis of lipid concentrations and a 2-week placebo run-in phase was initiated. If serum cholesterol was 5·5 to 8·0 mmol/L, serum triglyceride was ≤2·5 mmol/L, and the patient was compliant and still eligible, final informed consent was obtained and the patient was randomly assigned to treatment with simvastatin 20 mg or placebo, to be taken before the evening meal. Randomisation was stratified for clinical site and previous MI.

Laboratory measurements

The patients visited the clinics every 6 weeks during the first 18 months and every 6 months thereafter for determination of serum aspartate aminotransferase, alanine aminotransferase, and creatine kinase in the local laboratories. Routine haematology and urine examinations were done at baseline and at the final visit. Lipids were measured[21] at the central laboratory every 6 weeks during the first 6 months and half yearly thereafter. Patients were queried for adverse experiences after 6 weeks, 12 weeks, and 6 months, and every 6 months thereafter. A clinical examination with resting electrocardiogram was performed annually.

Dosage titration

Dosage was adjusted, if necessary, at the 12-week and 6-month visits, on the basis of serum total cholesterol at 6 and 18 weeks. The goal of treatment was to reduce serum total cholesterol to 3·0–5·2 mmol/L. A computer program at the central laboratory issued dosage adjustment messages without revealing lipid levels or treatment allocation. Patients in the simvastatin group whose serum cholesterol was out of range had their dose increased to 40 mg daily, as two 20 mg tablets, or reduced to one 10 mg tablet. To maintain the double-blind, patients in the placebo group were randomly assigned to take matching placebo tablets.

Endpoint definition, ascertainment, and analysis

The primary endpoint of the study was total mortality. The secondary endpoint, analysed by time of first event, was "major coronary events", which comprised coronary deaths, definite or probable hospital-verified non-fatal acute MI, resuscitated cardiac arrest, and definite silent MI verified by electrocardiogram. The tertiary endpoints, also analysed by time of first event, were: (1) any coronary event, ie, the secondary endpoint events plus myocardial revascularisation procedures and hospital admission for acute CHD events without a diagnosis of MI (mainly prolonged chest pain); (2) death or any atherosclerotic event (coronary, cerebrovascular, and peripheral), ie, death from any cause and events included under the first tertiary endpoint, plus hospital-verified non-fatal non-coronary atherosclerotic events; (3) incidence of myocardial revascularisaton procedures, either coronary artery bypass grafting or percutaneous transluminal coronary angioplasty; (4) incidence of hospital admission for acute CHD events without a diagnosis of MI. The fifth and final tertiary endpoint, which relates to health economics, will be addressed in a subsequent report. The protocol specified subgroup analyses of females and of patients aged ≥60 years, with recognition that these analyses had less statistical power than those based on the whole population. Whether the patients were alive or not was ascertained half-yearly and at the end of the study by contact with each patient or another member of the household. Cause of death was ascertained from hospital records and death certificates, as well as interviews with physicians and relatives. A summary of these records, and of hospital records of patients with suspected nonfatal endpoint events, was provided to the endpoint classification committee, who then determined and categorised each event for use in the analysis.

Hospital-verified cardiovascular events were classified according to a modification of the WHO MONICA method.[22,23] Annual electrocardiograms were coded for major Q-wave pattern changes,[24] with confirmation by visual overreading. When such a change appeared without a corresponding hospital-verified acute MI, a silent MI was recorded and dated as the midpoint between the two corresponding visits.

The study was planned to have 95% power to detect a 30% reduction in total mortality at α=0·05 (two-sided, adjusted for three preplanned interim analyses and one final analysis). To achieve this power the protocol specified 4400 patients to be followed until the occurrence of 440 deaths, unless the trial was stopped early on the basis of an interim analysis. Vital status was monitored throughout the study. Treatment group differences were assessed by the logrank test. Relative risk and 95% confidence intervals were calculated with the Cox regression model.[25] Mortality data were also analysed with the same model, with baseline variables that were significantly related to outcome. Two-sided p values ≤0·05 were regarded as significant and only in the case of the primary endpoint was the significance level adjusted for the three interim analyses. All data were analysed by intention-to-treat.

Results

Of the 7027 patients recruited for the diet period 4444 fulfilled the entry criteria and were randomised between May 19, 1988, and Aug 16, 1989. The main reasons for exclusion were serum total cholesterol after diet outside the 5·5–8·0 mmol/L range (n=1300), serum triglyceride >2·5 mmol/L (n=864), and unwillingness to participate (n=396).

Having completed the third (and final) interim analysis of available endpoint reports, the data safety and monitoring committee advised (on May 27, 1994) that the study should be stopped as soon as was possible. At this analysis the p value crossed the boundary of the predefined statistical guideline. After discussion with the chairman of the steering committee, Aug 1, 1994 was selected as the cut-off date at which it was anticipated that the protocol-specified target of 440 deaths would be approximated.

Median follow-up time was 5·4 years (range of those surviving was 4·9–6·3). Confirmation of whether the patients were alive or dead was obtained in every case at the end of the study. The two treatment groups were well matched at baseline (table 1). 288/2223 (13%) patients in the placebo group and 231/2221 (10%) in the simvastatin group stopped taking their tablets. Adverse events were the reason for discontinuing therapy in 129 patients in the placebo group and 126 in the simvastatin group, and patient reluctance to continue accounted for most of the remainder.

図 10.1b **4S試験**

	Placebo (n=2223)	Simvastatin (n=2221)
No (%) of patients		
Male	1803 (81)	1814 (82)
Female	420 (19)	407 (18)
Age ≥60 yr	1126 (51)	1156 (52)
Qualifying diagnosis		
Angina only	456 (21)	462 (21)
Infarction only	1385 (62)	1399 (63)
Both angina and infarction	381 (17)	360 (16)
Time since first diagnosis of angina or infarction		
≤1 yr	589 (26)	602 (27)
>1–5 yr	961 (43)	929 (42)
>5 yr	673 (30)	690 (31)
Major ECG Q-wave	782 (35)	724 (33)
Secondary diagnoses		
Hypertension	584 (26)	570 (26)
Claudication	123 (6)	130 (6)
Diabetes mellitus	96 (4)	105 (5)
Previous CABG or angioplasty	151 (7)	189 (9)
Non-smokers	562 (25)	558 (25)
Ex-smokers	1065 (48)	1121 (50)
Smokers	596 (27)	542 (24)
Other therapy		
Aspirin	815 (37)	822 (37)
Beta-blockers	1266 (57)	1258 (57)
Calcium antagonists	668 (30)	712 (32)
Isosorbide mono/dinitrate	727 (33)	684 (31)
Thiazides	138 (6)	151 (7)
Warfarin	51 (2)	29 (1)
Fish oil	293 (13)	283 (13)
Mean (SD)		
Age (yr) men	58.1 (7.2)	58.2 (7.3)
Age (yr) women	60.51 (5.7)	60.5 (6.4)
Body mass index (kg/m²)	26.0 (3.3)	26.0 (3.4)
Heart rate	64.2 (10.1)	63.8 (10.1)
Blood pressure (mm Hg)		
Systolic	139.1 (19.6)	138.5 (19.6)
Diastolic	83.7 (9.5)	83.2 (9.5)
Cholesterol (mmol/L)		
Total	6.75 (0.66)	6.74 (0.67)
HDL	1.19 (0.29)	1.18 (0.30)
LDL	4.87 (0.65)	4.87 (0.66)
Triglycerides (mmol/L)	1.51 (0.52)	1.49 (0.49)

CABG=coronary artery bypass grafr; HDL=high-density lipoprotein; LDL=low-density lipoprotein.

Table 1: **Baseline characteristics of randomised patients**

Changes in serum lipid concentrations

37% of the patients taking simvastatin had their dose raised to 40 mg during the first 6 months after randomisation, while the rest continued to take 20 mg daily, except for 2 patients whose dosage was reduced to 10 mg daily, according to protocol.

Lipid concentrations showed little change in the placebo group, except for an upward drift in serum triglycerides. After 6 weeks of therapy with simvastatin, at which point all patients were still taking 20 mg daily, total cholesterol was reduced on average by 28%, LDL cholesterol by 38%, and triglycerides by 15%, whereas high-density-lipoprotein (HDL) cholesterol rose by 8%. After 1 year, 72% of the simvastatin-treated patients had achieved the total-cholesterol goal (<5.2 mmol/L). In subsequent years there was a small increase in mean total and LDL cholesterol, while HDL cholesterol and triglycerides tended to move in parallel with changes in the placebo group. Over the whole course of the study, in the simvastatin group the mean changes from baseline in total, LDL, and HDL cholesterol, and serum triglycerides, were −25%, −35%, +8% and −10%, respectively. The corresponding values in the placebo group were +1%, +1%, +1%, and +7%, respectively. 35 patients in the placebo group were switched to lipid-lowering drugs, either because serum cholesterol rose above the protocol-specified limit of 9.0 mmol/L (16 patients) or because such therapy was initiated by non-study physicians (19 patients).

Mortality

The primary endpoint was total mortality. During the double-blind study period 438 patients died, 256 (12%) in the placebo group and 182 (8%) in the simvastatin group (table 2); the relative risk was 0.70 (95% CI 0.58–0.85, p=0.0003) with simvastatin. The Kaplan-Meier 6-year (70 months) probability of survival (figure 1) was 87.7% in the placebo group and 91.3% in the simvastatin group. Adjustment for the baseline covariates made no material difference to the results for survival or the other endpoints. There were 189 coronary deaths in the placebo group (74% of all deaths in this group), compared with 111 in the simvastatin group. The relative risk of coronary death was 0.58 (95% CI 0.46–0.73) with simvastatin. This 42% reduction in the risk of coronary death accounts for the improvement in survival. There was no statistically significant difference between the two groups in the number of deaths from non-cardiovascular causes. There were similar numbers of violent deaths (suicide plus trauma) in the two groups, 7 versus 6. Of the fatal cancers, 12/35 in the placebo group and 9/33 in the simvastatin group arose in the gastrointestinal system. There were similar numbers of cerebrovascular deaths in the two groups, and the difference (6 vs 11) in deaths from other cardiovascular diseases is not significant.

Nonfatal and combined endpoints

The secondary study endpoint was major coronary events: coronary death (table 2), nonfatal definite or probable MI, silent MI, or resuscitated cardiac arrest (table 3). 622 (28%) patients in the placebo group and 431 (19%) in the simvastatin group had one or more secondary endpoint events. The relative risk of a major coronary event in the simvastatin group was 0.66 (95% CI 0.59–0.75, p<0.00001). The Kaplan-Meier 6-year

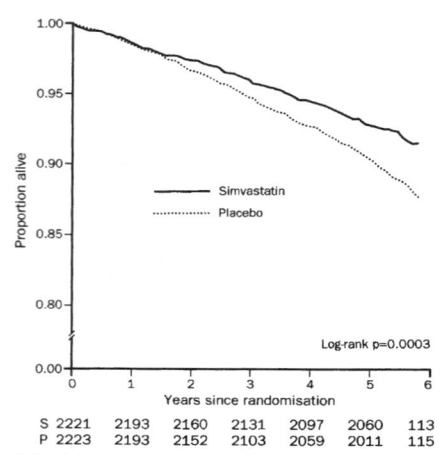

Figure 1: **Kaplan-Meier curves for all-cause mortality**
Number of patients at risk at the beginning of each year is shown below the horizontal axis.

	0	1	2	3	4	5	6
S	2221	2193	2160	2131	2097	2060	113
P	2223	2193	2152	2103	2059	2011	115

図 10.1c **4S 試験**

THE LANCET

Table 2: **Mortality and causes of death**

Causes of death	No (%) of patients		Relative risk (95% CI)
	Placebo (n=2223)	Simvastatin (n=2221)	
Definite acute MI	63	30	
Probable acute MI	5	5	
Acute MI not confirmed			
Instantaneous death	39	29	
Death within 1 h*	24	8	
Death within 1–24 h	15	9	
Death >24 h after onset of event	11	10	
Non-witnessed death†	23	13	
Intervention-associated‡	9	7	
All coronary	189 (8·5)	111 (5·0)	0·58 (0·46–0·73)
Cerebrovascular	12	14	
Other cardiovascular	6	11	
All cardiovascular	207 (9·3)	136 (6·1)	0·65 (0·52–0·80)
Cancer	35	33	
Suicide	4	5	
Trauma	3	1	
Other	7	7	
All noncardiovascular	49 (2·2)	46 (2·1)	
All deaths	256 (11·5)	182 (8·2)	0·70 (0·58–0·85)

Relative risk, calculated by Cox regression analysis. MI=myocardial infarction.
*Following acute chest pain, syncope, pulmonary oedema, or cardiogenic shock.
†With no likely non-coronary cause. ‡Coronary death within 28 days of any invasive procedure.

Table 3: **Patients with nonfatal cardiovascular events during follow-up**

Event	No (%) of patients*	
	Placebo (n=2223)	Simvastatin (n=2221)
Major coronary		
Definite acute MI	270 (12·1)	164 (7·4)
Definite or probable acute MI	418 (18·8)	279 (12·6)
Silent MI	110 (4·9)	88 (4·0)
Resuscitated cardiac arrest	0	1
Acute MI, intervention-associated	25	12
Any major coronary*	502 (22·6)	353 (15·9)
Coronary surgery or angioplasty	383 (17·2)	252 (11·3)
Non-MI acute CHD	331 (14·9)	295 (13·3)
Acute non-CHD cardiac	109 (4·9)	109 (4·9)
Cerebrovascular		
Stroke, non-embolic	33	16
Stroke, embolic	16	13
Stroke, haemorrhagic	2	0
Stroke, unclassified	13	15
Stroke, intervention-associated	10	3
Transient ischaemic attack	29	19
Any cerebrovascular*	95 (4·3)	61 (2·7)
Other cardiovascular	33 (1·5)	24 (1·1)

*A patient with 2 or more events of different types will appear more than once in a column but only once in a row.

probability of escaping such events was 70·5% in the placebo group and 79·6% in the simvastatin group (figure 2A). The relative risk of hospital-verified non-fatal definite or probable acute myocardial infarction was 0·63 (95% CI 0·54–0·73).

Results for the four tertiary endpoints are presented below. The relative risk of having any coronary event in the simvastatin group was 0·73 (95% CI 0·66–0·80, p<0·00001). The 6-year Kaplan-Meier probability of escaping any coronary event was 56·7% in the placebo group and 66·6% in the simvastatin group (figure 2B). The relative risk of death or having any atherosclerotic cardiovascular event was 0·74 (95% CI 0·67–0·81, p<0·00001). The probability of escaping such events was 53·0% in the placebo group and 62·9% in the simvastatin group (figure 2C). Simvastatin also reduced the patient's risk of undergoing coronary artery bypass surgery or angioplasty (table 3 and figure 2D): the relative risk was 0·63 (95% CI 0·54–0·74, p<0·00001). There was no significant difference between treatment groups with regard to non-MI acute CHD events. A post-hoc analysis was performed on fatal plus nonfatal cerebrovascular events: there were 98 patients with such events in the placebo group and 70 in the simvastatin group, relative risk 0·70 (95% CI 0·52–0·96, p=0·024).

Results in women and patients aged ≥60

The results in the protocol-specified subgroups are presented in table 4. Only 52 of the 827 women died in the trial, 25 (6%) in the placebo group and 27 (7%) in the simvastatin group. Of these deaths 17 and 13, respectively, were the result of CHD. The probability that a woman would escape a major coronary event was 77·7% in the placebo group and 85·1% in the simvastatin group: relative risk was 0·65 (95% CI 0·47–0·90, p=0·010). For both the primary and secondary endpoints, there were no

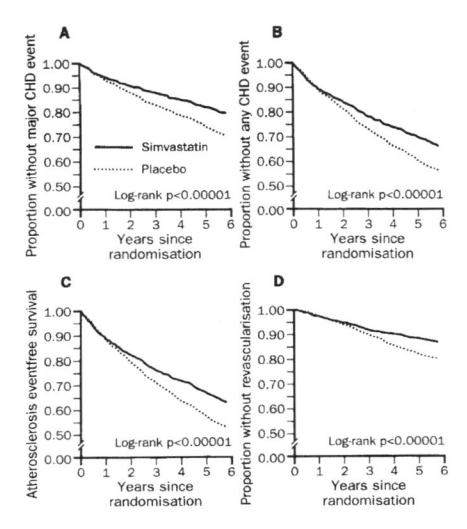

Figure 2: **Kaplan-Meier curves for secondary and tertiary endpoints**
(A) major coronary events; (B) any coronary event; (C) survival free of any atherosclerotic event; (D) myocardial revascularisation procedures.

	No (%) of patients		Relative risk* (95% CI)
	Placebo	Simvastatin	
Death			
Women	25 (6·0)	27 (6·6)	1·12 (0·65–1·93)
Men	231 (12·8)	155 (8·5)	0·66 (0·53–0·80)
Age <60 yr	89 (8·1)	55 (5·2)	0·63 (0·45–0·88)
Age ≥60 yr	167 (14·8)	127 (11·0)	0·73 (0·58–0·92)
Major coronary event			
Women	91 (21·7)	59 (14·5)	0·65 (0·47–0·91)
Men	531 (29·4)	372 (20·5)	0·66 (0·58–0·76)
Age <60 yr	303 (27·6)	188 (17·6)	0·61 (0·51–0·73)
Age ≥60 yr	319 (28·3)	243 (21·0)	0·71 (0·60–0·86)

*Calculated by Cox regression analysis.

Table 4: **Endpoints in predefined subgroups**

図10.1d　4S試験

significant interactions between treatment and either sex or age. Although the observed relative risk reductions produced by simvastatin were somewhat less in the patients aged ≥60, they were statistically significant (p<0·01 in both age groups for mortality and p<0·0001 for major coronary events) and the absolute differences between treatment groups were similar in the two age groups.

Adverse experiences

The overall frequency of adverse events was similar in the two groups. As previously noted, 6% of patients in both groups discontinued the study drug because of adverse events. In addition to the cancer deaths reported in table 2, there were 61 nonfatal cases of cancer in the placebo group and 57 in the simvastatin group, of which 14 and 12, respectively, arose in the gastrointestinal system. These totals exclude cases of non-melanoma skin cancer, of which there were 6 in the placebo group and 13 in the simvastatin group. There were no significant differences between the treatment groups for fatal plus nonfatal cancer as a whole or at any particular site. A single case of rhabdomyolysis occurred in a woman taking simvastatin 20 mg daily; she recovered when treatment was stopped. An increase of creatine kinase to more than ten times the upper limit of normal occurred in 1 and 6 patients in the placebo and simvastatin groups, respectively, but in none of the latter was this high level maintained in a repeat sample or accompanied by muscle pain or weakness. Increases of aspartate aminotransferase to more than three times the upper limit of normal occurred in 23 patients in the placebo group and 20 in the simvastatin group. For alanine aminotransferase the corresponding numbers were 33 and 49.

Discussion

As expected in a large study, the groups were well matched at baseline. 79% of patients had a history of MI. Patients were excluded if they had a history of complicated MI with significant myocardial dysfunction, or required drug therapy for heart failure. This was done to avoid excess early mortality from congestive heart failure or arrhythmias, which might dilute the postulated effect of simvastatin on deaths caused by progression of coronary atherosclerosis. These factors resulted in a selection of patients with a lower risk of death in the placebo group than has usually been seen in postinfarction populations.[13]

The effect of simvastatin on lipids was similar to that observed in other long-term controlled trials with this drug.[26,27] As often happens in long-term studies analysed by intention-to-treat, there was a slight attenuation of the mean drug effect over time, due at least in part to dilution by patients who stopped treatment but continued to provide blood samples.

Simvastatin produced highly significant reductions in the risk of death and morbidity in patients with CHD followed for a median of 5·4 years, relative to patients receiving standard care. The results in CHD endpoints and in subgroups are internally consistent and very robust. They indicate that addition of simvastatin 20–40 mg daily to the treatment regimens of 100 CHD patients, with characteristics similar to those of our patients, can be expected, on the basis of the corresponding Kaplan-Meier curves, to yield the following approximate benefits over the first 6 years: preservation of the lives of 4 of the 9 patients who otherwise would die from CHD, prevention of nonfatal MI in 7 of an expected 21 patients, and avoidance of myocardial revascularisation procedures in 6 of the 19 anticipated patients.

No previous unifactorial trial of any lipid-lowering therapy has demonstrated reduction of total or even coronary mortality during the planned follow-up period. In the extended follow-up of the first Oslo Diet-Heart study[2] there was a significant reduction after 11 years in fatal MI. In the niacin arm of the Coronary Drug Project trial there was a significant 11% reduction in total mortality over 15 years.[28] Except for the POSCH study,[9] in which patients with a history of MI underwent partial ileal bypass to reduce mean LDL cholesterol by 38%, none of these trials achieved changes in LDL cholesterol comparable with the 35% average reduction observed in this trial; the reductions in these earlier trials averaged about 10%. The POSCH trial was not large enough to show an effect on total or coronary mortality, but there was a significant 35% reduction over 5 years in CHD deaths plus nonfatal myocardial infarctions, which is in good agreement with our results. Combining the results from twenty-eight cholesterol-lowering trials, Law et al[29] estimated that the risk of coronary death plus nonfatal MI was reduced by 7% (95% CI 0–14%) per 0·6 mmol/L reduction in serum total cholesterol concentration in the first 2 years of treatment, and 22% (95% CI 15–28%) in years 3–5. In our study a mean reduction of serum cholesterol of 1·8 mmol/L (25%) was achieved. With the exclusion of silent MI, the risk of coronary death plus nonfatal MI was reduced by 37% over the whole study, by 26% in the first 2 years, and by 46% thereafter. Thus our results are consistent with the estimates of Law et al.

Our study also provided evidence for a beneficial effect of simvastatin on fatal plus nonfatal cerebrovascular events. This finding is consistent with a report[30] that lovastatin, a closely related inhibitor of HMG-CoA reductase, can reverse the progression of carotid atherosclerosis. Since it is based on a data-driven post-hoc analysis, prospective trials are needed to confirm this possible additional benefit.

Patient compliance with the demands of the study protocol was generally good and doubtless contributed substantially to the clearcut outcome. Under 1% of placebo patients discontinued study drug to receive open-label cholesterol lowering therapy—an indication that treatment allocation was seldom unblinded by measurement of serum cholesterol outside the study. This reflects in part the contemporary conservative attitude of Scandinavian physicians towards drug treatment of hypercholesterolaemia.

The impact of simvastatin on CHD seems to begin after about 1 year of therapy and increases steadily thereafter. This is consistent with several angiographic studies showing beneficial effects on coronary atherosclerosis within 2 years of effective lipid-lowering therapy.[31,32] Progression of coronary atherosclerotic lesions clearly predicts subsequent coronary events.[13] Lately the Multicentre Anti-Atheroma Study (MAAS) investigators[27] showed by quantitative angiography a retardation of the progression of coronary atheromatous lesions, compared with standard care, at 2 and 4 years after starting treatment with simvastatin in patients similar to those studied in 4S. Significantly fewer new lesions and total occlusions developed in the simvastatin group. Coronary lesions may stabilise as their lipid core shrinks or at least

図 10.1e **4S 試験**

does not further enlarge; there is thus a drop in risk of plaque rupture, which triggers intramural haemorrhage and intraluminal thrombosis, which in turn may cause coronary events.[31-35] Stabilisation of coronary lesions is most likely the main reason for the improved survival observed in our trial.

Only 19% of the study population were women. In the placebo group mortality rate for women was less than half that for men. With only 52 deaths among women, demonstration of improved survival in women as a separate subgroup was unlikely. Nevertheless, simvastatin did reduce the risk of major coronary events in women to about the same extent as it did in men. It also improved survival in patients aged 60 or more. This is the first trial to show that cholesterol-lowering reduces major coronary events in women and the first to show that it improves survival in older patients.

The improvement in survival produced by simvastatin was achieved without any suggestion of an increase in non-CHD mortality, including deaths due to violence and cancer, which have raised concern in some overviews of cholesterol-lowering trials.[14-18] The overall incidence of fatal plus nonfatal cancer was also similar in the two groups. Simvastatin therapy was well tolerated and the frequencies of adverse events in general, and those associated with drug discontinuation in particular, were similar in the two groups. Rhabdomyolysis, the most important adverse effect of inhibitors of HMG-CoA reductase, occurred in 1 patient who recovered when treatment was stopped. No previously unknown adverse effects were apparent in this trial. Thus the substantial and sustained reduction of total and LDL cholesterol in the simvastatin group was not associated with any serious hazard. The results of the 4S are consistent with the idea that raised LDL cholesterol is an important factor in pathogenesis of CHD.

We thank the monitoring personnel, the many doctors, nurses, and hospital management staff who made this study possible, and above all the patients for their participation.

The study was supported by a grant from Merck Research Laboratories, Rahway, New Jersey, USA.

Writing committee. T R Pedersen, J Kjekshus, K Berg, T Haghfelt, O Færgeman, G Thorgeirsson, K Pyörälä, T Miettinen, L Wilhelmsen, A G Olsson, H Wedel.

Steering committee. J Kjekshus (Chairman), K Berg, T R Pedersen, T Haghfelt, O Færgeman, G Thorgeirsson, K Pyörälä, T Miettinen. L Wilhelmsen, A G Olsson (Co-chairman), H Wedel, K Kristianson (Merck Research Laboratories Scandinavia) (non-voting).

Investigators. Denmark (713 randomised patients), H Thomsen, E Norderø, B Thomsen, Dr Alexandrines Sygehus, Faeroe Islands; K Lyngborg, G Steen Andersen, F Nielsen, U Talleruphuus, A McNair, Frederiksberg Hospital, Copenhagen; K Egstrup, E Hertel Simonsen, I Simonsen, Haderslev Sygehys; H Vejby-Christensen, L Sommer, P O Eidner, E Klarholt, A Henriksen, Herning Sygehus; K Mellemgaard, J Launbjerg, P Freuergaard, L Nielsen, Hillerød Sygehus; E Birk Madsen, H Ibsen, U Andersen, H Enemark, J Haarbo, B Martinsen, C G Dahlstrøm, L Thyrring, K Thomassen, Holbæk Sygehus; G Jensen, S Lind Rasmussen, N Skov, Hvidvore Hospital Copenhagen; T Haghfelt, K Nørregaard Hansen, M Lytken Larsen, B Haastrup, I Hjære, A Thurøe, Odense Sygehus; A Leth, M Munch, R Wørck, B Nielsen, A G Thorn, K A S Glostrup, Copenhagen; O Pedersen-Bjergaard, B Fournaise, Nyborg Sygehus; B Sigurd, B Enk, H Nolsø, L Saunamäki, S Nykøbing Falster Sygehus; T Lysbo Svendsen, A Høegholm, H Münter, P Kaufmann, Næstved Sygehus; S Haunsø, P Grande, C Eriksen, H Høegh Nielsen, B Jurlander, Rigshospitalet, Copenhagen; T Pinborg, J Pindborg, H Tost, Svendborg Sygehus; B Dorff Christiansen, M Oppenhagen, Varde Sygehus; F Egede, S Hvidt, T Kjærby, Vejle Sygehus; O Færgeman, L Lemming, I Klausen, Århus Amstssygehus. *Finland (868 randomised patients)* T A Miettinen, M Vanhanen, T E Strandberg, K Hölttä, H Luomanmaki, T Pekuri, A Vuorinen, Helsinki University Hospital; A Pasternack, H Oksa, L Siitonen, R Rimpi, Tampere University Hospital; Y A Kesäniemi, M Lilja, T Korhonen, A Rantala, M Rantala, M Savolainen, O Ukkola, L Laine, L Virkkala, Oulu University Hospital; K Pyörälä, S Lehto, A Rantala, H Miettinen, A Salokannel, R Räisänen, Kuopio University Hospital.

Iceland (157 randomised patients), G Thorgeirsson, J Högnason, H Kristjansdottir, G Thorvaldsdottir, Landspitalinn University Hospital, Reykjavik; G Sigurdsson, Reykjavik City Hospital; J T Sverrisson, Sjukrahusid Akureyri.

Norway (1025 randomised patients), T R Pedersen, V Hansteen, F Kjelsberg, K Berget, R Pettersen, E R Balto, T Holm, Aker Sykehus, Oslo; T Gundersen, B Aslaksen, E Hauge Andersen, Aust-Agder Sentralsjukehus, Arendal; H Törsvik, R Pettersen, J Kjekshus, A Faber, Bærum Sykehus, Sandvika; T Indrebø, A Ose, T Roterud, Gjøvik Fylkessykehus; L Holst-Larsen, K Waage, E Holst-Larsen, Fylkessjukehuset i Haugesund; J W Hærem, P Aukrust, R Torp, K Risberg, K Mauseth, Hamar Sykehus; E Gerdts, O Nygård, A Hallaråker, G Gradek, E Moberg Vangen, Haukeland Sykehus, Bergen; H Schartum-Hansen, A M Refsum, S Listerud, B Gundersrud, A M Stene, Hedmark Sentralsykehus, Elverum; B Klykken, O Aakervik, A Loraas, P O Foss, A Haga, L Thoresen, Innherred Sykehus, Levanger; A Drivenes, P Lem, F Gabrielsen, S Hestad, Moss Sykehus; R Røde, B Kvamme Haug, G Skjelvan, E Eldorsen, Nørland Sentralsykehus, Bodø; K Ytre-Arne, K Rasmussen, E S P Myhre, I Nermoen, L Christiansen, A S Karlsen, K Walberg, Regionsykehuset i Tromsø; H A Tjøndal, B Kulseng, R Rokseth, T Vigeland Nergård, M Olstad Røe, Regionsykehuset i Trondheim; O Tenstad, I L Løfsnes, U Bergsrud, Ringerike Sykehus, Hønefoss; T H Melberg, C von Brandis, S Barvik, L Woie, A M Abrahamsen, T Aarsland, H Svanes, Rogaland Sentralsjukehus, Stavanger; E Noer, K E Nordlie, A E Hanedalen, Sandefjord Sykehus; T Johansen, T Holm, C B Larsen, E Østholm, Østfold Sentralsykehus, avd Fredrikstad; K Overskeid, P Sandvei, Aa Johansen, Østfold Sentralsykehus, avd Sarpsborg; E Søgnen, D Aarskog, A Dale, S Hegrestad, Å Reikvam, L Hawkes, Sogn og Fjordane Sentralsjukehus, Førde; S Hoff, T Torjussen, R Norvik, C Jørgensen, Spesialistsenteret, Kristiansand; F Hammer, P Leren, A Narvestad, Ulleval Sykehus, Oslo; D Fausa F T Gjestvang, B Nordland, Vest-Agder Sentralsykehus, Kristiansand.

Sweden (1681 randomised patients) P Brunmark, H Bioklund, B Bioklund, Arvika Sjukhus; H Forsberg, B Bergström, I Laaksonen, M B Vestermark, Boden/Luleå Sjukhus; G Mascher, E Hammarström, K Trosell, Bollnäs Sjukhus; L Karlsson, L Mattfeldt, L Lönnberg Lasarett; A Stjerna, M K Slette, E Diderholm, K P-Berglund, Eskilstuna, Mälarsjukhuset; B Linde, G Ahlmark, H Sætre, G Ahlberg, K Sundkvist, Falun Lasarett; P E Gustafsson, E Gustafsson, Gävle Sjukhus; A Norrby, B Jaup, L Svensson, Göteborg, GLF Lundby Sjukhus; O Wiklund, T Lindén, C H Bergh, K Jonsteg, B Bonnier, Y Lundin, K Romanus, Göteborg, Sahlgrenska Sjukhuset; G Ulvenstam, S Johansson, I Wallin, K Dudas, M Andreasson, G Torelund, Göteborg, Östra Sjukhuset; E Skarfors, G Rüter, L Åkesson, Halmstads Länssjukhus; F Wagner, L Ljungdahl, V Wagner, Helsingborg Lasarett; G Rasmanis, O Edhag, D Vourisalo, H Hjelmsell, G Wesley, Huddinge Sjukhus; Hudiksvalls Sjukhus; C Lundkvist, K Ångman, A Olsson; O Svensson, J Kuylenstierna, K Frisenette-Fich, E Bergman, Jönköping, Länssjukhuset Ryhov; H Strömblad, S Jensen, E Jönsson, C Levin, Karlshamn Lanslasarett; H Odeberg, P O Bengtsson, E Holmesson, Karlskrona Centralsarett; H Hedstrand, L Bojö, S Öberg, Karlstad Centralsjukhus; H Leksell, P Werner, S Persson, M Simonsson, U B Wirenstam, Kristianstads Centralsjukhus; B Moberg, A B Ekstrand, Kristinehamn Sjukhus; P Nicol, B Malmros, J Saaw, N Arcini, J Kobosko, G Ånevik, S Johansson, Köping Lasarett; F Gylund, B Lundh, M Wennerholm, C Olsson, Landskrona Lasarett; J Kjellberg, K Fabianson, Lidköping Bassjukhus; T Fraser, I Bergkvist, Lindesberg Lasarett; A G Olsson, B Bergdahl, C Fluur, S Wärjerstam, Linköping Universitetssjukhus; K A Svensson, L Ekholm, E Torebo, A Ryberg, Ljungby Lasarett; J E Frisell, A Hedman, L Wallrup, G Andersen, M Sandström, K Alberg, Ludvika Lasarett; B Fagher, T Thulin, I Svenstam, Lund, Universitetssjukhuset; A Bjurman, E Skoglund, G Dahl, Lycksele Lasarett; T Kjellström, P Juhlin, M Sjöö-Boquist, Malmö Allmänna Sjukhus; A Sjögren, E Loogna, T Jansson, Nacka Sjukhus; J Fridén, O Nilsson, P O Andersson, C Henriksson, Norrköping Lasarett; J Ellström, H Brodersson, L Lundquist, M Åslund, Sandviken Lasarett; K Boman, J B Jansson, B Norrfors, Skellefteå Lasarett; C Höglund, M Lundblad, Stockholm Heart Center; I Liljefors, L Wennerström, I Petz, Stockholm, Sabbatsberg Sjukhus; B Leijd, C Falkenberg, L Bergsten, S Ström, A C Engström, Stockholm, Sct Göran Sjukhus; J Ejdebäck, K Malmberg, S Hogström, L Ståhl, Skövde Kärnsjukhus; B H Möller, M Lycksell, M Söderström, Sundsvalls Sjukhus; E Hansson, C Hallén, Säffle Sjukhus; H Stakeberg, J Börretzen, B Hedén, K Andersson, Trollhättan NÄL; O Johnson, L Slunga Birgander, S Jensen, B Elander, Umeå Universitetssjukhus; C Lidell, P E Andersson, P Möller, Uppsala Akademiska Sjukhus; M Dahlen, F Rücker, M Löfqvist, B Wannberg, Visby Lasarett; B H Lim, O Larsson, G Andersson, A Hansson, M Uchto, M Goweniu, I Uggeldahl, Växjö Lasarett; D Ursing, P Hammarlund, P Nyman, E Tsuppuka, Ängelholm Sjukhus; L Malmberg, K Göransson, P Hasselgren, C A M Insberg, S Pettersson, A Åhrlin, Örebro Regionsjukhus; O Lövheim, L O Andersson, I Grundström, Örnsköldsvik Sjukhus.

図 10.1f **4S 試験**

Coordinator. R Pedersen.
Data and safety monitoring committee. D G Julian (chairman), S G Thompson, W McFate Smith, C D Furberg, J Huttunen, J Lubsen.
Endpoint classification committee. M Romo, K Thygesen.
Clinical events ECG coding centre. S Lehto, H Miettinen.
Annual ECG Coding Centre. R Crow.
Central lipid laboratory. B Kristoffersen, Marie Buchman, Toril Gran.
Data analysis. T Cook (Merck Research Laboratories).
Monitoring offices, Merck Sharp & Dohme. G Renstrøm Moen, J Hylerstedt; V Larsen; S Lillsjö, R Nyberg; C Eriksen, D Fogh Nielsen, T Muslıner, R Greguski.

References

1 Gotto AM Jr, LaRosa JC, Hunninghake D, et al. The cholesterol facts. A summary of the evidence relating dietary fats, serum cholesterol, and coronary heart disease. *Circulation* 1990; 81: 1721–33.
2 Leren P. The Oslo Diet Heart Study: eleven-year report. *Circulation* 1970; 42: 935–42.
3 Coronary Drug Project Research Group. Clofibrate and niacin in coronary heart disease. *JAMA* 1975; 231: 360–81.
4 Carlson LA, Danielson M, Ekberg I, Klintemar B, Rosenhamer G. Reduction of myocardial reinfarction by the combined treatment with clofibrate and nicotinic acid. *Atherosclerosis* 1977; 28: 81–86.
5 Committee of Principal Investigators. A co-operative trial in the primary prevention of ischaemic heart disease using clofibrate. *Br Heart J* 1978; 40: 1069–118.
6 Lipid Research Clinics Program. The Lipid Research Clinics coronary primary prevention trial results. *JAMA* 1984; 251: 351–74.
7 Frick MH, Elo O, Happa K, et al. Helsinki Heart Study: primary-prevention with gemfibrozil in middle-aged men with dyslipidemia. *N Engl J Med* 1987; 317: 1237–45.
8 Dorr AE, Gundersen K, Schneider JC Jr, Spencer TW, Martin WB Colestipol hydrochloride in hypercholesterolemic patients—effect on serum cholesterol and mortality. *J Chron Dis* 1978; 31: 5–14.
9 Buchwald H, Varco RL, Matts JP, et al. Effect of partial ileal bypass on mortality and morbidity from coronary heart disease in patients with hypercholesterolemia—report of the Program on the Surgical Control of Hyperlipidemias (POSCH). *N Engl J Med* 1990; 323: 946–55.
10 Lowering blood cholesterol to prevent heart disease: consensus conference. *JAMA* 1985; 253: 2080–90.
11 Study Group, European Atherosclerosis Society. Strategies for the prevention of coronary heart disease: a policy statement of the European Atherosclerosis Society. *Eur Heart J* 1987; 8: 77–88.
12 Expert Panel on Detection, Evaluation, and Treatment of High Blood Cholesterol in Adults. Summary of the second report of the National Cholesterol Education Program (NCEP) Expert Panel on Detection, Evaluation, and Treatment of High Blood Cholesterol in Adults (adult treatment panel II). *JAMA* 1993; 269: 3015–23.
13 Pyörälä K, De Backer G, Graham I, on behalf of the Task Force. Prevention of coronary heart disease in clinical practice. Recommendations of the Task Force of the European Society of Cardiology, European Atherosclerosis Society and European Society of Hypertension. *Eur Heart J* 1994; 15: 1300–31.
14 Oliver MF. Doubts about preventing coronary heart disease. Multiple interventions in middle aged men may do more harm than good. *BMJ* 1992; 304: 393–94.
15 Davey Smith G, Pekkanen J. Should there be a moratorium on the use of cholesterol lowering drugs? *BMJ* 1992; 304: 431–34.
16 Muldoon MF, Manuck SB, Matthews KA. Lowering cholesterol concentrations and mortality: a quantitative review of primary prevention trials. *BMJ* 1990; 301: 309–14.
17 Rossouw JE, Lewis B, Rifkind BM. The value of lowering cholesterol after myocardial infarction. *N Engl J Med* 1990; 323: 1112–19.
18 Ravnskov U. Cholesterol lowering trials in coronary heart disease: frequency of citation and outcome. *BMJ* 1992; 305: 15–19.
19 Todd PA, Goa KL. Simvastatin, a review of its pharmacological properties and therapeutic potential in hypercholesterolemia. *Drugs* 1990; 40: 583–607.
20 Illingworth DR, Erkelens DW, Keller U, Thompson G, Tikkanen MJ. Defined daily doses in relation to hypolipidaemic efficacy of lovastatin, pravastatin, and simvastatin. *Lancet* 1994; 343: 1554–55.
21 The Scandinavian Simvastatin Survival Study Group. Design and baseline results of the Scandinavian Simvastatin Survival Study of patients with stable angina and/or previous myocardial infarction. *Am J Cardiol* 1993; 71: 393–400.
22 WHO MONICA Project. MONICA manual, revised edition. Geneva: Cardiovascular Diseases Unit, WHO: 1990.
23 Tuomilehto J, Arstila M, Kaarsalo E, et al. Acute myocardial infarction in Finland: baseline data from the FINMONICA AMI register in 1983–85. *Eur Heart J* 1992; 13: 577–87.
24 Crow RS, Prineas RJ, Jacobs DR Jr, Blackburn H. A new epidemiologic classification system for interim myocardial infarction from serial electrocardiographic changes. *Am J Cardiol* 1989; 64: 454–61.
25 Cox DR. Regression methods of life tables (with discussion). *J R Stat Soc* 1972; B34: 187–220.
26 Keech A, Collins R, MacMahon S, et al. Three-year follow-up of the Oxford Cholesterol Study: assessment of the efficacy and safety of simvastatin in preparation for a large mortality study. *Eur Heart J* 1994; 15: 255–69.
27 MAAS investigators. Effect of simvastatin on coronary atheroma: the Multicentre Anti-Atheroma Study (MAAS). *Lancet* 1994; 344: 633–38.
28 Canner PL, Berge KG, Wenger NK, et al, for the Coronary Drug Project Group. Fifteen year mortality in coronary drug project patients: long-term benefit with niacin. *J Am Coll Cardiol* 1986; 8: 1245–55.
29 Law MR, Wald NJ, Thompson SG. By how much and how quickly does reduction in serum cholesterol concentration lower risk of ischaemic heart disease? *BMJ* 1994; 308: 367–72.
30 Furberg CD, Adams HP Jr, Applegate WB, et al. Effect of lovastatin on early carotid atherosclerosis and cardiovascular events. *Circulation* 1994; 90: 1679–87.
31 Brown BG, Zhao X-Q, Sacco DE, Albers JJ. Lipid lowering and plaque regression. New insights into prevention of plaque disruption and clinical events in coronary disease. *Circulation* 1993; 87: 1781–91.
32 Vos J, deFeyter J, Simoons ML, Tijjssen JGP, Deckers JW. Retardation and arrest of progression or regression of coronary artery disease: a review. *Prog Cardiovas Dis* 1993; 35: 435–54.
33 Waters D, Craven T, Lesperance J. Prognostic significance of progression of coronary atherosclerosis. *Circulation* 1993; 87: 1067–75.
34 Davies MJ, Krikler DM, Katz D. Atherosclerosis: inhibition or regression as therapeutic possibilities. *Br Heart J* 1991; 65: 302–10.
35 Fuster V, Badimon L, Badimon JJ, Chesebro JH. The pathogenesis of coronary artery disease and acute coronary syndromes. *N Engl J Med* 1992; 326: 242–50, 310–18.

図 10.1g　**4S 試験**

1. 患者の振り分けは本当にランダム化されていたか？

この試験では、患者はきちんとランダム化され、プラセボと治療群に分けられていました。二週間の試用期間があり、患者さんが「コンプライアント」かどうかを試していました。臨床試験がきちんと管理されていることを反映しており、efficacy 試験と effectiveness 試験の違いを指摘するものです。efficacy とは薬が理想的な環境で効果を示すということで、effectiveness はその薬が「現実世界」でどう効くかということです。「コンプライアンスがないため」ドロップアウトした患者がどのくらいいるか著者らは明らかにしていません。一般的に、こういう情報は全開示されたほうが良いです。自分たちで結果を解釈できるからです。良い点を言えば、これはプラセボ試用期間で、実際の薬は試用期間中は用いていません。患者さんが薬に耐えられるかどうかを選択して結果をねじ

曲げているわけではないのです。一般的に、私たちはこういう方法は受け入れ可能であると考え、解釈にほとんど影響しないとします。問題は、研究対象者が適切にランダム化されているか否かです。研究グループは以前の心筋梗塞の診療現場ごとに階層化されていました。他施設試験ではまさに適切な方法です。まとめると、私たちはランダム化は適切に行われたと確信しています。

2. 臨床的に意味のあるアウトカムはすべて報告されていたか？

図 10.1d にあるように、一次アウトカムは死亡率です。これはまさに患者ベースのアウトカムで、おそらくは考えられる限り一番重要なエンドポイントでしょう。この研究では全死亡率を報告しています。これは大事なことで、未知の、予想外の副作用を考慮に入れているからです。たとえば、研究薬は予想しなかった副作用、たとえば夜盲などを起こし、交通事故や外傷による死亡を増やすかもしれません。心臓死だけが考慮されたら、外傷による死亡はわからないままです。全死亡率はこのような予想外のイベントを考慮に入れます。アウトカムを報告するときのバイアスを排除します。「心臓のイベント」と全死亡率が噛み合わない例は枚挙に暇がありません。患者さんはどのように死ぬかは気にしません。死ぬか否かが問題なのです。

著者らはほかにも多くの臨床的に意味のあるアウトカムを発表しており、それは図 10.1d に出ています。冠動脈疾患による死亡、メジャーな冠動脈イベント〔間違いない急性心筋梗塞、確定された、または推定の心筋梗塞、サイレントな（無症状の）心筋梗塞、心停止と蘇生、介入された急性心筋梗塞〕、冠動脈の手術、血管再建術、心不全、脳卒中。このようなアウトカムもまた患者ベースのアウトカムです。患者さんの人生の質（quality of life）や身体機能に大きな影響を及ぼします。しかし、「サイレントな心筋梗塞」の長期予後は、患者ベースのアウトカムとしてはそんなに重要ではないかもしれません。全般的には、私たちは、著者らは徹底しており、臨床的に意味のあるアウトカムすべてを出していると信じます。なかには疾患ベースの情報が入っていますが。

3. 研究対象の患者は、自分たちの診療現場におけるそれと似ているか？

この質問には二つのやり方で答える必要があります。患者さんの心配が研究データに出ているかどうかを確認しなければなりません。もっと一般化して示す必要があります。患者の採用、除外基準は私たちの患者さんにマッチしているでしょうか？　著者は採用、除外基準をキッチリする点において良い仕事をしています。狭心症か急性心筋梗塞の既往をもつ、35〜70歳の男女を対象としています。また、とても長いリストで除外基準を示しています。Patients and Methods の Recruitment and Randomization のところです。一般的に、除外基準のリストが長いのは、研究グループを特定化するためで、現実世界の患者さんはたいてい一つ以上の問題を抱えています。この場合、その他の基礎疾患がない胸痛というのはよくある話で、除外基準は我々のプラクティスにおける患者さんをそんなに除外していません。私たちの患者さんははっきりした狭心症をもっていませんが、非典型的

な胸痛とたくさんのリスク因子をもっています。私たちの患者さんは女性で、だいたい似たような状況に置かれています。全体的には研究の患者さんと私たちが診療するそれとは似ていると思います[*5]。

4. 臨床的、統計的有意のどちらもが考慮されていたか？
著者らは患者ベースのアウトカムを使っており、臨床現場でこの研究結果は使いやすい。情報は十分開示されており、それは適切なやり方で、結果は患者さんとの会話に使えそうです。相対リスクのような使えない情報しかない研究とは大違いです。加えて、著者らは適切な統計的測定〔カプラン–マイヤー (Kaplan–Meier) curves〕を用いており、これは時間経過とともに起きるイベントを測定しています。この治療は単一のイベントをみているのではなく、服薬効果を時間経過を重ねながら吟味しなければならないのです。フォローアップの中央値は5.4年で、4.9〜6.3年までの幅があります。私たちの患者さんは生涯にわたる情報を知りたいでしょうが、この研究では良いエビデンスを提供するのに十分な長さの観察をしています。事実、これ以上長く研究を続けるのは難しいでしょう。データと安全監視委員会の倫理的な要求に答えられませんから、おそらく。全体的には、臨床的、そして統計的有意差は論じられていると言えましょう。

5. その治療はあなたの現場で使えるか？
この研究がなされたときには、スタチンの試用についてはたくさんの議論がありました。スタチンは今や広く使われています。部分的には、このエポック・メイキングな研究のためです。治療はもちろん手近にあり、患者さんにも受け入れられており、私たちの患者さんに使用可能なものです。

6. 研究に参加したすべての患者が結論にカウントされていたか？
この質問も二つに分けることができます。特定のアウトカムは正しく測定されていたか確認する必要があります。すべての患者さんがすべてのアウトカムについて吟味されたかどうか。死亡率は六か月ごとに、そして研究終了時に評価されました。患者さんか家族に連絡して確認したのです。死亡原因は病院の記録、死亡診断書、医師などへのインタビューから得られました。死亡診断書の診断だけを使わず、死亡原因を知るのに複数の方法を使ったのは、実際の死亡原因を吟味するうえで妥当性を高くするものです。死亡診断書はしばしば間違っていますから。フォローアップと測定のやり方は、スカンジナビア半島で行われる研究の典型といえ、素晴らしい方法論を提供しています。研究に参加した患者さんすべてにコンタクトをとっており、患者さんすべてが吟味されたのは間違いないでしょ

＊5 訳注—本書のこの部分は訳者的にはかなり異論がある。対照となる患者さんはストレス・テスト陰性、冠動脈CT血管造影陰性の患者さんであり、「冠動脈疾患をもつ患者さん」という4S試験の対象とマッチしていると考えるにはちょっと無理がある。なんか、他の研究の吟味は無茶苦茶厳しいわりに、ちょっと、ちょっといいんですか？、という感じがする。

7. ランダム化された患者群で分析がなされたか？

アブストラクトに、著者はプラセボ群の256人の患者さん (12%) が亡くなったと書いています。表10.1から、2,223人の患者さんがプラセボ群に割り振られたとわかります。Resultsでは、著者は129人のプラセボ群の患者さんが治療を中断したと報告しています。この質問は実際にはintention-to-treatについて尋ねているのです。患者さんが治療を中断しても、分析には加えられているのです[17]。256÷2,223は11.51%ですから、これはintention-to-treatになりますね。もし、ドロップアウト群が除外されていたら、2,094人 (2,223 − 129のドロップアウト) だけがプラセボ群で分析されていたことでしょう。256÷(2,223 − 129のドロップアウト) は12.22%です。著者らは12%と報告しています。

治療群と並行して分析し、アブストラクトでは182人のスタチン群の患者さん (8%) が死亡したと書いています。表10.1から、2,221の患者さんがスタチン群に割り振られたとわかります。Resultsでは、著者らは126人のスタチン群の患者さんが治療を中止したと報告しています。182÷2,221は8.19%となります。intention-to-treatな結果です。しかし、もしドロップアウトが除外されると、2,095 (2,221 − 126ドロップアウト) のみが分析されます。その結果、死亡率は182÷(2,221 − 126ドロップアウト)、つまり8.68%となるのです。著者は8%と報告しています。表10.1にこれをまとめました。

表10.1 number needed to treatを計算するデータを示した表

		プラセボ	シンバスタチン
intention-to-treat 分析	研究参加者	2,223	2,221
	ドロップアウトして除外された患者	0	0
	分析に用いられた患者	2,223	2,221
	死亡	256	182
	死亡率	11.51%	8.19%
ドロップアウトが除外された場合の分析	研究参加者	2,221	2,221
	ドロップアウトして除外された患者	129	126
	分析に用いられた患者	2,223 − 129 = 2,094	2,221 − 126 = 2,095
	死亡	256	182
	死亡率	12.22%	8.68%

このようなわずかな違いも重要かもしれません。最終的には絶対リスク減とnumber needed to treatを計算しなければならないからです。このような丸めのエラーが最終的に物語を変えてしまうかもしれないのです。分析もこのレベルになると、結果を再チェックすることが重要になることがわかります。この場合、情報を使うときはそんなに大差はなかったです。しかし、あまりちゃんとしていない他の論文だと、すべての患者さんが分

析されたかどうかはいつもチェックしなければなりません。intention-to-treat 分析を行うときに一番大事な基準は、治療をやめた患者さんや他の治療を求めた患者さんもアウトカムを測定することです。もし、あまりに多くの患者さんが「フォローアップから脱落したら」（そしてアウトカムを測定できなければ）、intention-to-treat 分析はできません。他の分析を行うことは可能ですが[17]。

8. すべての患者、医療者、研究者はブラインド化されていたか？

この論文では、直接この問いには答えていません。著者らは「スタディー・デザインはすべに発表されたものである」と述べています。残念ながら、質問に答えるためにはもっと作業しなければならないということになります。吉報としては、彼らは方法すべてを American Journal of Cardiology に載った以前の論文に載せていました。前述のように論文はすぐには手に入りませんでしたが、大学の定期購読から私たちは論文を入手できました。この論文を検討して、私たちは以下の部分をみつけました。

> Scandinavian Simvastatin Survival Study（4S）は、他施設二重盲検（実際にはデザインは「三重盲検」でした。患者、研究者、管理者みなが患者さんの割り付けを知らなかったからです）、ランダム化プラセボ比較試験で、4,444 人の男女、35〜70 歳までの診断された冠動脈疾患の既往がある患者さん、かつ血清コレステロール値が 5.5〜8.0 mmol/L（212〜309 mg/dL）が対照となっている[18]。
>
> 患者さん、研究者、管理者が患者さんの割り付けを知らないため、この研究は患者さん、医療者、すべての研究関係者をブラインド化しているのです。

9. 実験的介入以外の治療は均等だったか？

すべての患者さんが同じ間隔で採血検査を受け、副作用に関するインタビューを受け、完全な診察を受け、心電図を受けています。研究者は二つのグループを全く同じように治療しました。4S 試験によると、「中央検査室のコンピュータープログラムが脂質や治療の振り分けをみることなしに投与量を調整した」とあります。二重盲検を保ち、プラセボ群の患者さんもマッチするプラセボ薬を投与されるためです。スタディー・デザインは見事なブラインド化を行っており、二つのグループは均等に治療されたと確信できます。

SORT 基準の応用

これは質の高いランダム化比較試験で、患者ベースのエビデンスなので、私たちはこれを SORT 基準に則ってレベル 1 のエビデンスとカテゴライズします。

括弧付きの、立ち現れる、条件次第の、そして文脈依存的な医学知識

患者さんは医者のところに行きます。医者は特別な知識があり、それが権威の源になると彼らは信じています。私たちの社会では、そのような信念は科学者としての医者のイメージが創りだしたものです。医者が知っていることは知識を得るときに使った情報源に依存

しています。製薬会社は利益を追求し、医者が依存する「科学」に大きな影響をもっています。良い医者は彼らが目の前のエビデンスを吟味するまでは括弧付きの、さしあたりの信念をもつのです。

　医者がエビデンスの質を吟味するとき、論文著者の主張を信じるか否か、意見が立ち現れます。健全な懐疑心をもつことが大事です。ケアのプロセスが立ち現れるとき、新しい括弧付きの結果が生じます。知識の立ち現れる性質は、時間経過とともに進行するプロセスで意思決定をする過程的な性質の結果なのです。

　臨床研究がすでに作られた医者の意見に合致するか否かは、どのようにそれが解釈されるかによります。それはクリニシャン・サイエンティストの信念がどこに位置づけられているか、という場所によるのです。かわいそうなガリレオと天体の動きにおける地動説の擁護を思い出してください。

　製薬会社は医学文献の文脈の一部で、EBM の一部となっているのです。

文献

1. Ross J. Guest authorship and ghostwriting in publications related to refocoxib: a case study of industry documents from refecoxib litigation. *JAMA*. 2008; **299**(15).
2. Fugh-Berman A. The corporate coauthor. *J Gen Intern Med*. 2005; **20**(6).
3. Sismondo S. Ghost management: how much of the medical literature is shaped behind the scenes by the pharmaceutical industry? *PLoS Medicine*. 2007; **4**(9): e286.
4. Yank V. Financial ties and concordance between results and conclusions in meta-analyses: retrospective cohort study. *BMJ*. 2007; **335**.
5. Jorgensen A. Cochrane Reviews compared with industry supported meta-analyses and other meta-analyses of the same drugs: systematic review. *BMJ*. 2006; **333**.
6. Smith R. Medical journals are an extension of the marketing arm of pharmaceutical companies. *PLoS Medicine*. 2005; **2**(5): e1382(5).
7. Stang A. The ongoing tyranny of statistical significance testing in biomedical research. *European Journal of Epidemiology*. 2010; **25**(4): 225–30.
8. Katz MH. *Study Design and Statistical Analysis: a practical guide for clinicians*. Cambridge: Cambridge University Press; 2006.
9. Katz MH. *Multivariable Analysis: a practical guide for clinicians*. 2nd ed. Cambridge: Cambridge University Press; 2006.
10. Jamerson K, Weber M, Bakris G, et al. Benazapril plus amlodipine or hydrochlorothiazide for hypertension in high risk patients. *New England Journal of Medicine*. 2008; **359**(23): 2417.
11. Poole-Wilson P, Swedberg K, Cleland J, et al. Comparison of carvedilol and metoprolol on clinical outcomes in patients with chronic heart failure in the Carvedilil Or Metoprolol European Trial (Comet): randomised controlled trial. *The Lancet*. 2003; **362**: 7–13.
12. Forbes C. Secondary stroke prevention with low-dose aspirin, sustained release dipyridamole alone and in combination. *Thrombosis Research*. 1998; **92**(1): S1–S6.
13. Dawson D, Cutler B, Hiatt W, et al. A comparison of cilostazol and pentoxifylline for treating intermittent claudication. *American Journal of Medicine*. 2000: **109**(7): 523–31.
14. Harenberg J, Schmidt J, Koppenhagen K, et al. Fixed-dose, body weight-independent subcutaneous LMW heparin versus adjusted dose unfractionated intravenous heparin in the initial treatment of proximal venous thrombosis. *Thromb Haemost*. 2000;

83: 652–6.
15 Andriole G, Crawford D, Grubb R, et al. Mortality results from a randomized prostate cancer screening trial. *New England Journal of Medicine.* 2009; **360**(13): 1310–19.
16 Schroder F, Hugosson J, Roobol M, et al. Screening and prostate-cancer mortality in a randomized European study. *New England Journal of Medicine.* 2009; **360**(13): 1320–8.
17 Montori VM, Guyatt G. Intention to treat principle. *Canadian Medical Association Journal.* 2001; **165**(10): 1339–1341.
18 4S Group. Design and baseline results of the Scandinavian simvastatin survival study of patients with stable angina and/or previous myocardial infarction. *Am J Cardiol.* 1993; **71**: 393–400.

第 11 章

臨床的質問に情報をアプライする

> ▶ 覚えておくべきキーコンセプト
> - 一番関係あるアウトカムを選び、number needed to treat を計算すること。
> - 相対リスク減 (relative risk reduction) を避けること。ミスリーディングである。
> - 治療の一番重要な副作用について、number needed to harm を計算するのを忘れないこと。そうすれば、利益と害の両側面を議論することができる。

臨床的質問に情報を応用することを学ぶ。

number needed to treat

Google Scholar 検索のとき、第 9 章で説明された最も妥当性の高い情報を探すことが大事です。リンクを選択したら、次のステップはアブストラクトをさらっと読んで、PICO 質問に答える部分を探すことです。本章では、"number needed to treat" という概念を紹介します。NNT と略します。PICO 質問の I、C、O に関係したデータで計算します。要するに、私たちは研究論文が次のステップに必要な部分をもっているかを確認するのです。それが NNT の計算です。

number needed to treat の数をみつける。

多くの研究が複数の異なるアウトカムを報告しています。アウトカムのなかには、意味のある患者ベースのエビデンスもありますが、多くは通常、疾患ベースのエビデンスです。ときに、私たちはいろいろなアウトカムのなかから一番意味のあるアウトカムを選ばなければなりません。これは重要なことで、患者さんの問題にデータを応用する前に行います。なぜなら、その後行う説明で患者さんと情報共有をするとき、この違いが反映されるからです。

さらに前に進むために、私たちははっきりと介入群と比較群を分けねばなりません。そして最初の時点でどのように両者が定義されているかを確認せねばなりません。第10章で説明したように、介入群は標準的なケアと比較されねばなりません。PICO質問のCです。しばしば「案山子分析」がなされています。新薬が明らかに不適切な比較群と比べられ、効果「のようなもの」を確約するのです。

研究者のアウトカム測定の選択にも注意を払う必要があります。これは特に重要です。研究者はしばしばサブグループや二次アウトカムを報告し、たくさんの数、図、表を作って混乱させます。私たちがお勧めするのは、最初から定義された治療と比較群だけを選択し、最初から定義された患者ベースのアウトカムだけを見ることです。他の結果はすべて無視してよいのです。研究報告が「ずる」を発表するというエビデンスがあります。データを集めてから一次アウトカムを変えるのです[1]。これを防止するため、National Register of Clinical Trials が設置されました。これが最も適切な情報だけを選択する効率的な方法です。研究者はときに、パーセントとか、特定のアウトカムある全症例数を示すことがあります。典型的なのは、死とか心筋梗塞という好ましくないイベントです。四つの数——1. 治療群の患者総数、2. 比較群（コントロール）の患者総数、3. 測定されたイベントの起きた治療群の患者数、4. 比較群（コントロール）の測定されたイベントの起きた患者数が——計算され、number needed to treat を導き出します。この四つの数字をみつけると前進できるのです。他のことは無視してよいのです！

たとえば、カルベジロールの慢性心不全における合併症と死亡に関する研究においては、次のように示されています。

> intention-to-treat 分析で、31 の死亡 (7.8%) がプラセボ群にあり、22 の死亡 (3.2%) がカルベジロール群に起きた。その差はカルベジロール群の死亡リスクを 65% 減らすことを意味している (95%信頼区間、39〜80%、$p < 0.001$)[2]。

表11.1 number needed to treat（NNT）を計算するのに必要なデータ

1. 治療群総数	696
2. コントロール群総数	398
3. 測定されたイベント（死亡）の起きた治療群の患者数	22
4. 測定されたイベント（死亡）の起きたコントロール群の患者数	31

number needed to treat の計算

さて、私たちは今や四つの数字を手に入れました。number needed to treat を計算しましょう。式は全く簡単で、絶対リスク減（absolute risk reduction：ARR）を割り算したものです。

$$NNT = 1 \div ARR$$

絶対リスク減とは何でしょうか？　絶対リスク減とは、イベントの起きた確率の二群の差です。ここでは、整数が別の整数で割り算され、これが比率（ratio）を作るという点に注

意しましょう。これは1以下になり、小数になります。%「ではない」のです。同じことを比較群（コントロール）でもします。イベントが起きた比較群の患者さんの数をコントロール群患者総数で割ります。これも比率になります。治療群でも同じような計算をします。これも小数になります。それぞれの群を別々に計算しなくてはなりません。それぞれの群に振り分けられた患者数は同じではないのですから。

通常、著者はイベントの数とパーセント両方を示しますが、ときにはパーセントだけのこともあります。その場合、パーセントをその群総数でかければイベントが起きた患者数がわかります。

絶対リスク減（ARR）の計算は：

$$ARR = \frac{コントロール群の測定されたイベントが起きた患者数}{コントロール群患者総数} - \frac{治療群の測定されたイベントが起きた患者数}{治療群患者総数}$$

$$ARR = \frac{31}{398} - \frac{22}{696}$$

$$ARR = 0.078 - 0.032$$

$$ARR = 0.046$$

簡単に言うと、治療群がベターだとすると、大きい数字から小さい数字を引き算しましょう。絶対リスク減は比較群（コントロール）のイベント発生率から治療群のイベント発生率を引いたものです。言い換えると、イベント率は治療群でどのくらい小さかったか（死者が減ったか）、ということです。

さぁ、絶対リスク減を計算したら、number needed to treatを計算する準備ができました。次の式です：

$$NNT = \frac{1}{ARR}$$

$$NNT = \frac{1}{0.046}$$

$$NNT = 22$$

どういう意味でしょうか？　狭心症患者さんの22人を治療して、初めてカルベジロールは一人の死亡を防止するのです。では、次の疑問はこうです。どのくらいの期間に？　これに答えるには、元の論文に戻り、治療期間が12か月と知る必要があります。したがって、収縮性心不全では、22人の患者さんを治療すれば12か月で一人の死亡を防止できるのです。これは収縮性心不全の患者さんだけが対象で、もっと長く治療を必要とする他の患者さんについて、ではないのです。number needed to treatは元論文の文脈に深く関

係しています（採用基準、除外基準、治療期間、投与量など）。

number needed to harm

もちろん、薬には副作用があります。治療グループの利益を比較するとき、副作用のリスクも定量してみるべきなのです。似たような方法で、私たちは number needed to harm (NNH) を計算できます。number needed to harm の計算式は次のようなものです：

$$\text{NNH} = \frac{1}{\text{ARI}}$$

〔ここでの ARI は、absolute risk increase（絶対リスク増）の意味〕。絶対リスク減同様、絶対リスク増はイベントの起きた率の治療群とコントロールを比較した差です。絶対リスク増では、治療群での望まないイベント、頭痛、悪心、死亡すら考慮にいれるのです。

number needed to harm の "number" をみつける。

上で議論した例を続けましょう。慢性心不全に対するカルベジロールの死亡率、合併症率の研究です。カルベジロール群のうち 6 人に徐脈が起きました。徐脈は治療薬を中止するほど重篤なものでした。プラセボ群ではそのような患者さんはいなかったのです。

表 11.2 number needed to harm（NNH）計算のために必要なデータ

1. 治療群総数	696
2. コントロール群総数	398
3. 治療群で測定されたイベント数（徐脈）	6
4. コントロール群で測定されたイベント数（徐脈）	0

number needed to harm の計算

number needed to harm の計算には、絶対リスク増（ARI）を最初に計算します。次のように：

$$\text{ARR} = \frac{\text{治療群の測定された}}{\text{治療群患者総数}} - \frac{\text{コントロール群の測定された}}{\text{コントロール群患者総数}}$$

この方程式は絶対リスク増の式とほとんど同じですね。治療群とコントロール群のイベント発生率の差をみなければいけないのです。通常はこのような式のことは考えません。単にイベント率（rate）や比率（ratio）を引き算するだけなんです。利益について語るときも、それが研究対象薬による死亡率の減少のような場合、これは絶対リスク減となります。それが望まないイベントであれば、たとえば、治療薬による症状を伴った徐脈がそうですが、これを絶対リスク増と呼ぶのです。

私たちの例の数字を当てはめれば：

$$ARI = \frac{6}{696} - \frac{0}{398}$$

$$ARI = 0.009 - 0$$

$$ARI = 0.009$$

さて、絶対リスク増を計算したので、number needed to harm を計算する準備ができました。それは：

$$NNH = \frac{1}{ARI}$$

$$NNH = \frac{1}{0.009}$$

$$NNH = 111$$

つまり、111人の心不全の患者さんにカルベジロールを出すと、一人の患者さんが治療中止を強いられるような徐脈を起こすということです。number needed to treat 同様、この研究は12か月間の長さなので、111人の心不全の患者さんがカルベジロールを出されて12か月経つと、一人が徐脈を起こす、という計算になります。

私たちは number needed to treat と number needed to harm を直接比較することはできません。リンゴとオレンジを比較するようなものです[*1]。服薬中止を強いるくらい重篤な徐脈と死亡では大きな違いがあります。このような数は患者さんと話をするとき、その文脈のなかにとどまらねばならないのです。

相対リスク (relative risk)

ここでは、私たちは絶対リスク減を扱っています。これを number needed to treat を計算するための変数にするのです。本書の最初のほうで、私たちは実際にあったケース、患者さんが新聞記事とかインターネットの情報を持ち込む話をしました。こういう情報の典型例は、治療Xで30％改善、とかいうものです。これが「相対」リスク減です。相対リスク減と絶対リスク減の違いを知っておくことはきわめて重要です。古典的な例は、もし、治療が望まないイベントを 3/1,000 から 2/1,000 に減らしてくれる場合、相対リスク減は33％です。大きな減少にみえますね。しかし、絶対リスク減を見ると、0.001 (0.1％) なのです。とても小さな数みたいでしょう。number needed to treat は 1,000 で

[*1] 訳注——これは比較しえないものを比較する際によく使われるフレーズ。apple or orange?　訳者は「カレーとアイスクリームを比較するようなものだ」とすることが多い。

した。とても大きな数です。新聞や広告は相対リスク減を使い、巨大な利益があるように見せかけるのです。

　私たちは相対リスク減を全く使わないことをお勧めします。数字はミスリーディングです。このような主張には常に要注意です。残念ながら、医学文献にも相対リスク減は使われることがあります。スクリーニングと前立腺がん死亡率。ヨーロッパランダム化研究がそうでした。著者らは、「PSAによるスクリーニングで前立腺がんによる死亡のリスクを20％減らした……」と報じました。このような形で報じると紛らわしく、行うべきではないのです。文献を読むときにこのような記述を見たら要注意です。

■ ストーリー・タイム ■

多くの人々はとにかく薬を飲むのが嫌いです。このような情報全部を吟味して、どこから得られた情報か、それがどのくらい信頼できるか示しても、彼らは薬を拒絶します。よくある話です。重要なのは辛抱強くあることです。患者さんが情報に乗っかるにはレディネスが必要なのです。私たちはよくこんなふうに言います。「来年、またこの話はしましょう」。患者さんに薬を飲むよう強いたら、アドヒアランスは間違いなく下がるでしょう。私たちの患者さんの多くは、同じ情報を何年も繰り返し与えられています。彼らが語る物語は、自分の問題を食事や運動や代替治療の何かで改善させようといった話です。辛抱強くあれば、多くの患者さんはある日あなたに尋ねるでしょう。情報をもう一度吟味してくれるようにと。そして、「わかりました、今回は薬を飲むことにします」と言うでしょう。

この物語のポイントは……患者さんが納得しなければ意味がありません。医者として私たちが必要と信じる時間よりも長くかかることが多いのです。

エビデンスを応用するときのナラティブな側面

エビデンスをみつけ、医者の観点からそれを理解するだけでは、患者さんの利益にはなりません。私たちは研究結果を取り出し、この形を変えて、エビデンスを患者さんの人生やその物語にフィットするよう再統合しなければならないのです。標準化されたやり方で、私たちはこのともに構築するナラティブの仕事を始める準備ができそうです。他の医師と話をするときの、治療の相対的な利益を扱う言語ではない言語を使うのです。結局は患者さんがそのエビデンスの相対的な重要性を決定しなければならないのですから。NNTやNNHを計算して、私たちは基本的な質問に答える準備ができました。多くの患者さんが知りたいような質問です。

私たちの臨床シナリオへの応用

私たちの患者さんは心臓死を予防したいと思っています。4S試験のエンドポイントの一つには心臓血管死亡率がありました。たくさんの関連ある臨床エンドポイントが一つの論文で報告されているとき、私たちは患者さんの心配に一番関係したエンドポイントを使います。私たちの患者さんは心臓発作で死にたくないのです。でも、それはそれとして、患者さんはどんな理由であれ死にたくないと考えるのが普通ですね。著者は心臓血管死を報告していますが、私たちは患者さんの心配に応えるべく、全死亡率をエンドポイントとして使うことにしました。

上に説明したように、各グループの死亡率を私たちは計算しました。しばしば、著者は表にこれを提供します。今回もそうでした。4S試験の表2がそうです。私たちはこのような表を作ってみました。

表 11.3 number needed to treat（NNT）を計算するのに必要なデータ

1. 治療群総数	2,221
2. コントロール群総数	2,223
3. 測定されたイベント（全死亡）の起きた治療群の患者数	182
4. 測定されたイベント（全死亡）の起きたコントロール群の患者数	256

number needed to treat の計算をするために、私たちは絶対リスク減を計算せねばなりません。これは、治療群の全死亡率からプラセボ群の全死亡率を引いたものでした。つまり：

$$ARR = \frac{コントロール群の測定された イベントが起きた患者数}{コントロール群患者総数} - \frac{治療群の測定された イベントが起きた患者数}{治療群患者総数}$$

$$ARR = \frac{256}{2,223} - \frac{182}{2,221}$$

$$ARR = 0.115 - 0.082$$

$$ARR = 0.033$$

0.115 と 0.082 は 4S 試験の表2で提供されていますね。括弧に入って、パーセンテージの形になっています。多くの研究では、比率（ratio）も提供しますが、それはほとんどパーセンテージの形で出されます。絶対リスク減の方程式を使う場合、小数に直さねばなりません。繰り返します。「小数」の形にしなければならないのです[*2]。したがって、11.5（％）を 0.115 にし、8.2（％）を 0.082 にしなければならないのです。

[*2]訳注―必ずしもそんなことはなくて、ARR をパーセントで出してもよい（そのほうが便利なことが多い）。NNT は後で 100 をかければ出てくるのだから。

さぁ、ようやく私たちは絶対リスク減を使って number needed to treat を計算できます：

$$NNT = \frac{1}{ARR}$$

$$NNT = \frac{1}{0.033}$$

$$NNT = 30$$

この試験は比較的冠動脈疾患のリスクが高い人を採用していました。フォロー期間の中央値は5.4年でした。

したがって、30人の似たようなハイリスクの患者さんでシンバスタチンを使って5.4年フォローすると、一人の死亡を減らせるのです。言い換えれば、29人は薬を飲んで、副作用のリスクを甘受しても死亡率に関しては利益が得られないのでした。また、この研究は5.4年間に限定されていますが、私たちの患者さんは五年、十年、いや二十年でも治療されるかもしれません。次のセクションでは、どのようにこれを患者さんに伝えるかを扱います。

もちろん、薬には副作用があります。治療の利益を比較するためには、副作用のリスクも定量化する必要があります。似たようなやり方で、ある特定の副作用について、number needed to harm（NNH）も計算できるでしょう。この試験では、報じられた副作用については統計的有意差はありませんでした。しかし、患者さんに十分情報を伝えるために、論文をしっかり読んで副作用の吟味もしなければならないのです。この例については第12章でそれを示すことにしましょう。

括弧付きの、立ち現れる、状況次第の、文脈依存的な医学知識

多くの患者さんは治療について、コマーシャルで直接知らされます[*3]。テレビのCMには「小さな活字」が出て来て、可能性のある有害事象のリストがさらさらと紹介され、そこに次のような声がかぶるのです。「あなたのドクターにご相談ください」。利益と害のサイズには括弧付きのものが絡みます。たとえば、可能性のある有害事象をどのくらい受け入れることができるか、患者さんが可能性のある利益を得るのにどのくらい薬服用のリスクを引き受ける覚悟ができているか？　このようなことはすべて「あなたのドクター」との会話をするまでは括弧付きのままなのです。

ここでの立ち現れる性質は、利益と害の大きさが計算によって出てくることです。この

＊3 訳注――アメリカでは日本と違い、処方薬の患者さんへの直接の宣伝広告が許されている。

ような数はしばしば驚くような数です。新たな理解が立ち現れるのです。実際に計算してみて、私たちの未熟な前提——すべての患者さんが利益を受ける——が破壊されるのです。このような考え方は当たり前のように思えますが、間違っているのです。ともに構築するナラティブにおいて、私たちが用いる情報は、条件次第です。受診して、関係性を保ちながら起きる何千もの意思決定のマトリックスのなかにあるのです。ほとんどのこのような決定は無意識下に行われますが、よくよくみてみれば、私たちがそこに立つまでの経過を形作り、マネジメント・プランとして示される未来を準備していたのです。

　情報を応用する文脈は誰にそれが応用されるか、ということです。

文献

1. Ewart R, Lausen H, Millian N. Undisclosed changes in outcomes in randomized controlled trials: an observational study. *Annals of Family Medicine.* 2009; **7**(6): 542–6.
2. Packer M, Bristow MR, Cohn JN, *et al.* The effect of carvedilol on morbidity and mortality in patients with chronic heart failure. *New England Journal of Medicine.* 1996; **334**: 1349–55.

第 12 章

意思決定のため患者さんをサポートする

> ▶ 覚えておくべきキーコンセプト
> - 患者さんと不確かさを語るのは簡単ではない。ここには合意ある、一貫したベストの方法というものがない。
> - 情報を享受するやり方には好みがあり、人それぞれである。私たちはいろいろな方法を試してみることをお勧めしたい。ある患者さんにとってうまくいく方法をみつけるのである。
> - 手の動き、体の動きを使えば「認知の産物」を作り、それは空間を代表して会話の文脈のなかに残る。ボディー・ランゲッジはコミュニケーションの偉大なツールなのだ。
> - エビデンスを示すやり方は道徳的な問題でもある。患者さんの人生、経験、死などについての決定を揺るがすから。
> - ニュメラシー（numeracy）は数の意味を理解する能力である。人によって異なる。
> - 意思決定には、ナラティブな意味づけにも同様に影響力がある。

意思決定を学ぶ。

緒言

文献を読んでわからなくなるのは、リスク情報をどのように患者さんに伝えるかです。この問題は不確かさを患者さんに説明することにかかわってきます。患者さんとのコミュニケーションを扱う文献を探してみましたが、次のような問題がわかりました。

医者－患者のコミュニケーションについてのたくさんの文献をまとめてみましたが、外来という社会的なセッティングでどのようにこれが成し遂げられるのか、私たちはほとんど理解できませんでした[1]。Roterらは、六つのキーとなる要素を指摘しています。(1) 情報提供、(2) 情報探し、(3) 社会的な会話、(4) ポジティブな話、(5) ネガティブな話、(6) パートナーシップの構築。著者らが指摘したのは、患者さんと医者との情報の流れがとても大事で、医者－患者関係の治療的性質にとって必要な要素だというのです。医療者

の行為をまとめた他のメタ分析では、患者満足度を予測するのは、医療者から提供される情報量でした[1]。研究によると、情報を受け取ることに患者さんは高い価値を置いているというのです[2,3]。健康リスク情報を伝えるコミュニケーションの研究は決定的な、エビデンス・ベイスドな推奨に関しては1988～2007年に至るまでほとんど変わっていません[3]。外来の内容分析では、医師は通常、治療や計画について二十分間の受診で一分間も費やしていません[4]。

不確かさ

治療の会話にもともと入っている難しさの一つは、不確かさを理解するというコンセプトの導入です。Spiegelhalter はこの不確かさに寄与する二つの因子について説明しています。認識論的な（epistemological）不確かさは、議論対象のトピックについての知識が足りないことを意味しています。私たちもこれに遭遇しました。医学論文の妥当性や真の価値を議論したときです。私たちは科学から真実を認識できますが、完全な形で知ることはありえません。偶然的（aleatory）不確かさは未来の現象の起きる偶然性に言及しています[5]。私たちもまた、このような統計学的コンセプト、たとえば、95%信頼区間や p 値、確率の式（これらも密接に関係したコンセプトです）として、こうした不確かさに遭遇しました。

　認識論的不確かさは、私たちが知っていること、まだ知らないことについて語っています。研究にはいろいろなレベルの因果関係、「真の値」があります。より質の高いエビデンスは妥当性の低い研究に基づいた推奨を補足したり、引っくり返したりすることからも、このことはわかります。この問題は、研究から得られる情報は私たちに未来のイベントの確率を教えてくれるだけで、それが臨床研究の本質なのです。

不確かさを個別化する。

私たちの患者さんはある集団に起こることには関心がありません。彼らが知りたいのは、自分たちに起きるのが何か、だけです[6-8]。患者さんからみると、これは予想ゲームです。これは偶然的不確かさの話であり、ランダムな機会の話です。治療の利益を受けるラッキーな人物は誰なのか？　その検査は疾患のあるなしを正確に反映しているのか？　この偶然的不確かさは「らしさ（likelihood ratio）」とか、NNT／NNH の構成要素です。このようなリスクや不確かさを理解する唯一の方法はナラティブな文脈にしかない、と私たちは思います。

　このような不確かさの認識はさまざまです。ある人物は集団の「らしさ」を認識するかもしれませんが、それでも彼自身の確率はそれとは違うと思うかもしれません[3]。難しさは次のように例証されます。医者が「X が起きる可能性は10分の1です」というとき、患者さんは「私はそうならない9人の1人に違いない」というように聞いています。基本的に、患者さんは一般集団とは違うやり方で、自分自身のやり方でリスクを受け止めているのです。私たちががんばって「患者集団」を定義しようとしても、そこから PICO 質問

を始めようとしても、患者さんはその集団の一部だとは考えません。Spiegelhalter は言います。「私の個人的な感じ方では、正しい答えなどはなく、たくさんの考え方を追求する。たくさんの物語を語り、それぞれの物語が影響力をもっている」。

人類最古の、最良のツールを使う。それは体

このタイトルはマルセル・モース（Marcel Mauss）からの引用です。体を「認知の産物（cognitive artifact）」として用いることの質の高いエビデンスがあります。これをパラ言語学のツールとして用い、患者さんは三次元的想像モデルを空間上に維持し、簡単に会話できるようになるのです[6]。会話が流れている間、同時に見た目の像の助けを借り、リスクの大きさの議論をナラティブに落としこむことができるようになります。まるで「絵本」のように。私たちが症例の話を続けるとき、私たちは体を使って見た目の例を示します。そうやって抽象的な数を示し、ニュメラシーに乏しいという問題を回避するのです。ほとんどの論文は、患者さんは（違いや利益をふくらませる）相対リスクのほうを絶対リスクの情報より好むと論じています。EBM医ははっきりと相対リスクをミスリーディングであると非難します。手のジェスチャーや医者の体を数のシンボルとして用い、私たちは利益の大きさを（そして害の大きさを）伝え、認知の内容をシェアします。抽象的な数に頼らないのです。このボディー・ランゲッジはシンボルなのです。相対リスクと絶対リスクを同時に伝えるのです。患者さんのニュメラシーの乏しさという問題を回避するのです。私たちに言えることは、このやり方は使えそうだということです。

注意深い医者は、患者さんだけが不確かさと取っ組み合わねばならないわけではないことに気づいているでしょう。医者も、そうなのです。感情もそうなのですが、そのためには医者は高度に内省的で、自分の感じる不確かさが臨床決断の多くに影響していることに気づかねばならないのです。私たちはある興味深い論文をみつけました。どのように医者が手を使い（体の一部です）、自分たちの不安や不確かさを減らすための簡略表現として使っているかという内容でした[7]。

ナラティブによるリスクの語り

ナラティブのやり方でリスクを伝えるもう一つの方法は、情報をシェアし、二人の極端に異なる価値や信念をもつ患者さんを想定して、わかりやすく両者の幅を示すやり方です。最近発表されたPLCOやヨーロッパ前立腺スクリーニング試験以前の典型的なシナリオは、がんをみつけることと、それが患者さんの将来の健康に影響するかがわからないという臨床的ジレンマを説明することでした。腕をできるだけ広く開き、体をシーソーのように動かしながら、私たちは言います。「こっち側には『がんが怖い。手技によるリスクが問題なこともわかっている。でも、もし一個でもがん細胞が体にあれば、それをみつけて取り除いて欲しいんだ』という男性がいます。私たちは体を傾け、別の手のほうに向けて言います。「スクリーニングや治療が私の寿命を延ばすかどうかすらわからないとあなたは言いますね。尿漏れは怖いし、インポテンツの可能性も怖い。これが役に立つと確信で

きるまでは、このような試験を受けたくはないし、副作用はまっぴらだ」。その後、体を元の位置に戻します。そして言います。「もちろん、両者は極論です。あなたがこっち側の人に似ているか（体を左腕のほうに倒す）、右側の人に似ているかです（右腕のようにシーソーのように体を揺らして傾ける）。PSAスクリーニングを本日するかどうか決めるのです」。このテクニックは口頭で、そして見た目で三次元のものさしの上に位置を定めさせます。会話で情報を提供しながら、それを統合させるのです。ここから「決定のバランス」も見えてきます。どんな決定にも内在的に曖昧さがあるのだとわかるのです。こうやると物語を語る形式は保持され、上記のように、患者さんはかなり理解できます。「三次元の、体の、認知の産物」を。未来の意思決定を考えながら。

コミュニケーション・ツールとしての臓器年齢

直感的に、人は年老いると死ぬことを知っています。論文では「肺年齢」とか「動脈年齢」[8]といった言葉を用いる試みが何度もなされています。リスクを説明する方法としてです。このような方法で患者さんは自分の実年齢と肺年齢を比較し、自分たちの健康状態を知るのです。このようなテクニックは治療を議論するのに十分に適していませんし、情報を医学論文にリンクさせるような情報もほとんどありません。まぁ、患者さんと話すツールとしては役に立つかもしれませんが。

　こうした例が示すのは、受診時にリスクを伝えることは数字によったり、推論によったりするとは限らないということです。論文は患者さんの認知スタイルにマッチしようとするのに役に立ちますし、ニュメラシーを論じます。ニュメラシーと呼ばれるものが示唆するのは、数で示される確率の意味を理解することなのです。

患者さんとNNTを論ずる。

上記のように、私たちが発見した情報シェアの方法の一つは、number needed to treatというコンセプトを使うことです。読者に注意を促さねばならないのは、私たちはいつも、これを会話スタイルで行い、キビキビした技術的には正しい言及を避けようとしています。たとえば、患者さんにセッティングを作ることが必要になります。こんなふうに言うのです。「もし、あなたのような患者さんが100人いて、誰も薬を飲まなかったとしたら、その後五年間で、25人は心臓発作を起こすでしょう。残念ながら、私たちにはあなたがその25人に入るかどうかを知る方法がありません。さて、もしあなたのような100人の人がいて、みんなが薬を飲んだとしましょう。75人は薬を飲むでしょう。副作用もあるでしょう。薬の利益もないでしょう。25人の心臓発作を起こすであろう人が薬を飲むことを決断したとしましょう。薬が効くのはそのうち9人だけです。16人は薬を飲むけれど結局心臓発作を起こすのです。つまり、16人は薬を飲んでも結局心臓発作を起こすのです。どうしてそんな薬を人は飲むのかと怪訝に思うかもしれません。それは、100人中9人は薬が心臓発作を防いだからなんです。あなたがそのラッキーなグループに入るかどうかは定かではありません」（私たちは同じ例をケース・デモで使います。ただ、使

う数字は異なりますが)。このような言葉の説明は、だいたいいつもマークや数字やグラフを書いたりを伴います。患者さんと一緒に、会話をしながら。情報をシェアながら、患者さんには質問をしてもらい、わからないことをはっきりできるようにします。このような数字の口頭での説明と、図を使った説明の組み合わせはリスク情報を伝えるたくさんの異なる方法の一つとして示されているのです。

　このような会話は患者さんにとって難しく、混乱させるようなものかもしれません。私たちはいつもしばしば立ち止まり、質問や言い直しや、確認できるようにしています。ここでの目標は、患者さんに「新しいナラティブのツール」を提供することです。私たちはいつも会話をより戻したいのです。「でも、この決定は本当にあなたが問題をどう解決したいか、ということなんです」というのです。ともに構築するナラティブは社会的なプロセスです。私たちは、特別な知識と科学的権威にもたらされた医師の権力、パワーが患者さんとシェアされ、意思決定がなされなければならないと心底思います。関係性中心のケアは、医者-患者の治療関係において最良の理想に違いありません。そのためには、医者はとても弱いものである事実を進んで引き受け、患者さんが不同意だったり、その意見が勝ったり、「紙の上では正しい」医者の勧めに逆らったりすることが許されねばならないのです。患者さんの物語にはいつだって新しい章が存在します。私たちは会話を続け、議論し、意思決定をシェアします。そうすれば、医者も患者さんも意思決定を快適に感じることが多いのです。私たちのお気に入りの言葉に次のようなものがあります。「私は、ここで一緒にがんばりたいのです。何が将来起きても、その時点では最高の決断をしたのだとあなたが言えるように」。ときに、そのためには何度も繰り返し、意思決定をシェアし、正しいところに着地する必要すらあります。

治療のオプションを議論するときの不確かさ

Politi らはまた、医学介入における不確かさを話し合う点を論じています[9]。Spiegelhalterと同様の懸念を表明しつつ、彼らは加えていくつかの問題点に注目します。リスク情報の複雑さから生じる不確かさ(複数のリスク因子の相互作用)、時間が経過したときのリスクと利益の不安定性もそこに含まれます。彼らはまた、もう一つの不確かさの源泉を指摘します。無知です。医学文献は端的に、患者さんのリアルな心配事を検討できていないというのです[10]。最近出た論文によると、医学文献はまだ十分に進歩しておらず、私たちには科学的不確かさを医療の享受者に伝える方法が十分に理解されていないというのです。論文によると、不確かさを語る方法はいくつも提唱されて入るものの、エビデンスに支持されたものはほとんどないというのです。

　不確かさが患者さんに与える重みは感情的反応を呼び起こすことがあります。それは患者さんにとってのストレスです。実際、不確かさを嫌う患者さんは恐怖を、不安を、パニックまで経験するかもしれません[9]。不確かさを伝える最良の、明白な方法はまだ知られていないと言います。私たちの考えでは、不確かさを減らそうという動機こそが、患者さんが医者のところに行くそもそもの理由なのです。それを私たちは「ナラティブのジレ

ンマ」と呼ぶのです。患者さんは情報を求めます。特に、次に何をすべきか決めるために。患者さんの立場からも、医者の立場からも、やらねばならぬのは、次にどうすべきか決定されねばならないことを知りつつも、不確かさを享受することです。本書で説明されたプロセスを追いながら、私たちは医者が不確かさを受け入れるよう教えます。しかし、受け身になってはいけません。あくまで「積極的な意思決定」をするのです。受け身になるのは、単なる問題回避にすぎません。問題回避にも、マネジメントを選択するときと同じようなリスクと利益を伴います。違いはどこにあるのか。積極的な決断で、医者と患者さんは、価値、文化、個人的な意味を医療に取り入れることができるようになるのです。不確かさは診断・検査にも治療にもつきまといます。私たちが思うに、医師は患者さんに誠実でなければなりません。これ以上やったら利益より害が勝ると思われる点まで、やり続ける必用があるのです[9]。

ニュメラシー

次のセクションでは、もう一つの根底にあるジレンマを検討します。それはニュメラシーと呼ばれ、リテラシーと類似したものです[11]。事実、患者さんはおそらくヒューリスティックやその他の認知戦略に依存しており、数は意思決定に寄与していません。このような心の表し方はボトムライン（要するに）として、意味、要点、選択肢にと至るのです[9]。研究者も医師のなかにも数字を操作し、その意味を解釈するのに長けており、また不安のない者もいるでしょう。しかし、すべての医者や患者さんがそうであるとは限りません。実際は、研究によると、患者さんは「納得いく」理解の仕方をいくつももっています。私たち自身のバイアスは深く文化的で、医者に行くことはテクノロジーや科学への信仰、そして不確かさを減らしたいという願望を一部反映しているのです。AleszewskiとJonesは、次のようなリスク情報に反応する文脈依存的影響を提示しています[12]。

- 情報源が信頼される程度
- 情報が日常の意思決定にどれだけ関係あるか？
- 他のリスクと思われることとの関係
- 過去の知識や経験とどれだけフィットしているか？
- 選択や決定の困難さ、重要さ

テクノロジーや科学の言葉を患者さん用に翻訳するのは難しいのです。

　意思決定のシェアについてはたくさんの文献があります。医学文献を取り出すプロセスや患者さんへの説明に関するエビデンスについてはのちに論じましょう。特に、選択肢には意思決定支援があります（標準的意思決定のシェア単元……典型的にはビデオとコンピューターで行う）[4,13]。ここでは、患者さんは自分の価値観を文献に照らし合わせて考えるのです。医師の時間の制約はありませんし、標準的な反面、ケアの提供が人間的でなくなります。文献はまた、患者さんの好みについても検討しました。相対リスク、絶対リスクのような数的情報、「かなり不確か」といった言葉を用いた主観的な方法[3]、number needed to treat [14]、リスク患者の図や疫学的グラフや表も検討されました。多くの著者らが言っていますが、患者さんは相対リスク減を好みます [9,11]。Covey はメタ分析を行い、治療の利益を異なるフォーマットで示す効果を分析しました。やはり患者さんは相対リスクを絶対リスクや number needed to treat よりも好んでいました [15]。人間の体を図で示して場所ごとの頻度を表すやり方についてはエビデンスはまちまちでした [4,13]。リスクの示され方によって、患者さんの医療意思決定は異なります [12,23,24]。あるメタ分析では、治療により好意的になるのは、情報が絶対リスクや number needed to treat ではなく、相対リスクで示されたときでした [15]。たとえば、相対リスクで利益が示されたときは 57％ の患者さんがその薬を選択しましたが、絶対リスクで示すと 15％ だけが同じ薬を選びました。患者さんは（間違って）信じています。疾患のリスクが単一（100％）であると。ニュメラシーの最大の問題がここにあります [16]。Skolbekkan は同じような結果は何度も繰り返し示されていると指摘し、Covey は 24 の研究をメタ分析を用いてそれを確認しました [16,17]。患者さんの 16〜20％ は基本的なリスクの質問に正しく答えられませんでした。たとえば、「ハイリスクとはどれか：1％、5％、あるいは 10％？」[18,*1]。

　Goodyear-Smith らは、大多数の患者さんはグラフによる情報を（相対リスクよりも）好むというデータを発表しています [19]。ほとんどの患者さんは絶対リスクは好まず、number needed to treat を好む人はゼロでした。NNT 理解の困難は Epstein と Sheridan も指摘しています。Halvorsen は number needed to treat の限界を指摘していますが、その利益は「先延ばしに等しいもの」を用いた戦略や「心血管リスク年齢調整」計算機には勝ると続けています [20,21]。Sheridan は述べます。「NNT はしばしば患者さんに誤解されており、リスクを語るときにこれだけで使わないほうがよい」[11]。まとめると、文献と患者さんにリスク情報を伝達することには大きな矛盾が明らかなのです。

　患者−医者関係は健康リスクのコミュニケーションを達成するのに必要だと多くの著者らが指摘しています [18,22]。そのためには、医者が効果的なリスク・コミュニケーターにならなければなりません [18]。患者さんの耳に心地良い言葉を用いるよう、Pantilat はいくつかの提言をしています [23]。Makoul らは「意思決定のシェア」を文献でまとめました [24]。「意思決定のシェア（shared decision making）」に言及した論文は、1980 年から 2003 年までに Medline で相対的に 750％ 増加しました（絶対値で 22％）が、その言葉に共通の定義（shared definition）はありませんでした。あれま。私たちは、意思決定のシェアにはとても異なるプロセスがあると申しました。それがともに構築するナラティブなのです。

ナラティブなリーズニング

上にまとめた文献はかなりはっきりしています。しばしば、患者さんは人生に重要な決断をするとき、数や技術的なデータを用いることができないのです。Mattingly と Engel は

＊1 訳注—high = 高いとは主観的な言葉である。値段が高い、身長が高い。金額や身長（数字）は客観だが、その価値判断（高い、低い）は主観である。したがって、この問題に「間違い」はなく、これは問いが不適切なのだと訳者は考える。

どちらも、「ナラティブなリーズニング」を論じています[25,26]。ナラティブなリーズニングとは、一種の認知プロセスであり、人の考え方に深く根ざしています。これを使えば、意味が「ドラマティックな瞬間やナラティブなひねり」から作られるのです。物語が展開されるに従って、私たちの多くは結末を知らないため、ドラマが盛り上がっていきます。選択は下されねばならず、それが結末に影響を与えるのですから。これこそが「ともに構築するナラティブ」の基本なのです。医者がニュメラシーを使った専門知識をどのように提示するか、患者さんが自分の物語の次の一章を書くときに直面した困難に直面するのに、物語の「意味づくり」に患者さん自身がどう貢献するのか、私たちはお見せしようとしてきました。私たちは想像しながら代替案を同時進行で考えます。診察室でそれを行います。現実的な選択であるという事実が大切です。上述のように、私たちは積極的な選択を推奨し、受け身の選択はよろしくないと考えます。患者さんの人生の物語の次のエピソードにはいろいろ異なる可能性がありますが、想像しながらそれを探索していくのです。これがともに構築するナラティブの括弧付きの部分です。患者さんは人生の、そして医療の不確かさと折り合いをつけることができるようになります。Mattinglyはこれを「もしもの振り返り（as if retrospection）」と呼んでいます[27]。認知プロセスとしてのナラティブはここから、還元主義的科学の相補的な役割をもつようになります。全部が部分の和に勝ることを示す典型的な例です。真に完璧な医者はこのような認知プロセスの多様性を統合できます。私たちは、それは個々を個別に扱うよりも患者さんに有用だと考えているのです。

文脈と枠組みづくりが患者さんの理解に影響する。

リスク・コミュニケーションに一般的に合意のとれた「ベストな方法」はありません[28,29]。したがって、これは医学の倫理的、道徳的部門に属すようになります。また、それゆえに私たちは、ナラティブとエビデンス・ベイスド・メディスンの統合こそが最良の選択肢の一つだと考えているのです。「枠組み（frame）」が患者さんの物語になるのです。どのようにエビデンスが枠に入れられるかが、患者さんの人生の選択肢に影響を与えるのです。私たちは情報を、彼らが理解できるような枠組みのなかで提供しようと努力しています。上述のテクニックを物語に組み込むことで、医者の道徳的な責務は共有されるようになります。そうでなければ、もっとパターナリスティックに、権威的に患者さんの意思決定に影響力を与え、同時にその次起きることの責任も引き受けないという態度になってしまいます。残念なことに、医療においてこういった影響力は遍在しています。しかし、このような問題が存在することを知っておくことは少なくとも大切です。責任は患者さんと医師とで共有する一方で、医師としての専門性も保持するのです。

医療は道徳的営為である。

医師の内省とその必要性に関する文献はたくさんあります。根本的な問題は「誰の物語なのか」です。ナラティブと医療はともに価値と人命を扱います。したがって、医療に道徳

的な要素があるのは避けられない現実なのです。関係性中心のケアでは、患者さんと医師がお互いに影響し合い、最終的な決定は関係性から（ともに構築するナラティブから）生じ、そこには道徳的な面があるのです。

■ **ストーリー・タイム** ■

七年前、私たちはこうしたコンセプトやプロセスを使うようになりました。研修医にも教えました。一人の非常に賢い若者がいました。のちに眼科医になりました。病院を回診していたとき、肺炎球菌菌血症患者さんを退院させるか否か決めねばならないことがありました。患者さんにもう一日点滴抗菌薬を継続すべきと私たちは言いましたが、その研修医は退院させたいと言いました。彼が言うには、それが正しいという「エビデンス」があるというのです。私たちはこの議論に積極的に参加し、彼に午後の回診で論文をもってくるよう頼みました。その研究はとても参加者数が少なく、「100％」の成功を謳っていました。100％なんてものは世の中にはないのです。研究規模が小さすぎるのです。次の患者で治療は失敗したという例を想像し、統計計算をやり直してみました。NNHは、このときのharmは死亡ですが、1％でした*。私たちはそれでも彼に患者さんを退院させたいか聞きました。若干意固地になり、また議論に負けるのを認めたくなく、彼は答えました。「はい」。私たちは彼を見て、あなたには自分たちの主治医にはなってもらいたくないと言いました。アウトカムの大きさはアウトカムの頻度と一緒に検討されなければいけないことがわかります。「決定閾値」を決めるのに有用なのです。

この物語のポイントは……決定閾値は不確かさの幅を吟味するときに使われます。「あなたはもし、この患者さんが今日退院されたとき、自分の患者さんが死ぬ100分の1の可能性を認めますか？」

---

*訳注—NNHは「パーセント」になりえないのでこの文章は誤記と想像される。NNHが100ということか。というか、ちょっとこの話、研修医には厳しすぎないか？

患者さんが意思決定するのを助けるときの、ナラティブな側面

不確かさは人生に付いて回るものです。私たちの未来もまた不確かです。私たちはいつも自問できます。どのような物語を語ろうとしているのか？　かつて、九十五歳の女性がいて、彼女は自分が死ぬ準備ができていると言いました（彼女は全然健康だったのですが）。私たちは尋ねました。どうやって、準備ができているとわかったのですか？、と。彼女は言いました。「この体は永遠の命へのほんの準備にすぎないのです。この体がもうやりたいことを続けることができなくなったら、それは他の体に移る準備ができているということなのです。そういうものなのです」。彼女は十分に人生を生きたとか、人生がどんなに無駄だったかとか、人生には意味がないなどという話は全くしませんでした。彼女は未来

をみつめていたのです。それが彼女の人生の物語の次章なのです。彼女は全人生の物語を書いていました。彼女に納得がいく物語を。今や私たちも悟りました。患者さんは教えてくれたのです。将来への期待。ナラティブに死ぬこと、生きることを。

　Mattinglyは診療におけるナラティブな説明について挑発的な議論を行っています。それは我々に思い出させるものでした。物語とは何か、誰のものなのか、科学者としての医師の自己認識、実証主義者、つまりは診療における科学的基盤、たるニーズ。Mattinglyが提案しているのはしかし、臨床医はナラティブに「考え」なければならないということです[26]。もし私たちがそうできれば、EBMと患者さんの物語の間にある障壁は消えてなくなるでしょう。次のような思考実験をもう一度考えてみましょう：研究論文もまた一つの物語です。ある検査や薬に関する物語。科学雑誌のナラティブな要素とは何でしょうか？　そのジャンルが文学であることでしょうか？　その物語は緒言（Introduction）に通常現れます。知るニーズはどこから生じたのか？　方法（Methods）にも現れます。どのように私たちが学び、何を知る必用があるのか？　結果（Conclusion）にも現れます。私たちが学んだことの意味は何なのか？　それはどのように実践に応用するのか？　「これは新しく開発された薬に関する一つの物語であり、私たちの患者さんの問題を解決するのです」。ほらね。

私たちの臨床シナリオへの応用

```
 1:    ●医者●    二週間前、あなたは肩が痛いと言っていました。生活に関するお
 2:              話もいろいろしましたね。できれば、あなたの健康を維持したいです。そう
 3:              すれば、ひ孫の面倒も見ることができますからね。私たちはコレステロール
 4:              の薬を飲むかどうかは決めずにおきました。あなたは変な化学物質を体に入
 5:              れる話をずっとしていました。そのことについてもう少し教えてくれません
 6:              か？
 7:    ●患者●    私は健康でいたいだけなんです。もし私が薬を飲んだら、私が病
 8:              気だということでしょう。ずっと怖いと思ってたんです。体に何かおかしい
 9:              と考えるだけで怖いんです。それに気づいていなかったとしたら。薬を飲む
10:              ということは、父同様に私の体が弱っているということでしょう。そんなこ
11:              とは決して起きないと思いたいんです。もし薬を飲んだら、それは父に起き
12:              たのと同じ問題を抱えていると認めるに等しいんです。
13:    ●医者●    でも、あなたは両親が亡くなってとてもつらかったとおっしゃて
14:              いましたね。それに幼い頃からたいへんな責任を背負ってきたとも。そんな
15:              ふうに、あなたはお父さんとは違うのかもしれませんよ。より健康なという
16:              意味で違うのかも。
17:    ── 沈黙
```

18：　　──沈黙
19：　　──沈黙
20：●**患者**●　　わかりました。話はそういうことですね。お時間を割いていただ
21：　　き、お手間もとらせて本当に感謝しています。医学情報もたくさん調べてい
22：　　ただいて。こんなに最新の研究に興味をもった先生は初めてです。薬を飲も
23：　　うとそうでなかろうと、いろいろ知ることには興味があります。
24：●**医者**●　　検査もそうでしたが、パーフェクトなものなんてないんです。薬
25：　　の副作用には筋肉痛があります。たいていは軽いもので、薬をやめれば治り
26：　　ます。あと、気をつけておくべきは肝臓の調子が悪くならないか確認するこ
27：　　とです。ときどき血液検査をしてチェックもします。一人だけ、この薬でひ
28：　　どい反応を起こした患者さんの話を聞きました。でも、私はたくさん動脈が
29：　　硬くなり、心臓に問題をもつ患者さんを診て来ました。この薬のリスクはか
30：　　なり低いと思います。あなたの医療保険もこの薬をカバーします。そんなに
31：　　お金はかからないでしょう。月十ドルくらいでしょうか。さて、今やるべき
32：　　はこの薬があなたに役に立つかどうか話し合うことです。私たちが検討した
33：　　研究は心臓発作と死ぬことについて取り扱っていました。どちらのほうが心
34：　　配ですか？
35：●**患者**●　　たぶん、最初は死ぬことでしょう。そっちの話のほうが良いよう
36：　　な気がします。
37：●**医者**●　　OKです。ちょっとわかりづらいかもしれませんが、理解できな
38：　　いところがあったらいつでも聞いてください。あなたがわからないままでい
39：　　るくらいなら、最初からやり直したほうがよいくらいに思っています。これ
40：　　はあなたにとって大切な決断ですし、私はあなたの薬を飲まないという選択
41：　　肢も尊重したいです。もしかしたら、私の話を聞いたら、薬を飲むのも飲ま
42：　　ないのもどちらも理にかなったチョイスかもしれません。さ、準備はいいで
43：　　すか？
44：●**患者**●　　どうぞ。

第 12 章　意思決定のため患者さんをサポートする　185

45:
46:　●医者●　さて、ここに 100 人の人がいて、みんなあなたのようなリスク因子をもっているとしましょう。あなたと同じような健康状態です。

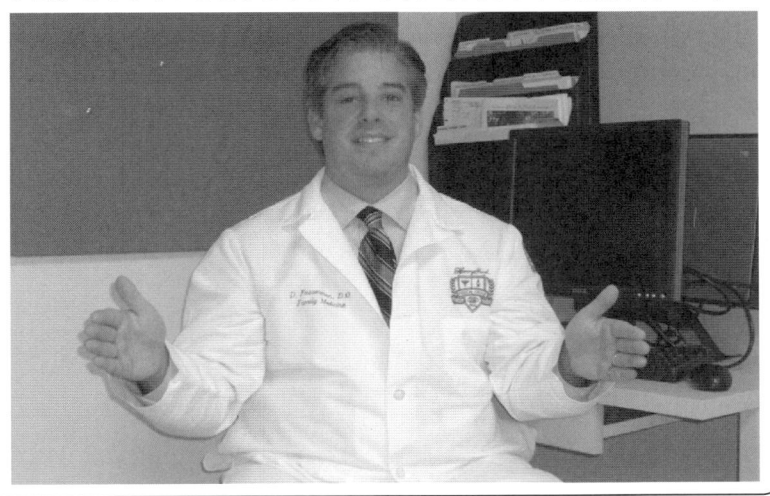

47:
48:　もしあなたが何もしないと、この 100 人もみんな薬を飲みません。ほんの 2、3 人は五年くらい経つと死んでしまいます。

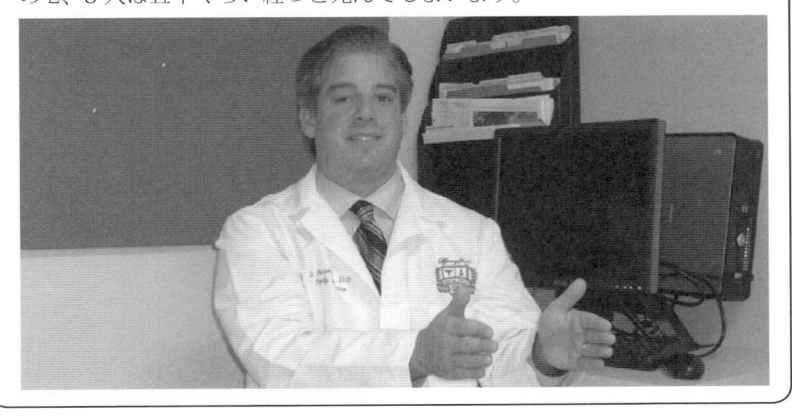

49: 残念なことに、私たちには、全く問題が起きない人たちのグループにあな
50: たが入るかどうか、全然予想できないということです。

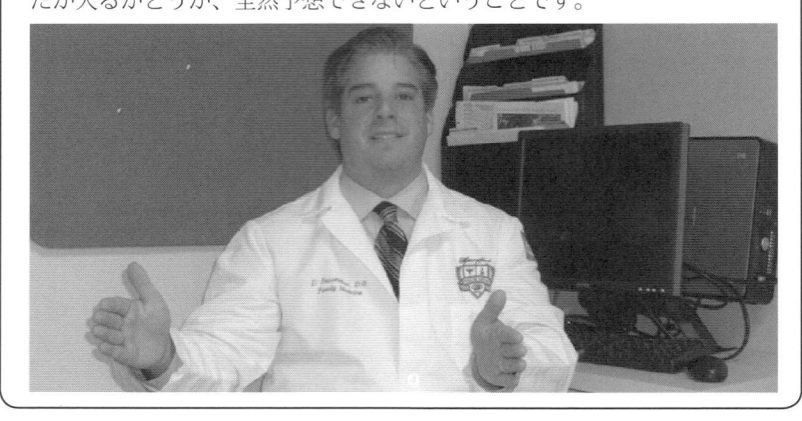

51: あるいはあなたが死んでしまうほうのグループに入るかも全然予測でき
52: ません。

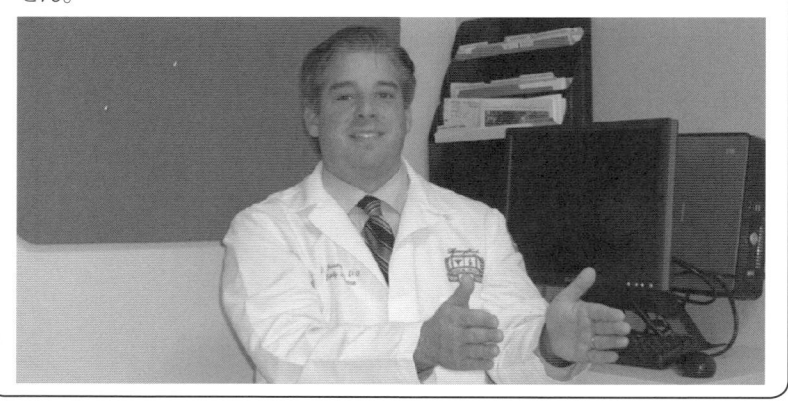

53: ── 続ける前に、手を下ろす。
54: もしあなたが薬を飲まず、問題の起きないグループにいたとしたら、あなた
55: はこう言うでしょうか。「ね、こんな化学物質は欲しくなかったのです。飲
56: まなかったし、何も起きなかったじゃないですか」。あなたはそれで満足で
57: す。でも、もしあなたが死ぬほうのグループにいたとしたら、私を墓から恨
58: んでこういうでしょうね。「どうしてもっと強く私を説得してくれなかった
59: んですか。薬を飲みなさいと。ジェイソンはもう一人ぼっちだし、誰も彼を
60: 助けてくれない」あなたは薬を飲まなかったことを後悔するでしょう。

第 12 章　意思決定のため患者さんをサポートする　187

61:
62:
63:
64:
65:
66:

さぁ、もう一度やってみましょう。ただし、今度はみんなが薬を飲んだと考えてみてください。さて、こちらのグループは全然問題がない人たちで、それでも薬を飲んで、結局何の得もしなかった人たちです。副作用のリスクはありますし、お金もかかります。でも、結局違いはなかったのです。もし、あなたがこちらのグループに入ったと知っていたら、あなたは怒り狂って言うでしょう。化学物質を飲ませて何もなかったなんて、と。

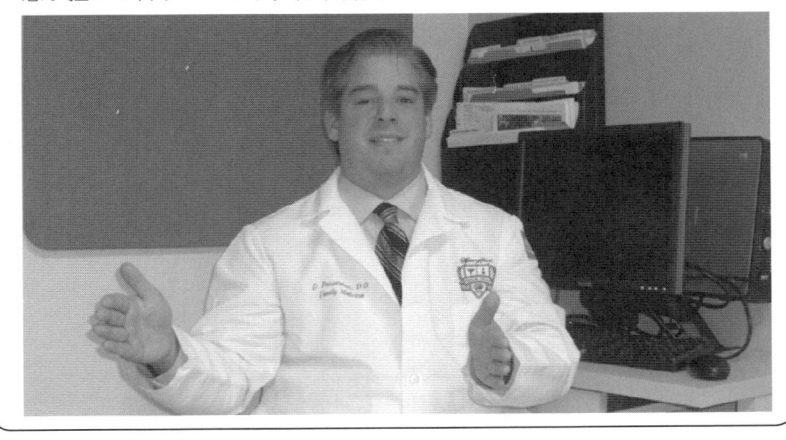

67:
68:

でも、ここにもう一つのグループがいます。五年経つと死んでしまっている人たちです。

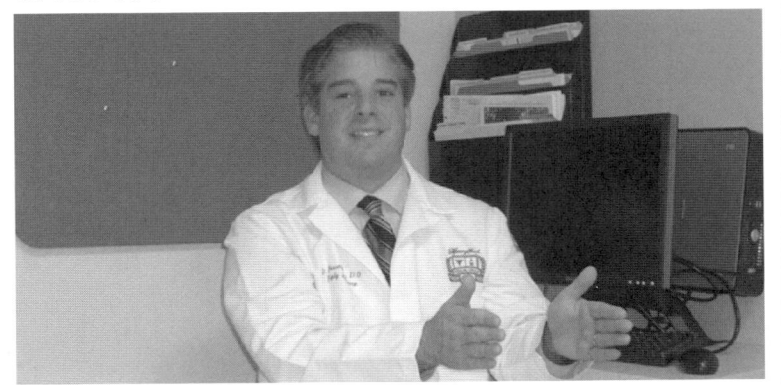

69 : 　残念ながら、薬を飲む人たちも結局は死んでしまうことがあります。薬は
70 : パーフェクトではなく、すべての死を防ぐわけではないのです。あなたは
71 : 墓から恨みを込めて私に言うでしょう。「あなたの言うとおりにしたのに、
72 : 結局役に立たなかった」と。

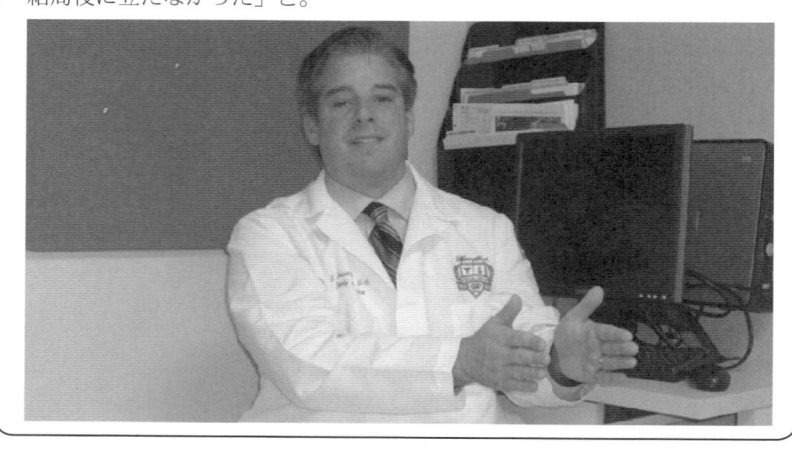

73 : 　さて、少人数のグループが真ん中にいます。薬を飲んで、その薬が生命を
74 : 救った人たちです。ラッキーな人たちです。あなたがこのグループにいた
75 : ら、私に感謝するでしょう。こういう話し合いをして、私たちが早死に
76 : を、突然死を防いだのですから。

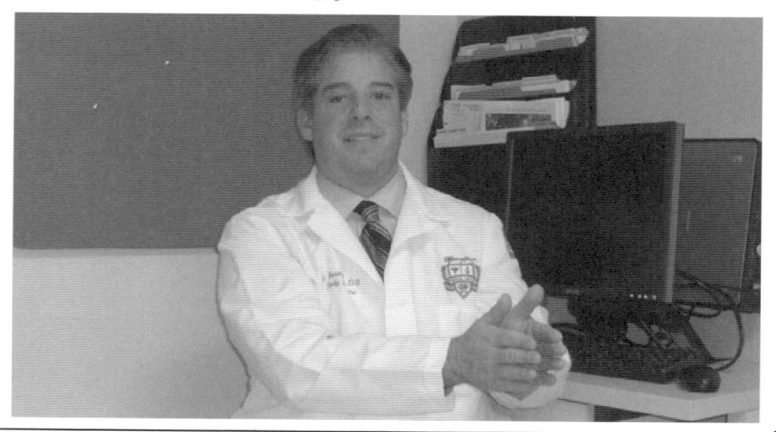

77 : 　── 続ける前に、手を下ろす。
78 : 　さて、もし薬を飲んだら、その薬があなたの命を救ったのか、どのみち問題
79 : は起きなかったのかは、誰にもわかりません。90％では、あなたに何も起
80 : きません。何もしないために私は褒められるかもしれませんね。
81 : 　でも、ここはしっかり理解してほしいんです。薬はどのくらいあなたを助け
82 : てくれるかということを。薬を飲んだ30人の人のなかに、一人の人がいま

83： す。その人は薬に命を救われた人なんです。それこそがあなたが心配してい
84： ることなんです。あなたがそのチャンスを増やすには、薬を飲むだけなんで
85： す。この研究は五年間しか続きませんでしたが、医者としての常識を申し上
86： げるなら、あなたは今後二十五年間はこの薬を飲むことでしょう。この薬が
87： あなたの命を助けてくれる可能性はもっと高いでしょう。でも、どのくらい
88： の可能性かは正確に言うことはできません。十分な情報がないからです。も
89： しかしたら、ほとんどの利益は最初の五年間だけで、それがこの研究で示さ
90： れただけで、あなたの受ける恩恵はそれだけかもしれません。
91： まとめるならば、薬の副作用は対応可能なものでしょう。薬を飲めば、
92： ちょっとだけ死ぬ危険を免れることができるでしょう。お父さんが被った危
93： 険です。ほとんどの医者はただ薬を飲むように言うでしょう。でも、私はあ
94： なたにどのくらいの利益を得られるのか知っておいてほしいんです。未来を
95： 予測することはできません。あなたがどちらのグループに属するのかを知る
96： こともできません。できることは、あなたにリスクを、確率（オッズ）を伝
97： えることだけです。カジノでルーレットをやるときと同じです。でも、あな
98： たの人生を省みて、もし、薬があなたの命を助けてくれたラッキーな人だっ
99： たとしたら、自分の決めたことを喜ぶに違いありませんよ。もし、自分の幸
100： 運を信じて薬を飲まなかったら、それを必要としないグループに入ることを
101： 願わないといけません。どちらのほうが安心できますか？　だいたい話が煮
102： 詰まってきたように思います。
103： 「化学物質」を体に受け入れるほうが家族に起きた悲劇を繰り返さない可能
104： 性を増やしてくれるかもしれませんよ。何を考えているか教えてくださいま
105： せんか？
106： ●患者●　　がっかりしました。その薬はもっと効くかと思っていたからで
107： す。本当のことを教えてくれてありがとうございます、先生。でも、先生が
108： 私のひ孫の話をしたとき、私はもう決めました。薬を飲もうと思います。

臨床ケースのナラティブな解釈

1～6行：医学文献を探索した後、会話が再開されます。「想像しながら顧み」る作業が行われます。「できれば、あなたの健康を維持したいです。そうすれば、ひ孫の面倒もみることができますからね」という言い方をするのです。ここでは関係のあるテーマを結びつけ、突然死と長寿、親の役割、育児などが対比されます。物語の終わりをさらに引き伸ばし、別の世代を持ち出し、「ひ孫」という言葉を使うのです。次に、コレステロールの薬の話に移ります。ナラティブは換喩的（metonymically）[*2]に長寿とコレステロールの薬を関係させることで意味を創り出します。一つのアウトカムの可能性を使って患者さんを「いじった」後、医師は本題に戻り、体の中の変な化学物質という患者さんの概念をさら

[*2] 訳注――換喩とは、言い表そうとする事物をそれと関係の深いもので表現する修辞法のこと。

に説明するよう求めます。

7〜16行目：患者さんは自分の健康の定義を示して応えます。薬は診断のついていない疾患、脆弱性、父の死のトラウマのマーカーだというのです。すべての診断や治療の会話は患者さんの最初のトラウマを起こした出来事の筋書きの周りを回転しています。つまり、父親の突然死です。医者は患者さんに他の終わり方はないものか想像させます。「そんなふうに、あなたはお父さんとは違うのかもしれませんよ。より健康なという意味で違うのかも」。

17〜44行目：次に来るのは物語の緊張で、医者は賢明にも沈黙を守っています。患者さんはこのとき、議論を始めるかどうか決めます。このトピックはナラティブのはじめのほうにもありました。でも、今回は物語が異なる方向に向かっています。患者さんが医学情報の説明を受け入れようとしているからです。医者はそこで、かなり長い時間をかけて、特定の医薬品のリスクと利益を説明します。あるとき、医者は個人化された POEM を作ります。患者さんにどちらのアウトカムの情報を欲しいか聞くのです。医者はそして、患者さんが途中で話を遮ることを容認します。説明が始まる前からすでに、意思決定のためのたくさんの選択肢を担保しているのです。患者さんは医者に続けるよう促します。

45〜80行目：さてここに来て、医者は小道具を用いて物語の語りを盛り上げようとします。この場合のそれはボディ・ランゲッジであり、上述した「認知の産物」です。医者は医学文献に人間味を与え、こう言います。「さて、ここに100人の人がいて、みんなあなたのような……」と。そして、括弧付きのアウトカムを説明し、不確かさのコンセプトをナラティブに取り込みます。不確かさや可能性のある異なるアウトカムを説明し、医者はその不確かさに人間味を与え、患者さん自身の物語と言葉を用い、それらを各研究グループに当てはめます。このように想像することで、患者さんはいろいろな異なるアウトカムを探索でき、彼女の個人的な物語を研究グループのそれぞれに当てはめることができるのです。

同様に、医者は選択肢と最終的な決断を、二つのグループに分けることによって説明します。誰も薬を飲まない場合と、みんなが薬を飲む場合です。こうやって、ポピュレーション・サイエンスの問題をナラティブに論ずるのです。それを個人に応用するのです。またもや患者さんの物語とその主なテーマを取り込みます。医者はこう言います。「あなたがこのグループにいたら、私に感謝するでしょう。こういう話し合いをして、私たちが早死にを、突然死を防いだのですから」。

81〜105行目：医者はすべてのエビデンスをまとめ、number needed to treat のコンセプトを用います。アウトカムの真の違いは30人に1人しか起きないと説明します。ここでもポピュレーション・サイエンスを個人のレベルに落とし込もうとしているのです。医者

は言います。「あなたがそのチャンスを増やすには、薬を飲むだけなんです」。医者は説明を続けます。上述のナラティブの枠組みのなかで。カジノのメタファーを用い、賭けに出ること、確率の話をします。唯一の正しい解答は患者さんが安心するものであることを知りつつ、医者は医学的会話を「体の化学物質」対「家族の悲劇を繰り返す」という形式に落とし込みます。とても長い説明の後で、医者は患者さんに語り部の役を渡します。すでに述べたように、個人は情報を異なるやり方で認知処理できるのです。

106〜108行目：医者はあらん限りの努力で患者さんの「ニュメラシー」を支援します。しかし、患者さんはナラティブな推論をします。そして選択します。「……先生が私のひ孫の話をしたとき、私はもう決めました。薬を飲もうと思います」。そうやって、物語はナラティブな方法を用い、紆余曲折の末にハッピー・エンディングを迎えます。ともに構築するナラティブは責任の共有、ケアの倫理的、道徳的側面を取り込みます。最終的には、エビデンス・ベイスド・メディシンもナラティブも医者－患者関係を支援します。関係性中心のケアの一例なのでした。

括弧付きの、立ち現れる、状況次第の、文脈依存的な医学知識

エビデンスを語り合う括弧付きの性質は生き生きと示されました。薬を飲むか飲まないかの、すべての可能性が吟味され、すべての可能性があるアウトカムがグループごとに吟味されたのですから。このように括弧に入れることは言葉だけではなく、ボディ・ランゲッジを用いても説明されたのです。

　議論の立ち現れる性質はナラティブから出て来ました。患者さんは「ひ孫」という言葉で臨床決断を下していました。医者は、そのような言葉がナラティブのテーマをもつ性質に関係していると知っていたでしょう。しかし、患者さんがよりエビデンスに関心をもつのではないかと思っていたのかもしれません。この場合、エビデンスは決定の立ち現れには寄与しませんでした。そのようなサブプロットはナラティブ全部をどこにも連れて行かなかったのです。

　医学知識の条件次第な性質は、ナラティブな要素である「化学物質」、「突然死」、「一次予防」、「スタチン」、そして突然死がまだ終わらぬ人生の物語を阻害させるやり方から作られていました。

　この医学知識の文脈依存的な性質は、患者さんの失望です。医療は魔法の治療法ではなく、医学文献に定義されたリスクを受け入れようという意志を必要とします。そうしないと、患者さんが求める物語は終わりを迎えないのです。おかしな話ですが、スカンジナビアの元の研究の参加者は南東ミシガンの一つの人生にとっての文脈だったのです。

文献

1. Roter DL, Hall JA, Katz N. Patient-physician communication: a descriptive summary of the literature. *Patient Education and Counseling.* 1988; **12**: 99-119.
2. Waitzkin H. Information giving in medical care. *Journal of Health and Social Behavior.* 1985; **26**(2): 81-101.
3. Lipkus IM. Numeric, verbal, and visual formats of conveying health risks: suggested best practices and future recommendations. *Medical Decision Making.* 2007; **27**: 696-713.
4. Epstein RM, Alper BS, Quill TE. Communicating evidence for participatory decision making. *JAMA.* 2004; **291**(19): 2359-66.
5. Spiegelhalter DJ. Understanding uncertainty. *Annals of Family Medicine.* 2008; **6**(3): 196-7.
6. Enfield NJ. The body as a cognitive artifact in kinship representations: hand gesture diagrams by speakers of Lao. *Current Anthropology.* 2005; **46**(1): 51-81.
7. Brill JR. 'Handling uncertainty. *Family Medicine.* 2010; **42**(7): 471-2.
8. Winslow R. Your risk of heart disease. *Wall Street Journal.* June 1, 2010.
9. Politi MC, Han PKJ, Col NF. Communicating the uncertainty of harms and benefits of medical interventions. *Medical Decision Making.* 2007; **27**: 681-95.
10. Winslow R. Study questions evidence behind heart therapies. *The Wall Street Journal.* August 6, 2008: D1-D2.
11. Sheridan SL, Pignone MP, Lewis CL. A randomized comparison of patients' understanding of number needed to treat and other common risk reduction formats. *J Gen Intern Med.* 2003; **18**: 884-92.
12. Alaszewski A, Horlick-Jones T. How can doctors communicate information about risk more effectively? *BMJ.* 2003; **327**: 728-31.
13. Cohen DJ, Crabtree B. Evaluative criteria for qualitative research in health care. *Annals of Family Medicine.* 2008; **6**: 331-9.
14. Mangset M. ' Two percent isn't a lot, but when it comes to death it seems quite a lot anyway': patients' perception of risk and willingness to accept risks associated with thrombolytic drug treatment for acute stroke. *J Med Ethics.* 2009; **35**: 42.
15. Covey J. A meta-analysis of the effects of presenting treatment benefits in different formats. *Medical Decision Making.* 2007; **27**: 638-54.
16. Malenka DJ, Baron JA, Johansen S, et al. The framing effect of relative and absolute risk. *J Gen Intern Med.* 1993; **8**: 543-8.
17. Skolbekken J-A. Communicating the risk reduction achieved by cholesterol reducing drugs. *BMJ.* 1998; **316**:1956-8.
18. Ghosh AK, Ghosh K. Translating evidence-based information into effective risk communication: current challenges and opportunities. *J Lab Clin Med.* 2005; **145**(4): 171-80.
19. Goodyear-Smith F, Arroll B, Chan L, et al. Patients prefer pictures to numbers to express cardiovascular benefit from treatment. *Annals of Family Medicine.* 2008; **6**(3): 213-17.
20. Halvorsen P, Selmer R, Kristiansen IS. Different ways to describe the benefits of risk-reducing treatments. *Ann Intern Med.* 2007; **146**(12): 848-56.
21. Goldman RE, Parker DR, Eaton CB, et al. Patients' perceptions of cholesterol, cardiovascular disease risk, and risk communication strategies. *Annals of Family Medicine.* 2006; **4**(3): 205-12.
22. Alaszewski A. A person centered approach to communicating risk. *PLoS Medicine.* 2005; **2**(2): e41.
23. Pantilat S. Communicating with seriously ill patients: better words to say. *JAMA.* 2009; **301**(12).

24 Makoul G, Clayman ML. An integrative model of shared decision making in medical encounters. *Patient Education and Counseling.* 2006; **60**: 301-12.
25 Engel JD, Zarconi J, Pethtel LL, *et al. Narrative in Healthcare: healing patients, practitioners, profession and community.* Oxford: Radcliffe Publishing; 2008.
26 Mattingly C. In search of the good: narrative reasoning in clinical practice. *Medical Anthropology Quarterly.* 1998; **12**(3): 273-97.
27 Mattingly C. *Healing Dramas and Clinical Plots: the narrative structure of experience.* Cambridge: Cambridge University Press; 1998.
28 Halvorsen P. Different ways to describe the benefits of risk-reducing treatments. *Annals of Internal Medicine.* 2007; **146**(12).
29 Timmermans D. Presenting health risk information in different formats: the effect on participants' cognitive and emotional evaluation and decisions. *Patient Education & Counselling.* 2008; **73**: 443-7.

パートIII

理論的考察

James P Meza

治癒の社会的実践

医者が患者さんの物語を聞くとき、個人のナラティブと医療職の文化的なパワーを一緒に混ぜ、ともに構築するナラティブを創ります。組織化された社会的な枠組みという文脈のなかで、個人の「内的体験」と社会的に権威づけられた同じ物語の別バージョンを一貫させるのです。このような実践は二つの物語を調和させます。個々の意味を作り、社会的基盤を強化するのです。

緒言

何年か前、私はウェイン州立大学医学校（Wayne State University School of Medicine）で、Gordon Guyatt による講義を聞いていました。彼は突出した、エビデンス・ベイスド・メディシンの領域では原理的な考えの持ち主でした。私はそれを昨日のことのように覚えています。トピックは急性心筋梗塞時の血栓溶解療法でした。彼の出したパワーポイントのスライドは、発表された日とともにそれぞれ主だったランダム化比較試験を時間経過とともに示していました。このまとめのスライドに、オッズ比と 95%信頼区間がそれぞれの試験に与えられており、血栓溶解療法は生存に（患者ベースのアウトカムに）利益があると目で見てわかるようになっていました。彼は鋭い質問を発し、知的なコメントを残しました。

　鋭い質問とは、「どうして、エビデンスが岩より固く医師に示しているのに、実践するまで十年もかかったんだろう？」というものでした。この質問は後に「トランスレーショナル・サイエンス」として知られるものでした。その質問には失われた機会へのいらつきがにじみ出ていました。それが NIH のトランスレーショナル・リサーチのロードマップを促したのです。これは文書に明記されていましたし、政府機関の構造に変化をもたらしました。そこでは何十億ドルもの社会投資を管理しており、その投資は国内総生産の 14%を消費していました。これはボディー・ポリティクス（body politic）の — この言葉はこのセクションの後のほうで説明しますが — 好例だと言えましょう。言い換えれば、これはソーシャル・ナラティブと呼んでもよいかもしれません。実際、用いられている専門用語の多さが示唆するところは、私たちはあまり理解されていないトピックを扱っている、ということなのです。一例を申し上げましょう。最近のことです。私は EBM について話していました。誰かが言いました。「あぁ、トランスレーショナル・メディシン」のことですね。両者は本当に同じなのでしょうか？　どうやったら、私たちはもっとうまくエビデンスをトランスレート（翻訳）して実践に移せるのでしょう？　この質問を心に理解するためには、文化分析が必要だと申しましょう。組織のなかで診療する医師は、どの文化の枠組みを用いてこのような診療の変化を促しているのでしょうか？　エビデンスが手に入るようになり、血栓溶解療法が急性心筋梗塞に使われるようになるまで十年もかかるには理由があるのです。人類学者なら、そのような理由を得るのに十分なる理解を追求する

ことでしょう。

　Gordon Guyattの知的なコメントはこうでした。「エビデンスは決断を作りません。エビデンスは意思決定を誘導します。ほかにもたくさんの要素があり、文脈依存的情報があり、そうやって医学の意思決定はもたらされはしますが」。思うに、彼は患者さんに、患者さんの価値に、信念に、好みに言及していたのでしょう。これはもちろん、私たちが探し求めているものです。患者さんのナラティブを、「病の物語」を探求するのです。どの患者さんも一人ひとり違っていますから、同じ研究エビデンスを適切に使うと、各ケースで同じ決断に至るなんて考えるのはバカげています。ガイドラインやpay for performance*に注目してしまうと患者さんの声が届かなくなってしまうのではないかと私は心配しています。むしろ、トランスレーショナル・リサーチの仕事は、エビデンスをどうやって病の物語に翻訳するかを理解するところにあるべきなのです。私たちは患者さんのナラティブを個別な身体（individual body）の代わりに用いています。個別な身体という理論的擁護はのちにこのセクションで定義します。ここでもたくさんの用語が出てきますが、文献でよく使われるのはナラティブの身体化（narrative embodiment）です。病の物語とは、精神・身体という立場から語られた経験についてなのです。

　多くのベテラン研究者からアドバイスを受けた点は、「癒し（healing）」という言葉を使うのをやめろ、というものでした。あまりに曖昧で、非科学的だからです。ちょっと頑固な態度ではありますが、私はこの言葉を使い続けてきました。それがリアルに存在すると思うからです。それはときに個人によって経験されますが、社会的空間で演じられ、それは文化、社会規範に関係しているのです。トランスレーショナル・メディシン、トランスレーショナル・サイエンス、ナラティブ・エビデンス・ベイスド・メディシン、そして「癒し」は、すべて同じことを説明しようとしています。ここでは、私は（頑固に）この単語、癒しを用い続けます。癒しは文化的側面に光を当てるからです。トランスレーショナル・リサーチとナラティブ・エビデンス・ベイスド・メディシンの根源的な疑問に着目しているからです。癒しは翻訳や調和のプロセスです。ボディー・ポリティクスのニーズと個々の身体のニーズを調和させるのです。すべての社会にはこのようなニーズがあります。それに対する特有の文化的解決法があり、ニーズを満たすのです。ナラティブ・エビデンス・ベイスド・メディシンは単に西洋医学における突出した方法で、私たちはそれを実践しているのです。「癒し」やそれに相当する類語のどれでも、科学的に研究しようとすれば、理論的枠組みがなければなりません。一例をあげれば、本書は理論を説明するもので、癒しの社会的実践の科学的研究方法はあるのだよ、と主張しています。その実践が、今日の医学における複雑な質問のほとんどにある程度は適応できるのです。

　本セクションの内容は、癒しの社会的実践の理論的基盤を掘り下げるものです。前の二つのセクションは理解できたのではないでしょうか？　現場で起きうることですから。医学とはアートであり、かつサイエンスであると繰り返すだけでなく、アートもサイエンス

＊ **訳注**—xviiiページの訳注2を参照。

も文化的リソースであり、両者が臨床医学の文化的実践の一部であることを私は示したいと思っています。それには方法と理論がついており、リサーチの課題を想起することを可能にしています。ナラティブ・エビデンス・ベイスド・メディシンは方法であり、トランスレーショナルな実践へと導きます。文化的な理論は実践を下支えしており、トランスレーショナル・サイエンスの探求を可能にしています。これはより広い理解の仕方なのです。どのように理論と方法が相互作用しており、どちらも同じジャンルに属していると私は信じるに至ったのです。「癒しの実験医学」に興味がない人は、このセクションを単に面白いエッセイであると、医者が臨床現場で実際にどうやるのかを内省したものだ、と思っていただいても結構です。

第 13 章

日々起きる癒しの社会的実践に関する理論的問題

James P Meza

人類学的理論

「医学人類学季刊誌（Medical Anthropology Quarterly）」の第一巻第一号に、Nancy Scheper Hughes と Margaret Lock は「注意深い身体：医学人類学（研究）への序文〔Mindful body: a prolegomenon for (studies) in medical anthropology〕」[1] というタイトルの論文を書きました。この論文のなかで、彼らは人類学的分析の系統的モデルを紹介しました。これは人類学的探求の幅広い観点に基づいていました。ミクロレベルの観点、中間レベルの観点、マクロレベルの観点。彼らは述べました。「身体は考えるのが上手である」。これはマルセル・モースの最初の引用と合致しています。「身体は人類における最古にして最良の道具である」。彼らは次の三つのカテゴリーを用いてこの分析を詳細に行いました。

1. 個別な身体
2. 社会的な身体
3. ボディー・ポリティクス

この「三つの身体」の「比喩的な使い方」は人類学の文献では広く用いられ、データや分析戦略の説明に用いられてきました。これから個別な身体、社会的な身体を説明し、最後にボディー・ポリティクスを説明しましょう。本書でそれらがどのように使われているかも。

私たちの症例シナリオで明らかにされた癒し

普通に考えれば、上述の「三つの身体」は、次のように私たちが使う言葉に置き換えることが可能でしょう：

- 個別な身体：病のナラティブ
- 社会的身体：関係性中心のケア
- ボディー・ポリティクス：エビデンス・ベイスド・メディシン

本書は癒しの社会的実践の一つの事例です。前の章では癒しの方法について述べました。本章では、その背後にある理論的な構造、なぜこの方法がうまくいくのかを説明したいと思います。医者に理論を教える必要はないのですが、私たちが医学部でどの方法を教えるべきか、理論は思考に刺激を与えてくれます。症例を見直して、自問しましょう。誰が現実を定義したのか？、と。これはともに構築するナラティブですから、現実を定義する権力は患者さんと医師とで共有されているのです。

個別な身体

個別な身体には、経験と患者さんの内的世界が含まれます。ナラティブはその経験の代理です。ミラーニューロンのことを覚えていますか？ 人は他者の経験を理解できるのです。私たちの患者さんは経験し（再度経験し）ました。自分の母親の死を、父親の死についての感情に折り合いをつけた後で。彼女の物語は自分の経験を外化します。社会という舞台に提示するのです。彼女はこれを文化的に適切なやり方で行います。医者のところに行き、病の物語を語ることで。

社会的身体

これは診療という儀式であり、「社会的身体」の構造はそこで暴き出されるのです。

　社会的身体は医者が聞き、病と疾患の両方を物語のなかで聞き取ろうとするときに現れます。患者さんは心疾患に苦しんでいるのか、それとも心の痛みに苦しんでいるのか？両方の苦しみはリアルなものであり、医療の儀式の一部をなすものです。医者は自分の文化的権威を用い、個々の病の物語と生物医学における主な文化的信念の間をとりもちます。関係性中心のケアとは、西洋医学で医療を行うときの儀式の名前なのです。医者は最新のテクノロジーを使い、病の物語を探求しようとします。それで 64 スライス CT 冠動脈造影がオーダーされたのです。脆弱性のあるプラークを治療するのに、CT は役に立たないのです。病の物語のすじ書きという旅路を旅して、医者は最終的にスタチンを処方できました。患者さんもそれを受け入れました。医者は心疾患予防のためにスタチンを処方したとき、社会のイデオロギーで支配的な「コレステロール仮説」[2]を強調しました。患者さんにとっても医者にとっても、たくさんの文化的要素がこの関係性を構築しているのです。

ボディー・ポリティクス

ボディー・ポリティクスを言い換えるならば、「社会的ナラティブ」です。ボディー・ポリティクスが考慮されるのは、公衆衛生に心疾患を減らしたいというニーズが生じ、生産性を保持しようというときです。医療という組織はそれ自体が、ばらばらに起きる苦悩を管理する一つの方法なのです。その苦悩は社会に害を及ぼしかねないのです。このような組織的な身体の管理は、厳密に言えばフーコー的議論です。紹介病院の政治的経済、医療制度によるリソースの分配はボディー・ポリティクスを反映しています。医者はそのよう

な社会のニーズに呼応し、臨床的な文脈のなかでリソースをどこに置くべきか判断します。テクノロジーはどうやったら適切に使われるのでしょう？　誰が処方箋を書くのでしょう？　医療費の償還を始めるために、どこの部門が動かねばならないのでしょう？　心疾患とは何か、誰が決めるのでしょう？　心疾患をどのように治療するのか誰が決めるのでしょう？　私たちの症例シナリオでは、医者が冠動脈疾患の一次予防の議論を始めました。ともに構築するナラティブの一部を創造し、リスク因子の治療のためにスタチン治療を始めたのです。このようなすべての決断は、私たちの社会に支配的なイデオロギーを反映しています。思い出してください。医者が儀式的にインフォームド・コンセント（情報を提供された状態での同意）のプロセスを始めたときのことを。これは私たちの社会の価値、個人主義と選択のロジックを反映しているのです。それは臨床シナリオのほんの一部ですが、社会的価値を強化するものだったのです。ボディー・ポリティクスは定義からして、普遍的でパワフルです。ボディー・ポリティクスは社会的環境であり、そこに私たちが生きているのです。

三つの身体

私たちの症例シナリオにおいては、患者さんは個人的な意味の創造を体験していました。医者は癒しの関係性という道徳的な営みを行っていました。そして、人々の健康を安定した形で提供し、リソースを分配するという社会のニーズを満たしていました。したがって、個別な身体、社会的身体、ボディー・ポリティクスはすべてこの症例シナリオ全体を通して存在していたのです。癒しの社会的実践を通して、三つの「身体」すべてがお互いに調和し合います。症例シナリオは理想化された症例です。多くの場合、社会的演者はそこに存在する支配的な文化に気づいていません。真の「癒し」はまれな事象かもしれません。どのようにより良い癒し手になるか、その学び方はきちんと定められていなければなりません。ある程度は、社会の生存と個人の利益はそこに依存しているのです。

個別な身体とナラティブの身体化

ナラティブの研究はどのような分野にもあまねく存在します。広大な理論的、そして方法論的学問のなかで、狭くフォーカスを絞った「ナラティブの身体化」というものがあります。これは健康、自分自身の身体、どのように身体が機能するのか、何をその身体に取り込むのかという選択、そして私たちの身体に受け入れて良い、受け入れたくないもの、に関する物語です[9-25]。このような質問に対する解答が病の物語をなすのです。病の物語は患者さんに属します。患者さん一人ひとりの「内的経験」の反映なのです。そのような物語が現実を定義する社会的力をもっている、と私は今示唆しているのです。

ナラティブにおける個人と自己

「ナラティブの」理論について、「癒し」とか「自己」という言葉に突き当たることなしに

教科書を読むことはできません。これら三つの単語は密接につながっており、言語学的、文化的な産物であるため、意味においては大きく重なる部分があります。自己に関する人類学は非常に広範囲で、ここでは扱うことができません。わかりやすく言うと、自己とは知覚可能な身体なのです。しかし、まずはナラティブの理論の基本に戻りましょう。物語には語り手と聞き手が必要です。癒しの関係性の基本です。もし、医者と患者さんが自己の医療についての物語に合意すれば、外来は短く済むでしょう。しかし、もし、そこに不合意があればどうでしょう？　患者さんが良くなることを拒んでいたとしたら？　患者さんが慢性疾患に伴う苦しみの重荷を受け入れないとしたら？　生活に支障が続いていたとしたら？　しばしば、医者はあれやこれや理由をつけてこのような患者さんを「変人」、「仮病だ」、「コンプライアンスが悪い」などとはねつけます。ここで真の癒しの作業が始まるのです。ここで医者は判断を保留することが大事です。物語を注意深く聞くのです。一時的に力の共有を患者さん側に渡して、「主導権」をもたせ、語り手になってもらうことも必要です。医者は「パワーダウン」した位置に引き下がり、聞き手になるのです。社会において、物語はパワーをもっています[3]。ケアの ―― 関係性中心のケアの ―― 文脈のなかでは物語はみなが満足するよう書き直されるのです。これが癒しの一例になるのです。

「自己」を癒す

ナラティブ・メディシンを実践する医者はこのような文化的権威を利用します。深く、長期にわたる文化的価値が癒しの儀式に根づいているのです。個人的な関係性と、苦しみを証言することが、歴史的に癒し手の役割の一つだったのです[4]。ヒポクラテスの誓いからの次の抜粋を考えてみてください：「私はここに謹んで誓います。患者さんの命について私が見たものや聞いたことは、しゃべるにふさわしいことではなく神聖で、私はその秘密を守ります」。医者は特別な文化的権利を有しており、患者さんの生活の物語を聞くのです。そこには信頼と安心があります。個々の自己はその個人の物語の反映です。物語は、どのように私たちが自己をみつけ出したかの物語です。個人には意味を作り上げる必要があります。西洋社会では、個々の「自己」に意味を与えることからこれは明らかです。癒すことにしばしば関連している属性は「全体であること」です。つまり、誰かが私の全部の物語を聞くことができねばならないという意味です。自分自身でそれをみつけることに時間がかかったとしても、です。聞くことで、医者は物語を確認し、「社会への取り込み直し」を促します。病の物語と医学の物語をブレンドさせるのです。社会への取り込み直しは癒しの儀式のよく使われる属性です。

社会的身体

どのように癒しの物語は創られるのか？

Mattingly は、立ち現れる物語が意味をもつ物語に変わるためには、患者さんと癒し手の両方が参加し、想像したアウトカムへ向かう欲求が作られなければならないと述べています。Mattingly の言う欲求は、ナラティブのドラマティックな瞬間から生じます。モチベーション —— 認知のスキーマとして定義されますが —— は物語が生まれる場所なのです。そこにナラティブの身体化と社会的に埋め込まれたスキーマが共有されているのです[5]。認知人類学者はこのようなモチベーションのコンセプトを吟味し、それがどんなに、文化的な文脈のなかで作られた支配的なスキーマであるかを示しました[6-11]。したがって、欲求は患者さんと癒し手に共有され、社会のなかで役割をもちます。欲求とモチベーションに加え、ドラマティックな瞬間が感情と感じについての思考から生じます。ナラティブの理論と認知人類学はお互いに、シナジスティックに強化し合っています。文化は共有された認知構造であると説明されてきました[12]。感情は社会的構造を作るのを助け、社会的構造は感情的な結合に経験されます[13-18]。思考の感覚と認知は個人に内包されています。Scheper-Hughs と Lock は、感情を「ミッシングリンク……精神と身体、個人と社会を橋渡しできるもの」としています[1]。思考の感覚に関するこのような認識がこの分析の主要なテーマを強調しているのです。そのような感覚は身体に深く結びついており、個人によって体験され、社会の構造に結びついているのです。

癒しのなかで、私の興味がある理論的領域は、個人と社会の間をとりもつものでした。認知人類学とナラティブの理論の上述の研究が示唆するのは、現象はダイナミックな関係性であり、プロセスは複雑で、文化の相互依存的な回転です。そして個人と個人が影響を与える文化（感情、スキーマ、社会の役者たち）を癒しの関係性から作り出していくのです。西洋医学バージョンの癒しの儀式なのです。

私が思うに、ここは素晴らしく興味深い理論領域なのですが、このような文脈で学者のように明確に説明することはできません。ですから、このコンセプトをメタファーを使ってお伝えすることにしましょう。個々の遺伝子の成り立ちの関係性は集団の遺伝子の貯蓄にあります。感じることのできる身体の経験と文化との関係みたいなものです。遺伝学は染色体、遺伝子、生殖腺、減数分裂、性交、再生産を想起させます。新しい、特別な集団のメンバーたちです。個人には、将来の遺伝子の集まりに足したりそこから引いたりする可能性をもっています。突然変異、遺伝子のドリフト、創始者効果、いろいろなセックスという営み、そして遺伝子流動といったプロセスを通じて、です*。同様に、個人はいろ

---

* **訳注**—創始者効果（founder effect）とは、少数の個体が新しい地域に移住して増殖し、隔離集団を作ったとき、そこに生じた遺伝的浮動（gene drift）の集積のことである。進化の重要な要因とされている。遺伝子流動（gene flow）とは、ある個体群の特定の対立遺伝子の頻度が別の遺伝子頻度をもつ個体群と交雑することで変化すること。

いろな文化的に決定された道具をもっています。たとえば、スキーマや感情、思考感覚として具現化されています。このようなすべての内的体験もまた、文化に、文化再生産に、そして社会構造に影響をもちます。どちらが欠けても成り立たないものなのです。個人と社会はより大きな、相互作用的な、ダイナミックなシステムの一部なのです。今説明したことと、「癒し」の一般的な説明が似ていることに注意してください[19,20]。個人から文化への潮の満ち引きは、社会的ナラティブが社会における役者たる個人的ナラティブと調和していることの説明になっているのでしょう[21]。

医者－患者関係はきわめて密度の高い、ミクロコスモスのなかにいます。そこにはパワフルな力があり、ボディー・ポリティクスと呼ばれています。患者さんの代理人としてナラティブの身体化という形をとるのです。癒しの私のモデルは、これら二つの理論的分析の広範なレベルが医者－患者関係のなかで交わり合い、共存するとう認識を活用しています。患者と医師両者の相互作用とパフォーマンスが活動中の社会的身体なのです。患者さんも医師も文化的リソースを利用し、かなり異なる二つのレベルの分析のやり方を示します。それは、上記の幅広い分析で、異なる目的に迫る不均等な能力に依存しています。

複雑な社会には身体を管理する必要があります（上述の従順な身体です）。生物医学は診断をつけ、治療や治癒を提供しなくてはなりません。すべてのプロセスはリサーチの世界観に支持されています。疾患の診断と治療です。「癒す」ことはプロセスで、個人と社会のニーズが合致しています。調停するような相互作用が個人と社会の間で起き、これが・社・会・的・な・身・体・で・す・。・医・者・－・患・者・関・係・に・は・こ・れ・が・現・れ・て・い・る・の・で・す・。医者－患者関係にはたくさんの文化的規範の層が塗り込まれています。そして、儀式的なやり方を踏襲するのです。そのような儀式の本質的な要素をもう一回つかみ取る必要を私は感じています。どんどん増加する商品化へのプレッシャーによってそれが消えてしまうことを防ぐために。バランスこそが重要なのです。

Michael Balintはハンガリーで生まれた精神分析者で、ロンドンにあるタビストック・クリニック（Tavistock Clinic）で一般医（general practitioners）たちと働いていました。彼は、医者がある種の患者さんに困っていることに気づき、医者－患者関係を深めるための方法論を開発しまいた。彼は「患者中心のケア」という用語を初めて使った功績があります[22]。彼はまた、関係性中心のケアという用語も気に入ってくれるのではないかと私は思っています。Balintグループはケース・ディスカッションで、医者は三つの領域に踏み込みます：(1) 医師であるとはどんな感じか？、(2) この患者は何者か？、(3) どのようなタイプの医者－患者関係をこの患者は必要としているのか？　これは非常に密度の高い内省的体験です。彼は頑迷に、このトピックについての研究テーマを探求する必要を感じていました[23]。次のような描写に、ナラティブや文化の要素を感じ取ってください。

> 文化とは自分自身に語る物語のアンサンブルだ。他者を理解する最良の方法の一つは、物語を語り、語り直すことだ。よく語られた物語は自分自身を改めて想像する能力を私たちに与えてくれる。新鮮な目で、もう一度体験することができる。ナラティブのあれこれは、なすべきことと、実際そうであることのギャップにある。このような不調和がどのように読ま

れ、多様に対応されていることか。リアリズムとファンタジーの間を舞ううちに、ナラティブは深遠なる真実を明らかにするパワーをもつ。自分自身について、そして私たちが生きる時代について。

　感情という、あまりに軽々しく呼ばれるものについての研究は同時に社会についての物語だ。個々の個別性は論じているものの、Balint教育のキモは、ナラティブがある特定の時間と場所における文化的価値に深くコードされていることにある。ナラティブは体験を理解する。文化的に特別なやり方でもうそれを作り出しているのだから。すでに行われた行動を理解するような感じで予期しているのだから。だから、ナラティブはリベラルであり、かつ保守的なのだ。そのような文脈を取り除いてしまうと、ナラティブは深みを失い、単に系統的な問題に対する伝記的な回答にすぎなくなってしまう。一方向のみに指を指してしまうのだ。

　したがって、ここで強調したいのは、医者が自分について語る物語だとか、患者が自己の内面を披露する物語ということではない。結局は、自己とはわからないものなのだ。むしろ、次に続くケース・スタディーは、どの物語に意味があったか、どれが無視されたか、一般に共有されるそのグループのナラティブがどのくらい医者の個人的な自身の説明と一致していたか、を問題にしている。ケース・スタディーが提供しているのは導入部だ。ナラティブと彼らが生み出した感情が単に発見されただけでなく、創りだされ、演じられ、医者が自分のことをお互い説明し、他者にもわかるように説明することが容認されているようなやり方への。些細な社会的ドラマとして、語られた物語は鍵となる社会的価値を医学において形作り、また振り返る。そして日常的な無秩序から秩序を形作るのだ[24]。

学者たちは生物心理社会モデルにおける、感情の異なる役割を過小評価しようとします。私たちの症例では、個人の感情的な思考感覚がありました（神経学的活動の産物です）。病のナラティブについては以前の感情の説明もありました。さらに、外来受診そのものの感情的な動きもありました。この最後の「リアルタイムな感情」はしばしば認識されていません。このような感情はとても強い文化的なコミュニケーションです。文化的に与えられる反応があるのです[14,17,25]。医者は通常、自分の感情的な経験をケアのプロセスに勘定しませんが、そういった感情の放出はしばしば文化的に禁止され、制限されています。それでも、感情はお互いに認識されるのです。どのような生物心理社会性物モデルの各部における相互作用のときに、です[24,26,27]。

　癒しはしばしば「全体」と言われます。「全体」とは個々の自己の「物語全部」だ、と言うのは小さな前進です。西洋では、ナラティブは癒しの方法として機能します。自分自身の物語を語るからです。癒し手の役割は個人のニーズと社会のニーズを調和させることです。癒し手は個人と社会の間にある関係を調整します。文化を横断してみるとたくさんの方法があるのですが、西側の考え方では、私たちは身体を管理し、個人であることも同時に維持しなければならないのです。医者は物語を聞き、それをテクノロジーの言語に翻訳すること、あるいは逆にテクノロジーを個人の意味に翻訳し直すことでそれが可能です。個人は意味を感じ取れねばなりません。それはナラティブである必要はありません。ただ、意味と社会との調和だけでいいのです。西洋では、私たちは自分の物語を社会的に認められた別の個人に語ることで個人の意味を創ります。自分の人生の物語を組織に語ることはできません。組織は人によって「身体に取り込まれ」なければならないのです。そ

れが医者−患者関係なのです。ナラティブ・メディシンとエビデンス・ベイスド・メディシンを統合することで、ともに構築するナラティブを創造することで、私たちは「癒し」の実例を示したのです。

ボディー・ポリティクスと人体の社会的コントロール

医学における「疾患モデル」は1700年代に生じました。カトリック教会の力が弱まり、啓蒙主義が経験主義的観察をより重要視するようになりました[28]。ミシェル・フーコー（Michele Foucault）は組織としての医学の歴史的発展を詳述しました。世界の人体に対する見方が神聖なるものから、「科学的」医療実践の萌芽へと移行していった様を記述したのでした[29]。この時代に最初の人体解剖が行われました。このような解剖は明らかに経験主義、「百聞は一見にしかず」、を伴っています。解剖により疾患を特定の臓器に局在化することができるようになりました。言い換えれば、明らかにおかしくなった内臓が剖検で示され、それが現病歴の、身体診察の症状や徴候に、あるいは臨床経過に関係しているのでした。したがって、スピリチャルなパラダイムから、疾患臓器に基づく新しい医学のパラダイムへの移行が起きたのです。フーコーは聴診器の発明に言及しました。診察スキルが「臨床的な眼差し」として用いられるようになり、医者は皮膚の下を見ようとし、疾患臓器を「可視化」しようとしたのでした。今日の臨床の眼差しが64スライスCT冠動脈造影（とかそれ以上）になると誰が想像したでしょう？「臨床的な眼差し」の認知のスキーマは、医者に文化的な権威を与えました。疾患を認識し、診断し、治療するのです。エビデンス・ベイスド・メディシンは特化した知識と言語を永続化させたもので、「身体」を支配します。社会的な組織を使ってコントロールするのです[30]。このような身体の社会的コントロールは「社会的なナラティブ」と考えてもよいでしょう。これは社会的に構築された物語であり、身体はそれに沿って振る舞い、また治療されるべきなのです。

臨床的な眼差しの開発に伴い、医者は「クリニック」で働くようになりました。社会的な施設です。よって、医者は文化的な権威を得ただけではなく、社会的な（組織的な）権威も得たのです。社会の移行に伴う文化的産物は、ほとんどすべての西洋医学の施設に埋め込まれています。これが教育、研修、病院医局、専門医資格、あるいは「疾患マネジメント」プロトコルの認知産物まで構築しているのです。残念なことに、これは個々の人間にまで広がってきました。私たちが患者さんを疾患名で呼ぶ性癖がその証拠です。「243Bにいる心不全の症例」。このようなある生命が疾患をもち、そこからの抽象化が行われます。これは人間性を抹殺するものなのです。ミシェル・フーコーはさらに続けて、歴史的な刑務所の探究へと続きます。社会的な施設が身体の「支配」に至るのかを明確に説明するのです[31]。彼はたくさんの例を引用し、それは軍隊の陣形から、刑務所から、工業化のプロセスから行われます。どのように施設が「身体を支配するのか」、彼が「従順な身体（docile body）」と呼ぶものを説明するのです。従順さは個人のコントロールが欠如している状態を惹起します。すべての支配を社会組織のなかに置いてしまうのです。私たちの

場合、このような社会組織を代表する代理人はしばしば医者です。社会化のプロセスはとても強く、私たちは医師として、疾患に関して「現実を定義する」認知構造を養ってきました。高度に特殊化された知識を使い、私たちは権威を用いてしゃべり、患者さんを定義し、そして支配します。疾患ラベルと、予後と、あれこれの治療の選択肢をもつ患者さんを。

Howard Brody は有名な医師で、倫理学者でもありますが、彼が書いた「癒し手のパワー（The Healer's Power）」[32] のなかで、このような社会の組織化されたパワーが患者さんの人生に影響しているか、たくさんの例を示しています。Sharon Kaufman はこの議論をさらに展開し、高度なテクノロジーを用いた集中治療病院環境では、私たちは患者さんの死ぬときですらコントロールすると述べています。内科 ICU という社会組織は「進歩し」、死の時期すら調整できるのです。人間が存在しているという現実すら定義する究極のパワーをもっているのです[33]。このような身体の社会的な支配は他の場所でもみられます。他の人たちも例示しているこういう例は、フーコーが発展させたコンセプトの特異的な例なのです[34,35]。

アメリカの医療におけるボディー・ポリティクス

上述のような身体の支配は、生命、自由、そして幸福の希求というアメリカの価値からは奇妙に見えます。これらはアメリカ文化のコアな価値観だからです。こういう価値はボディー・ポリティクスを説明する別なシステムに対するリアクションであり、バランスのとり直しなのです。そのシステムがすなわち、政治的経済（political economy）です。政治的経済は社会理論であり、どのように権力と金銭が力をもって中心位置を占めるようになったかを説明します。末梢にある社会システムはリソースを提供して、中心にあるもの（政府とか）を支えるのです。アメリカの革命はこのように作られたシステム、つまり大英帝国、に対するリアクションでした。アメリカの革命から起きた社会的な価値をよく見てみると、一つひとつの価値はぎこちなく、社会的な葛藤を内面に抱えていることがわかります。それは一連の抑制と均衡の制度なのです。中心に集まるパワーと個人主義の間に起きる緊張をやりくりしようとするのです。医療のコモディティー（商品）化は、国内の、そしてグローバルな経済的トレンドの一例にすぎないのです。これが政治的経済理論で説明できるのです[36]。私の理論的な覚書は、このような巨大なものの見方を頭のどこかに入れておきながら、地域の文化や個人を論じたいと思っているのです。

では、コアとなるアメリカの価値を振り返ってみましょう。そして、内在する葛藤と抑制を吟味してみましょう。今日の命は多くの意味で、医療へのアクセスに等しいと言えます。医療はテクノロジーとアメリカの創発能力への私たちの大きな信頼を反映しています。とてもパワフルで、テクノロジーは寿命を永遠に伸ばしてくれると想像してしまいます。しかし、同じテクノロジーは恐ろしいものにもなります。個別性を失い、「機械に依存して」しまうとそうなるのです。現在、医療のディベートはまさにこの問題について多

くの葛藤を生じてきました。私たちはマーケットの力に医療へのアクセスを決定させてよいのでしょうか？ 命（医療へのアクセス）は当然の権利ではないのでしょうか？「ビッグなビジネス」と「ビッグな政府」は個人主義への脅威です。曖昧さは構造的に我々の政治に組み込まれています。言論の自由は、病の物語を医者に語ることに拡大できないものでしょうか？ 実はそうでもありません。このような葛藤と衝突のある価値のすべてがボディー・ポリティクスの一部をなしているのです。こういう価値のすべては診察室で、診療時に活用されるのです。**このようなマクロレベルの力を診察室というミクロレベルのセッティングで認識すると、どのように私たちが多層的な分析を調和させればよいか理解できるようになります。**

癒しの社会的な実践を定義する。

医者が患者さんの物語を聞くとき、個々のナラティブと医療職の文化的パワーを融合させ、ともに構築するナラティブを作ります。組織化された社会の枠組みという文脈のなかで、個々の「内的経験」と社会的に権威づけられた同じ話の別バージョンに一貫性をもたせるのです。ここで二つの物語に調和が生じます。個人の意味を創り出し、社会的な規範を強化するのです。

（医学知識の）車輪を発明し直す。

本章は人類学的観点から理論的な概要を提供するものですが、Kurt Stange ら[37]が述べるように、これは癒しの医学的観点と全く一貫しているのです。次の図は4マスを使います（疫学でお馴染みの2×2表です）。列のほうは内的、外的なリアリティーを、行のほうは個人と集合を示します。Stange らがいうところの「私知識（四分円1）」、「私たち知識（四分円2）」、「それ知識（四分円3と4）」ができるのです。患者さんも医者も同じ社会に生きているという点を指摘しておきたいです。ですから、これらがぶつかり、「私知識」、「私たち知識」、「それ知識」が重なり合うこともあるのです。三つを近づけて、三位一体となるのです（シンボルを使う人類学者コテコテですね）。「私知識」は内省する医師として理解できます。病の物語（個体）としても理解可能です。「私たち知識」は医者と患者さん（社会）の間の社会的相互作用です。「それ知識」はボディー・ポリティクスとして理解できます。これは雑駁な個人、社会、そして政治的現実の描写なのです。すべてが診療に影響するのです。癒しの実践の科学において、次のステップはそれぞれの領域で「観察できるもの」を明確に説明することです。そして、お互いの関係性を示すのです。これは「癒しの関係性」とも呼ばれています。

ジェネラリストの知識、理解、探究の車輪 [a]

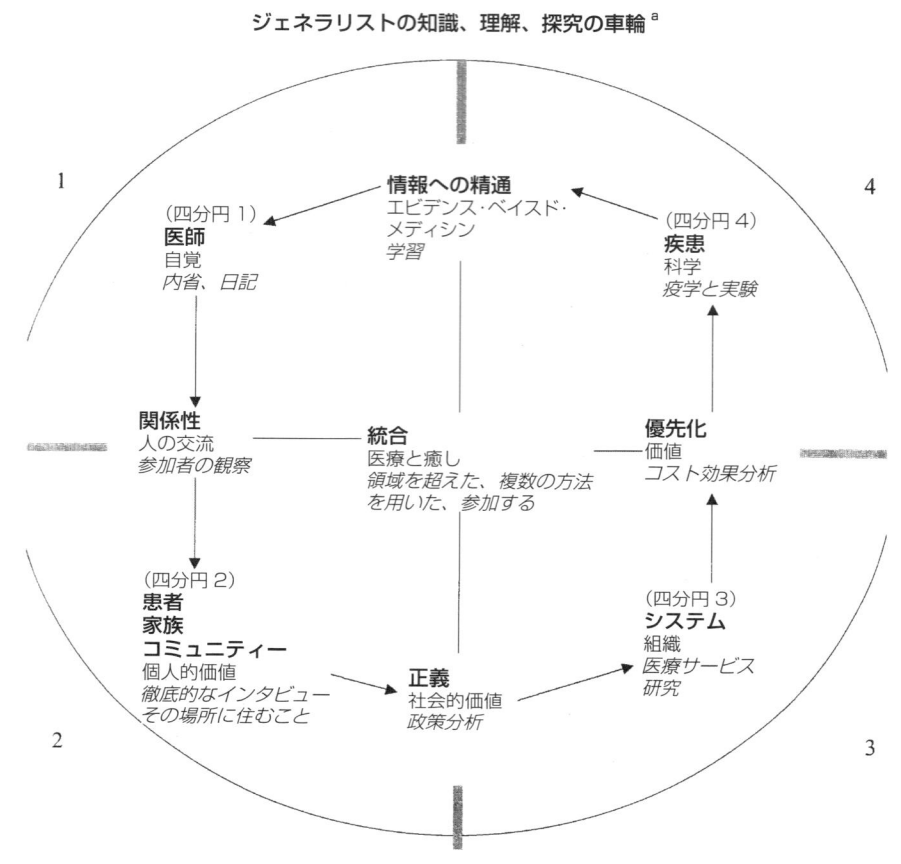

```
         情報への精通
    (四分円1)  エビデンス・ベイスド・  (四分円4)
    医師      メディシン              疾患
    自覚      学習                    科学
    内省、日記                        疫学と実験

    関係性        統合           優先化
    人の交流      医療と癒し      価値
    参加者の観察  領域を超えた、    コスト効果分析
                  複数の方法
                  を用いた、参加する

    (四分円2)                     (四分円3)
    患者                          システム
    家族                          組織
    コミュニティー                医療サービス
    個人的価値                    研究
    徹底的なインタビュー
    その場所に住むこと
                    正義
                    社会的価値
                    政策分析
```

一行目に太字で書かれた太字の単語は「**知識の対象**」を意味する。二行目は「理解しなければならないこと」、三行目でイタリックで書かれたものは「探究方法」を指す。

図13.1 ジェネラリストの知識、理解、探求の車輪
〔家庭医指導者学会（Society of Teacher of Family Medicine：www.stfm.org）の許可を得て再掲〕

　この図では、統合と癒しが中心に位置していることに注目しましょう。また、疾患、情報への精通、医者－患者関係、内省する医者、社会組織、価値、そして患者とその家族（物語）すべてが出ています。もし、この知識が統合されれば、これは「知る方法」となり、括弧付きで、立ち現れる、条件次第の、文脈依存的なものになります。これが医者の知るやり方なのです。医者に癒し手になるよう要請しているのです。今や、理論を研究と実践に持ち込むときなのです。

文献

1. Scheper-Hughes N, Lock MM. The mindful body: a prolegomenon to future work in medical anthropology. *Medical Anthropology Quarterly.* 1987; **1**: 6–41.
2. Ravnskov U. The fallacies of the lipid hypothesis. *Scand Cardiovasc J.* 2008; **42**(4).
3. Mattingly C. Emergent narratives. In: Mattingly C, Garro LC (eds). *Narrative and the Cultural Construction of Illness and Healing.* Berkeley, CA: University of California Press; 2000: pp. 181–211.
4. Egnew TR. The meaning of healing: transcending suffering. *Annals of Family Medicine.* 2005; **3**(3): 255–63.
5. Casson R. Schemata in cognitive anthropology. *Annual Review of Anthropology.* 1983; **12**: 429–62.
6. Strauss C. Models and motives. In: D'Andrade R, Strauss C (eds). *Human Motives and Cultural Models.* Cambridge: Cambridge University Press; 1992.
7. D'Andrade RG. Schemas and motivation. In: D'Andrade R, Strauss C, op. cit.
8. Holland D. How cultural systems become desire: a case study of American romance. In: D'Andrade R, Strauss C, op. cit. pp. 31–89.
9. Mathews HF. The directive force of morality tales in a Mexican community In: D'Andrade R, Strauss C, op. cit. pp. 127–78.
10. Lutz C. Motivated models. In: D'Andrade R, Strauss C, op. cit. p. 181.
11. Strauss C. What makes Tony run? Schemas as motives reconsidered. In: D'Andrade R, Strauss C, op. cit. p. 191.
12. Romney AK, Moore CC. Toward a theory of culture as shared cognitive structures. *Ethos.* 1998; **26**(3): 314–37.
13. Wothman CM. Emotions: you can feel the difference. In: Hinton AL (ed). *Biocultural Approaches to the Emotions.* Cambridge: Cambridge University Press; 1999: p. 41.
14. Fessler DMT. Toward an understanding of the universality of second order emotions. In: Hinton AL, op. cit. p. 75.
15. Edgewater ID. Music hath charms ... : Fragments toward constructionist biocultural theory, with attention to the relationship of 'music' and 'emotion'. In: Hinton AL, op. cit. p. 153.
16. Lyon ML. Emotion and embodiment: the respiratory mediation of somatic and social processes. In: Hinton AL, op. cit. p. 182.
17. McNeil KE. Affecting experience: toward a biocultural model of human emotions. In: Hinton AL, op. cit. p. 215.
18. Laughlin CD, Throop J. Emotion: a view from biogenetic structuralism. In: Hinton AL, In: Hinton AL, op. cit. p. 329.
19. Meza J, Fahoome G. The development of an instrument for measuring healing. *Annals of Family Medicine.* 2008; **6**(4): 355–60.
20. Scott J, Cohen D, DiCicco-Bloom B, *et al.* Understanding healing relationships in primary care. *Annals of Family Medicine.* 2008; **6**(4): 315–22.
21. Ginsburg FD. *Contested Lives: the abortion debate in an American community.* Berkeley, CA: University of California Press; 1989.
22. Engel JD, Zarconi J, Pethtel LL, Missimi SA. *Narrative in Healthcare: healing patients, practitioners, profession and community.* Oxford: Radcliffe Publishing, Ltd; 2008.
23. Balint M. *The Doctor, His Patient and the Illness.* Edinburgh: Churchill Livingstone; 2000 [1957].
24. Pinder R, McKee A, Sackin P, *et al.* Talking about my patient: the Balint approach in GP education. *British Journal of General Practice.* 2006; Occasional Paper 87.
25. Worthman CM. Emotions: you can feel the difference. In: Hinton AL, op. cit., p. 41.
26. Balint M. *The Doctor, His Patient and the Illness.* Edinburgh: Churchill, Livingstone; 1957 [2000].

27 Moerman D. *Meaning, Medicine and the 'Placebo Effect'*. Cambridge: Cambridge University Press; 2002.
28 Artz FB. *The Enlightenment in France*: Kent OH: Kent State University Press; 1968.
29 Foucault M. *The Birth of the Clinic: an archeology of medical perception*. New York, NY: Vintage Books; 1973, 1994.
30 Bordieu P. The production and reproduction of legitimate language. In: Thompson JB, editor. *Language and Symbolic Power*. Cambridge, MA: Harvard University Press; 1991, p. 43.
31 Foucault M. *Discipline and Punish: the birth of the prison*. New York, NY: Vintage Books; 1995 [1977].
32 Brody H. *The Healer's Power*. New Haven, CT: Yale University Press; 1992.
33 Kaufman S. *... And a Time to Die: how American hospitals shape the end of life*. Chicago, IL: University of Chicago Press; 2005.
34 Rhodes LA. *Total Confinement: madness and reason in the maximum security prison*. Berkeley, CA: University of California Press; 2004.
35 Scheper-Hughes N. *Death Without Weeping: the violence of everyday life in Brazil*. Berkeley, CA: University of California Press; 1992.
36 Singer M, Valentin F, Baer H, et al. Why does Jan Garcia have a drinking problem? The perspective of critical medical anthropology. *Medical Anthropology* 1992; **14**: 77–108.
37 Stange KC, Miller WL, McWhinney I. Developing the knowledge base of family practice. *Family Medicine*. 2001; **33**(4): 286–97.

第 14 章

癒しとは何か、誰がそれを必要としているのか？

James P Meza

緒言

Danと私は二つの臨床的出来事を例として示してきました。癒しの社会的な実践を示すことができたと思っています。パートⅠとⅡでは、学習方法に着目していましたが、方法論だけでは、「何が癒しなのか？」、「結局誰が癒しを必要としているのか？」、「癒しを今必要としているのはなぜなのか？」、「今日の医者はまだ癒し手であるのか？」というさらに興味深い疑問に答えられません。このようなさらに興味深い疑問は第13章に概説した理論を用いて説明できます。本章では、このような疑問をさらに広げ、前章で示した理論を用いて、どのようにこれらが理解されるのかを検討してみようと思います。

癒しとは何か？

「癒し」という言葉はいろいろなポジティブな連想を想起させます。私たちの社会ではそれは望ましい価値ですし、他の社会でも同様でしょう。しばしば「癒し」という言葉は「パワー」という単語と同居しています。「癒しのパワー」という用語になるのです。医者はこの力を認識しなければならないと思います[1]。そして、この力を癒しの関係性に持ち込むために、乱用しないことが必要なのです。

残念な現実を申せば、癒し（healing）という単語は多くの人に異なる意味をもっています。外科医は創傷治癒（wound healing）を思い出すでしょう。Medlineを検索し、"healing"というキーワードを用いると、何千もの引用が外科的処置に関して用いられています。ナラティブの理論家はこの単語を用い、精神分析と対比させ、理論的な基盤としています。心理学者は「癒し」という単語と「トラウマ」、「回復」と併置します。それだけでは本書で説明した方法の基盤となる理論の本質をつかみ取れていません。他方、近所の看板では、「癒し」という単語が強調されています。その言葉にはポジティブな意味が込められているからです。病院でのサービスを販売するため、キャンペーンとしてこの言葉は用いられます。治癒はまるで、五人の盲目な男が象を説明するようなものです。それぞれが他とは全然関係ない説明になるのです。ですから、ベテランの学者は私に、この言

葉を使うなと言ったのです。

　あまりに曖昧な「癒し」という言葉を捨ててしまう代わりに、私は別のアプローチをとりました。そして、私が「癒し」と言うときは何を意味しているのかはっきりさせようとしました。癒しとは何か、どのように行うかを説明する試みはこれまでにも何度もされてきました。ほとんどの場合、それは方法だけを説明していました。残念なことに、理論のない方法は科学的ではないのです。本書のこのセクションで私はこう主張します。癒しは社会的な営為であると。そして、本書にくまなく説明されている方法の背後にある理論を説明したいのです。

　癒しが社会的な営為であることを示すエビデンスは山ほどあります。WHR Rivers[*]は自著「医学、魔術、宗教（Medicine, Magic, and Religion）」のなかで、「人類一般に」言えることだが、疾患の原因は人為によるものか、スピリチャルな、超自然的な営為であるか、あるいは自然の原因によるものであると述べました[2]。この言葉にはヒントが隠れています。どうして社会が、疾患や死の問題に癒し手を必要とするのか？　このような社会のジレンマの現代バージョンは「癒し手」の役割のなかに埋め込まれています。それはEgnewが説明したものです[3]。Egnewは、癒しは「苦しみを超越する」能力だと言ったのです。別の文化横断的な研究では、癒し手は三つの特徴をもっていると指摘しています：(1) 癒し手は社会的なパワーをもっており、それはしばしば特別な訓練で得られている[2,4]。(2) 苦しんでいる人がいて、癒し手による快癒を求めている。(3) 癒しの関係性はしばしば行動、儀式といった言葉を含んでおり、苦しんでいる人の感情、属性、行動を益することができると信じられている。最終的には「犠牲者の健康を回復させ、集団の結びつきを再構成し、強化する」（傍点筆者）。このような説明から、個人のニーズと社会のニーズの両者が検討されていることがわかります。疾患と死は両者の統合にとって脅威なのです。

医者は癒し手か？

医学校は疾患と治療について教えるのに長けています。しかし、癒しはカリキュラムの端っこに追いやられています。これは科学とテクノロジーがアメリカ社会において支配的な価値になったことの反映なのです。科学とテクノロジーは物理学の経験的な基盤ですが、「癒しの科学」のようなものは現存しません。私は、癒しもまた社会科学の領域において研究されねばならないと思っているのです。Arthur Kleinmanは同じような意見をもっています。私たちは医学社会学的な科学を開発しなければならず[5]、「ナラティブは医学的心理療法の一亜型である」べきなのです[6]。癒しの科学が理論的な基盤をもち、明確に言葉にされ、検証されない限り、癒しの社会的な機能は曖昧なままで、テクノロジーの進歩に見劣りするものになるでしょう。医者は結局、自分自身を「科学者」だと思って

＊ 訳注—William Halse Rivers Rivers はイギリスの人類学者にして神経学者、民俗学者、精神科医。第一次世界大戦時に兵士に起きたトラウマを説明した砲弾ショック（shell shock）の研究で有名。

います。私は Kleinman に同感で、医者は社会科学を勉強し、完全なる医師になるべきだと思うのです。

　医学の社会科学なしでテクノロジーを愛していたから、現在ある「危機」に至ってしまったのです。この危機は Bernard Lown の書いた「癒しという失われたアート (The Lost Art of Healing)」[7]のなかで明白に述べられています。Lown はいかに医者がテクノロジーと関係性を築き、患者さんとの癒しの関係性を無視してきたかを詳述しています。そこにはパワフルな心理学的、社会的ダイナミクスがあり、この傾向を後押ししているのです。第一に、疾患、苦しみ、死は面倒くさく、扱うには感情的に痛みを伴います。テクノロジーはトレンディーかつクールです。医学校で学生に（あるいは医者に）人が存在することの悲哀 (pathos) を学ぶカリキュラムをもっているところはほとんどありません。Balint 作業はまさにこの目的のために作られたのですが、これは大変な作業です。そのような難しい活動に入る前に、投資に見合うだけのリターンが期待できねばなりません。私は Balint 作業をお勧めしており、医者が癒し手になるのに有用だと思っています[8]。このニーズに気づいている人たちは、ナラティブ・メディシンの活動を始めています。たとえば、Rita Charon が医学生と行った仕事がそうです。これはナラティブ・エビデンス・ベイスド・メディシンとして継続されているのです[9-14]。

結局、誰が癒しを必要としているのか？

文化横断的な見方から言うと、癒し手と癒しの儀式は個人と社会の接点において機能していると思います。そこで両者のニーズが明らかになり、絶望した個人がコミュニティーに戻る再統合を果たすのです。個人とその経験のもつ意味の創造、より大きな集団内での秩序と関係性の再構成です。Victor Turner は癒しの儀式を次のように定義しています：

> 「民族」や「部族」の医療における癒しの儀式は、疾患と症状をタイプ化し、ラベルを貼り、健康を回復させるだけのものではない。むしろ、これは効率を活発にするもので、象徴的なアクションを起こし、患者には内的統合を、コミュニティーには秩序を再生させるものである……ここでは、健康は全体の再生を意味し、それは個人にとっても集団にとってもそうなのである。mens sana in societate sana [15]

私が思うに、西洋医学も全く同じように機能しています。西洋の生物医学における個人と集団の接点は「一つの身体」をなす私たちの象徴的なシステムなのです。身体のコンセプトは、現在支配的な文化的イデオロギーが説明するものよりずっと複雑なのです。

　では、誰が癒しを必要としているのでしょう？　個人も社会も癒しを必要としています。癒しとはなんでしょうか？　それは個人的、かつ社会的プロセスであり、個人や社会が疾患や死にもたらされる阻害の危機に対峙することを可能にするものです。癒しは自分一人で行うものではありません。ホリスティックな観点から癒しを概念化するなら、それは個人的、かつ社会的なプロセスで、癒しの関係性に媒介されるものなのですが、私たち

はより良い理解に近づき、これまでの作業を理論的なモデルに同化させることを期待できるでしょう。文化とは、世界に生きる適応法です。文化的構築物としての癒しは、何が文化でどこに文化があるかを問います。ここでは長く論じませんが、文化は個人と社会全体の超組織の両方に存在していると思います。人が再生するように文化も再生します。両者の間には常なる文化の材料の行き戻りがあるのです。

文献

1. Brody H. *The Healer's Power*. New Haven, CT: Yale University Press; 1992.
2. Rivers W. *Medicine, Magic and Religion*. London: Routledge; 1924.
3. Egnew TR. The meaning of healing: transcending suffering. *Annals of Family Medicine.* 2005; **3**(3): 255–63.
4. Frank JD, Frank JB. *Persuasion and Healing – A Comparative Study of Psychotherapy*. 3rd ed. Baltimore, MA: The Johns Hopkins University Press; 1991.
5. Kleinman A. *Patients and Healers in the Context of Culture.* Berkley, CA: University of California Press; 1980.
6. Kleinman A. *The Illness Narratives – Suffering, Healing, and the Human Condition*. New York, NY: Basic Books; 1988.
7. Lown B. *The Lost Art of Healing*. New York, NY: Ballantine Books; 1996.
8. Balint M. *The Doctor, His Patient and the Illness*. Edinburgh: Churchill Livingstone; 2000 [1957].
9. Charon R. Narrative medicine: form, function, and ethics. *Annals of Int Med.* J2001; **134**(1): 83–7.
10. Hunter K, Charon R, Coulehan J. The study of literature in medical education. *Academic Medicine.* 1995; **70**(9): 787–94.
11. Charon R. Literature and medicine: origins and destinies. *Academic Medicine.* 2000; **75**(1): 23–7.
12. Charon R. Narrative medicine: attention, representation, affiliation. *Narrative.* 2005; **13**(3).
13. DasGupta S, Charon R. Personal illness narratives: using reflective writing to teach empathy. *Academic Medicine.* 2004; **79**(4): 351–6.
14. Charon R. Narrative medicine: a model for empathy, reflection, profession, and trust. *JAMA.* 2001; **286**(15): 1897–1902.
15. Turner V. Symbolic Studies. *Annual Review of Anthropology.* 1975; **4**: 145–61.

第 15 章

医療のコモディティー化（商品化）と トランスレーショナル・プラクティスに おける新たなプロフェッショナリズム

James P Meza

癒しの力

医療においては、医者も患者さんも必然的に、かなり異なる社会的に構成された力をもっています。一方は健康で、他方は病気です。一方には専門知識があり、他方はナラティブのジレンマに途方に暮れています[1,2]。一方には文化的権威があり、他方は弱いものです。このような力の違いは利用され、乱用されることがあります。社会的な契約がこの力を制御しており、プロフェッショナリズムと呼ばれるようになりました。この力は患者さんに良いことのためだけに使われなくてはならないのです。本章は社会的な変化を振り返ります。かつてプロフェッショナリズムと私たちが呼んでいたものは時代遅れになりました。さらに、プロフェッショナルな力の新しい動きを理解するときの困難もみてみましょう。

ヒポクラテスの誓いの興味深い部分は、「神聖である」という誓いです。それは明らかにされてはいけないのです。私たちの倫理規定のなかにある権利は、物語を安全に語ることができることです。善人と悪人の物語、告白の、弱さの、恐怖の、不安の、罪悪感の、痛みの、苦しみの、悲しみの、そして怒りの物語。ナラティブな構造をもつ物語です。医学の力は職業倫理に制御されます。プロフェッショナリズムは歴史的に患者さんを守るための制御力でした。医者の力の乱用から守るのです。ナラティブな理論は倫理領域に見事に示されている点は興味深いです[3-5]。Google Scholar の検索で "narrative" と "ethics" を用いると、26万もヒットしました。少なくとも最初の100はすべて医療に関することでした（それ以上は見ませんでしたが）。

アメリカ医療の社会変革は続く。

Paul Starr は、いかに医師が社会的な地位と権力を高めてきたかという歴史を振り返り、その独占が揺るがされていることを見事に記しました[6]。彼は社会的権威と文化的権威をはっきり区別しています。この区別は重要です。私たちは現在医学領域が直面している社会的趨勢を分析したいからです。長期間の変化を理解する一つの方法は、政治的経済という社会理論を用いることです。簡単に言うと、政治的経済理論は力とリソースは中心に向かうと予測するものです。アメリカ医療を調査すると、より多くのお金と社会的リソース

が医療業界につぎ込まれると、力は最初に地域の中心に、次いで国の中心に動いていくのです。

　最初から始めましょう。前世紀のはじめ、医者は往診し、病人を診ていました。人々に、「どのように病に罹っているか」を理解させることができました。ペニシリンなどのテクノロジーの進歩で、彼らはテクノロジー的なパワーを手に入れました。社会的地位と役割を得たのです。この展開は続きました。すぐに、医者の道具は黒い診療カバンに収まらなくなりました。病院が建てられ、特化されたサービスを提供するようになりました。病院は医師によって運営されました。メディケア[*1]のお金とテクノロジーの進歩はともにパワフルなコンビを組みました。誰も医者が社会的リソースを分配する権威を疑いませんでした。この力は社会的契約、プロフェッショナリズムによって制御されていました。しかし、リソースが重厚になり、CTスキャンが導入され、MRI、PETが後に続き、病院によってはそういうものを買えないところも出てきました。病院は統合して病院システムとなり、ネットワークとなり、患者さんとリソースは三次ケア病院に送られるようになりました。力は超特化した病院にシフトしていきました。このような病院も経済的にケアの提供が困難になり始めました。そこで、力はもっと中央へ、すなわち政府へと移るようになったのです。

医療のコモディティー化

アメリカ合衆国は巨大な経済危機に見舞われています。医療はかつてないほどの巨大な社会的リソースを消費しています。医療は買われ、売られていますが、文化的な、個人的な意味を失っています。Bernard Lownはこれを「医療のコモディティー化」と呼んでいます。コモディティー化とは、マーケットにおける標準化と取り替え可能性を暗示した言葉です。問題は、癒しの関係性は標準化されておらず、取り替えも不可能だということです。かつてのプロフェッショナリズムの倫理は患者さんに着目していました。それが医療のコモディティー化によって崩れ落ちています[7,8]。利益が動機になっているのです。医師はしばしば苛立っています。力が他の社会組織にシフトし、プロフェッショナリズムを基盤としたモラルに制御されていないからです。保険会社、つまりは市場経済の干渉はかつてあったパワー・バランスを壊しています。私たちは今や「企業医学」を有しています。医者の文化的権威、癒し手としての権威を医療組織の社会権威から離し始めたのです。このような阻害は、伝統的に理解されてきた癒しの実践に対する脅威です。

　力のシフトは最初は医師の社会的権威を増大させました。市中病院の支配を維持していたからです。しかし、近年になって、医者の社会的権威は失墜しました。医療組織が今やリソースに関する主要な決定をします。医師は広告代わりに使われます。医師の相対的力は峠を超え、他の大きな経済団体と競合しなければなりません。医師はいまだに大きな文化的力をもっています。しかし、彼らはこのような社会的変化を搾取だと感じています。

[*1] 訳注――アメリカにある公的医療保険の一つ。主に高齢者を対象とする。

力を奪われた医者は、自分たちの医療ができません。自分たちの社会的役割も果たせないのです。結局、癒し手の役割には文化的、社会的な権威が必要なのです。健康を回復させるためにはどの儀式が必要かを決めなければならないのですから。さらに冷水を浴びせるように、私はときどき、医師がマーケットの力に捕まってしまい、利益を目的にしているのを目にします。さらにしばしば、私は医者たちがこの新しい環境を受け入れてしまい、診療を新しい現実に合わせてしまっているのを目にするのです。

アイゼンハワー大統領が辞任の挨拶をした 1961 年 1 月 17 日、彼は巨大な社会の変化について述べていました。「軍隊と巨大産業の結合は、アメリカにおいて新たな現象である」と。彼はこのような変化を「軍・産業複合体」と名づけていました。彼は間違った力の乱用を警告していたのです。その影響が国の経済に、政治に、スピリチャルな人生に及ぼされることを懸念したのです。彼は、情報をよく知る有権者だけがこのような乱用を防ぐことができると教えていたのです。

同様に、メディケアが制定されて過去四十六年間、私たちは医療・産業複合体の発展を目の当たりにしてきました。アイゼンハワー大統領が指摘した同じ利益と害をもっていました。同様に巨大な社会の変化は、ある人には医療のコモディティー化と呼ばれているのです。

医者は今でも癒し手か？

社会の変化は、新しい時代の癒し手の訓練にも暗い影を落としています。Bernard Lown は嘆いていました。若い医者たちの考え方が変わってしまったからです。考える代わりに、テクノロジーを使った検査をオーダーしてしまうのです[7]。今日、巨大な組織が市場経済に踊らされ、利益を追求し、医者と患者さんの外来診療に影響を与えるようになりました。かつてのプロフェッショナリズムの契約は社会的変化のプレッシャーの下で変化しています。医師にはもうかつての力がありません。プロフェッショナルな行動制限は必要ないのです。若い医師たちの「ライフスタイルの選択」という美辞麗句に飾られ、社会の計算とでも呼べることが起きています。それはマーケットの力の価値を高め、医者を賃金労働者とみなし、癒しの関係性を求める社会のニーズよりも優先しているのです。このような変化すべてがプロフェッショナリズムを損なっています。プロフェッショナリズムはかつてのような力の社会的制御ではなくなっているのです[9-14]。治癒を売ることはできますが、癒しを売ることはできないのです。

■ ストーリー・タイム ■

私は（他の医者たちとともに）最近、紛れもないプロフェッショナリズムの破綻を目にしました。医療組織（企業）が支配的になり、モラルの義務とかプロフェッショナリズムに優先するようになったのでした。医療職が医師の行いを制御できなくなっているのには苛立ちを隠せません。親しい同僚はこう私に言いました。「ジム、あなたの問題は、ケアしすぎることだ。あなたは単なる賃金労働者にすぎないことを理解すべきだ。仕事を済ませて、家に帰るんだよ。そうでなきゃ、今に自分自身が苦しむことになるぞ」。彼の言葉は、医者にとって、社会の権威と文化的権威がものすごく乖離してしまったことを示していました。私は彼に尋ねました。「我々は今でも医者なんだろう？」と。

この物語のポイントは……医者とはなんだろうか？　医者は癒し手だろうか？　誰がケアをするのだろうか（who cares?）*？

* 訳注―Who cares？　は文字どおりには「誰がケアをするのか」だが、むしろ「どうだっていいじゃないか」とう意味で用いられている。おそらくは両方の意味を込めたのだろうと想像する。

医者と「企業の市民権」

（アメリカでは）ほとんどの医者は一人で開業しません。もちろん、医療組織のデューティーはこなさなければいけません。私たちは良き被雇用者である義務があり、組織構造は効果的な医療の提供には絶対に必要です。私たちはこれを尊重しないと、患者さんに良いことができません。多くの場合、私は「ビッグ・ピクチャー」を見ることができていました。ナラティブを用い、患者さんに医療組織の発展が患者さんの健康を促進したことを理解してもらっていました。このときばかりは、その正しいバランスが崩されてしまったのでした。思うに、医療の政治的経済が進歩すると、医者はどんどんそのような問題に直面するようになるでしょう。私たちは医者としてそのような問題を直視する準備ができているでしょうか？　社会全体はどうでしょうか？　このことを次に考えてみましょう。

誰に癒しが必要なのか？　医者だ。

第13章では、私は個人と社会の癒しの必要について述べました。だとすれば、医者自身も癒される必要があるでしょう。この職業は膨大なストレスの下にあります。実際、職業としての地位そのものを失う可能性だって現実にあるのです。職業（profession）という概念に込められているのは、特別な知識体系をもっているということです。第10章では、私たちは製薬業界が医学文献を我々のために書いているという事実を発見しました（医療・産業複合体の一例ですね）。職業（profession）にあるもう一つの側面は、自律です。コモディティー化が進むと、それも失ってしまいそうです。企業への私たちの義務は、同

僚や患者さんへの私たちの義務に暗い影を落とし始めています。企業との関係性は患者さんを私たちから遠ざけてもいます。Shannon Brownlee は、「過剰治療：なぜ過剰な医療が我々を病ませ、貧しくしているのか (Overtreated : why too much medicine is making us sicker and poorer)[15]」という本のなかで、現代医療制度の説得力のある告発を行っています。医者が、崩壊した社会制度に特に関与しているというのです。彼女が言うには（私はそれを正しいと思いますが）、医者はエビデンス・ベイスド・メディシンを知らないし実践していません。医者は診療上の不確かさに、手技を勧めることで対峙します。そして利益を享受するのです。その推奨がもたらすネガティブな結果や合併症は顧慮しないのです。医者は製薬メーカーや医療器具企業に影響されすぎています。報酬システムと力の構造がモンスターを作り上げ、医療職は適切にそれと対峙できなくなっているのです。

　次の思考実験を考えてみましょう。現在の医者の報酬はそのサービスに対する第三者支払機関によっています。そのためには、医者は診断コードを提供しなければなりません。すべての医療記録と監査システムはこの事実に基づいて設計されています。請求プロセスと払い戻しは「コモディティー複合体」の一部です。もし、医者が患者のナラティブのジレンマを、診断の代わりに、診断に加えて提供するよう求められたらどうでしょう？　もし、私たちが患者の心配にもう一度注目するのであれば、そのとき必要なすべての変化を想像してみてもよいのではないでしょうか？

医者はまず癒し手でなければならない。

私は企業組織に社会の力が移行したと書きました。個人的な体験ですが、ある医師かつ管理者が私に「回帰曲線」を見せました。そこには四つのデータが載っていました。私たちの小さな診療における、四人の医者のデータです。私はアウトライヤーであり、突出していました。つまり、「ダメ医者」だったのです。心のなかで、私は自分がダメ医者でないことを知っていました。しかし、私は回帰曲線とは何かすら知らなかったので、自己弁護もできませんでした。学校に戻り、医療サービス管理の修士号を取りました。自己弁護のためです。私は医療企業体で働いており、そこではビジネスの手法を用いて私と患者ケアをマネジしていたのです。

　医者はかつてに比べ「相対的に奪われている」と感じています。昔はいろいろな人が診療のやり方に口を出さなかったからです。今日の医療は違います。医者のなかには学校に戻って MBA を取得する者もいます。残念ながら、これは雪だるま式に増えていくものです。今の医者はビジネスと市場のツールを使って考えているからです。このような連鎖が続き、医療のコモディティー化は促進されていったのです。文化的、そして社会的権威を回復するためには、医者は癒し手でなければなりません。ビジネスマンであってはならないのです。このような考え方の変化は残念ながら広く受け入れられていないのです。

西洋の癒し手にとっての回復のナラティブ

医者よ、自分自身を癒せよ（Doctor, heal thyself）。さて、どうやって？　おそらく一番良いのは、回復のナラティブでしょう。医者は「医者の知り方」を回復する必要があるのです。Jorgensen は社会的搾取とストレスをインディアン社会のショショーニ族と、ウテ族において記録しました[16]。彼らの土地は奪われ、生活のあり方も奪われました。経済的に生存を脅かされました。極端な搾取を体験しました。元の伝統的な行き方からの搾取。自分たちの土地、あるいは近所に住む白人と比較しての搾取の体感でした。ショショーニ族のストレスは他の部族から来ていました。それを理解しない、気にしない、敬意を払わない政府から来ていました。その政府はビジネスのことしか考えていませんでした。極端なストレスに反応して、彼らは「太陽踊り」を発明しました。「インディアンの生き方」を回復させるために、「インディアンのパワー」を用いて。この社会現象は回復のナラティブと呼ばれています。覚えておくべきは、この回復のナラティブは参加する個人にパワーを与えるためでしたが、結局社会の利益にもなったのです。インディアンの家族や社会を強化したからです。ほかにも、感じられた、あるいは相対的な搾取に対する社会反応の例はあります。たとえば、「先住民保護運動（nativistic movements）」[17]とか、「再生運動（revitalization movements）」[18]です。こうした例は、社会が極端なストレスに反応する例なのです。

「ナラティブ・メディシン運動」と「癒しの実践」は医者にとって、ショショーニ族の太陽踊りと言えましょう。これが医者の社会的、文化的権威を回復させるのです。社会的権威の「失われた」、「縄張り争い」の後で、回復させるのです。同じように、プロフェッショナルな力がビジネス志向に取って代わられたのも、医者が体験した相対的搾取です。ナラティブ・メディシン、エビデンス・ベイスド・メディシン、「癒し手」の役割は、医師にとっての伝統的なパワーの源を利用していました。つまり、特殊知識[19]と、個々の体験と社会の調和作業です。

医者は「医者の知り方」を回復させる必要があります。人生で困難に苦しんでいる患者さんの個人的体験と社会の管理を調和させる伝統的な役割に由来する「癒しの力」を再び主張するのです。ナラティブ・メディシンとエビデンス・ベイスド・メディシンの統合は本書に書かれているように、診療上の不確かさに呼応する適切な反応です。それは医者の努力を患者さんのほうに戻し、個人の収益とか組織の義務という影響力を弱めるのです。

航空業界はしばしば「安全」モデルとして引用されます。医療もそれを真似るべきだとされるのです。安全を満たすために、完璧で標準化されたプロセスは、医療提供時の典型的なビジネスモデルのアプローチです。そのようなアプローチを否定するわけではありませんが、構造的知的エラーと、患者さんの体験に着目しないことは、医療改革と安全の議題に入っていないように思います。癒しの社会的な実践はこのような厄介な問題を扱うのに利すること大きいでしょう。「治癒の社会的実践」の文化的なパワーを再び主張すれば、今日の医療の多くの問題に対応できるようになるでしょう。癒しの実践はプロフェッショ

ナリズムよりも、コモディティー化に対するカウンターバランスなのです。それを私は新しいプロフェッショナリズムと呼びましょう。

　癒しの価値が、医療職におけるナラティブ・メディシンのカウンターカルチャー運動の外でも理解されるかはわかりません。医学研究所 (Institute of Medicine) は、21世紀の医療は「継続的な癒しの関係性」に基づくべきだと述べていますが[20]、現在流行しているのは、患者中心のメディカルホームです*2。私たちは組織との癒しの関係性を作ろうとしているようで、生きている人間とではないのです。社会で強調されるべきは、医者-患者関係の揺れ戻しの必要でしょう。最近の報告では、イギリス政府は National Health Service *3 をそのように動かしているようです。

> 政府は、大きな変革の数々の一環として、経営マネージャーを排除し、代わりに医者に National Health Service の1,050億ポンドの年間予算の使い方を決めてもらうと計画していると述べた[21]。

医者はそのような重大な社会の決定をどのような原則で行うのでしょうか？　少なくとも、ナラティブ・エビデンス・ベイスド・メディシンは、医療のコモディティー化ではできないであろうやり方で、リスクと利益の議論を展開できるでしょう。おそらくは、ケアのロジックが過剰治療と過少治療の正しいバランスを見いだしてくれるでしょう。私の個人的な意見ですが、私はもっと良い医者になりたいです。もっと良い癒し手になりたいです。私たちはヒポクラテスの誓いにある文化的権威を活用できると思います。「ここに厳粛に誓います。私は仲間と、そして未来の医師たちと、得た知識と技術を共有します」。医学校のカリキュラムは、私たちのような卒業した医師たちが患者さんと癒しの関係性に入っていけるよう保証すべきです。そのようなカリキュラムを支持するために、研究テーマが追求されねばなりません。第13章で説明した理論的概要の利点は、それが癒しの実践の科学的研究の基盤となるからです。そのような教育と研究のプログラムを、私は医者にとっての回復のナラティブと呼びましょう。

トランスレーショナルな実践。T3とは癒しの別名である。

コロンビア大学のナラティブ・エビデンス・ベイスド・メディシンのワーキンググループ (Narrative Evidence Based Medicine Working Group) は、私たちと同じ結論に達しました。ナラティブとエビデンスはお互いにともに構築し合うものです[22]。国立健康研究所 (National Institute of Health：NIH) はトランスレーショナル・リサーチ・ロードマップを示し、基礎医学を臨床応用につなげ、臨床研究を臨床実践につなげることを示しました (T1とT2)[23]。コロンビア大学のナラティブ・エビデンス・ベイスド・メディシンのワー

---

*2 訳注―メディカルホームとは、プライマリーケア医が不足しているアメリカの医療制度の反省に立って、患者中心の広範囲なプライマリーケアを提供する方法・概念の一つ。医療施設のことではない。
*3 訳注―イギリスの医療システム。近年大改革をさまざまな方法で実践している。

キンググループはこの定義を拡張しました。つまり、次のようなことがわかっていたのです。トランスレーションは「診療医が活用すると決めたところで始まる。推奨される戦略や介入は高いレベルのエビデンスやガイドラインに基づいている。……そして、ケアのすべての側面がカバーされている。医者－患者関係もカバーされている。最終的には、治療や選択は、患者自身が決めるのだ」[24]。

そう、時代は変わったのです。とはいえ、患者さん同様、次に何をするか、私たちは決めなければいけません。本書はケアのプロセスを説明しています。医者が今日から実践できるものです。みんながトランスレーショナルな診療を、次に診る患者さんに実践してほしいものだと思います。

文献

1. Landro L. Finding a way to ask doctors tough questions. *Wall Street Journal.* March 4, 2009.
2. Frank AW. *The Wounded Storyteller: Body, Illness, and Ethics*. Chicago, IL: University of Chicago Press; 1995.
3. Jones AH. Narrative Based Medicine: narrative in medical ethics. *BMJ.* 1999; **318**: 253–6.
4. Hartzband P, Groopman J. Money and the changing culture of medicine. *New England Journal of Medicine.* 2009; **360**(2): 101–3.
5. Nicholas B, Gillett G. Doctors' stories, patients' stories: a narrative approach to teaching medical ethics. *Journal of Medical Ethics.* 1997; **23**(5): 295.
6. Starr P. *The Social Transformation of American Medicine: the rise of a sovereign profession and the making of a vast industry*. New York, NY: Basic Books; 1982.
7. Lown B. *The Lost Art of Healing*. New York, NY: Ballantine Books; 1996.
8. Lown B. The commodification of health care. *Physicians for a National Health Program Newsletter 2007* available at www.pnhp.org/publications/the_commodification_of_health_care.php (accessed December 10, 2010).
9. Morris RT, Sherlock BJ. Decline of ethics and the rise of cynicism in dental school. *Journal of Health and Social Behavior.* 1971; **12**(4): 290–9.
10. Pescosolido BA, Tuch SA, Martin JK. The profession of medicine and the public: examining Americans' changing confidence in physician authority from the beginning of the 'health care crisis' to the era of health care reform. *Journal of Health and Social Behavior.* 2001; **42**(1): 1–16.
11. Prechel H, Gupman A. Changing economic conditions and their effects on professional autonomy: an analysis of family practitioners and oncologists. *Sociological Forum.* 1995; **10**(2): 245–71.
12. Reeder LG. The patient-client as a consumer: some observations on the changing professional-client relationship. *Journal of Health and Social Behavior.* 1972; **13**(4): 406–12.
13. Reid AE. The development of work-related attitudes and behavior of professional recruits: a test of the functionalist argument. *Journal of Health and Social Behavior.* 1979; **20**(4): 338–51.
14. Ritzer G, Walczak D. Rationalization and the deprofessionalization of physicians. *Social Forces.* 1998; **67**(1): 1–22.
15. Brownlee S. *Overtreated: Why Too Much Medicine is Making Us Sicker and Poorer*. New York, NY: Bloomsbury US; 2007.

16 Jorgensen JG. *The Sun Dance Religion: Power for the Powerless*. Chicago, IL: University of Chicago Press; 1972.
17 Linton R. Nativistic movements. In: Lessa W, Vogt E (eds) *Reader in Comparative Religion: an anthropological approach*. 3rd ed. New York, NY: Harper & Row; 1972.
18 Wallace AFC. Revitalization movements. In: Lessa W, Vogt E, op. cit.
19 Bordieu P. The production and reproduction of legitimate language. In: Thompson JB (ed) *Language and Symbolic Power*. Cambridge, MA: Harvard University Press; 1991. p. 43.
20 *Crossing the Quality Chasm: a new health system for the 21st century*. Washington, DC: Institute of Medicine; 2001.
21 Whalen J. U.K. will revamp its health service. *Wall Street Journal*. July 13, 2010.
22 Charon R, Wyer P. Narrative evidence based medicine. *The Lancet*. 2008; **371**: 296–7.
23 Graham I, Tetroe J. Nomenclature in translational research. *JAMA*; **299**(18).
24 Goyal R, Charon R, Lekas, H, *et al*. 'A local habitation and a name': how narrative evidence-based medicine transforms the translational research paradigm. *Journal of Evaluation in Clinical Practice*. 2008; **14**(5): 732–41.

パートIV

エピローグ

第 16 章

エピローグ

緒言

ナラティブにははじめがあり、中間があり、終わりがあります。人生にもはじめがあり、中間があり、終わりがあります。癒しとか医学的意思決定について述べてきましたが、それにはしばしば前提があります。私たちが問題を解決している、という。死は解決できる問題ではありません。しかし、人生の意味に何かを加えたり、逆に引いたりする、その人生の一部です。ここで、本書で述べた癒しのプロセス真の価値を示すのです。物語には実のところ終わりがありません。それは語られ、また語られるのです。ある物語の終わりは、しばしば別の物語の始まりなのです。

■ ストーリー・タイム ■

八十二歳の重篤な慢性閉塞性肺疾患、腹部大動脈瘤（術後）、高血圧、その他多くの慢性疾患をもつ患者さんがいました。彼女はまだタバコを吸っています。でも、タバコが買えなくなったので、タバコの葉を買って、巻紙を使って自分でタバコを巻いています*。外来にやってくるたび、私たちは彼女にジュースとクラッカーを渡しました。いつも彼女はそれをかじっていました。まるでキュートな子ネズミのようでした。いつもちょこちょこかじっているのです。それなのに、彼女の体重は 87 ポンド（およそ 39.5 kg）しかありませんでした。家族は息子が一人、嫁が一人。百マイル離れたところに住んでいます。でも彼女はハッピーでした。でも、通りの向こうにある高齢者施設にボーイフレンドがいたからです。外出するようなビッグなイベントは外来に来ることでした。ここでスタッフとハグして、騒ぐのです。彼女はいつもボーイフレンドと来院しました。15 年間彼女の慢性疾患ととっくみ合い、人生の物語を聞きました。遂に、彼女はうっ血性心不全を発症し、何度か急性病院に入院しました。私はわかっていました。彼女の人生には終わりが近づいていることに。またもや入院、そして退院し、家族が街にやってきました。彼女を連れてクリニックにやって来ました。私たちはそれがナラティブな瞬間なのだと思いました。時間をかけて、忙し

い外来のなかで、終末期の話をしました。みんなが同じ部屋にいて、同じ物語を聞きました。いつものように、患者さんと家族はアドバンス・ディレクティブの書類を埋めたりしませんでした。でも、私はその会話を口述録音しました。次の週、患者さんは救急センターに戻ってきました。受診時、彼女は担架に座っていました。親指と人差指の間にはサンドイッチがありました。とても優雅につかんでいました。とはいえ、それはどうでもよかったのです。彼女は息も絶え絶えで、重症の心不全に陥っていたのですから。私たちは、彼女を地域の三次ケア病院に搬送しなければならないと思いました。家族は不満でした。それは愛する家族とのドライブが長くなるだけだったからです。その夜遅く、患者さんは心停止に陥り、人工呼吸器につながれました。奇跡的に、二十八分間の蘇生の後で、彼女の意識ははっきりしていました。私たちが訪問したとき、ICUのルーチンはすべて行われていました。挿管、経鼻チューブ、動脈ライン、中心静脈カテーテル、尿カテーテル、心電図モニターパッドとワイヤー、手首の拘束、外科用テープ、などなど。息子さんは取り乱していました。「まだ見送る準備ができていない」というのです。私たちはなんとか十分間使って、患者さんの望みを書き取ろうとしました。彼女はサンドイッチを欲しがっていました。サンドイッチはメタファーでした。ICUでの今後の意思決定すべての。それは「人生の質（quality of life：QOL）」を示していたのです。患者さんが終末期の話を私たちとしたときの、QOLです。私たちは、ただただいくつかの医学的な事実を統合させ、彼女の医学的状態を把握し、それを彼女のナラティブに落とし込むだけでした。このようなストレスフルな、緊張に満ちた場所と時間での意思決定は単純化されました。私たちはみな、ナラティブな文脈を理解していたからです。彼女のケアを軽減でき、サンドイッチを楽しむことができたなら、私たちはICUでの1週間のケアを支持したでしょう。彼女に合併症が起きたなら、終末期医療にシフトされ、尊厳をもって、優雅に、そして彼女がいつもそうであったように死ぬことが許されたでしょう。ナラティブとテクノロジーのブレンドは一貫しており、たゆまぬ努力で行われます。私たちはみんな一緒になって、ともに構築したナラティブを書き記したのです。この人生の物語が終わるまで。

この物語のポイントは……癒しのプロセスのクライマックスは終末期の物語です。終末期の物語を語るのは、はじめと真ん中を知らなければできないのです。

* 訳注─欧米ではタバコの葉を直接紙で巻いて吸う人もいる（日本も昔そうだったそうですが）。訳者は十代の頃、イギリス留学時代にそうやっているドイツ人をみつけてびっくりした。

終末期ケアのコスト

メディケアの支出のおよそ三分の一は人生の最後の一年に使われます。特に最後の一か月に。ほとんどは、生命維持のケアに。物語の終わりは、とても高額なのです[1]。アメリカ合衆国の年齢分布をみると、次の医療危機と社会的ナラティブの問題は、終末期ケアのコ

ストに関するものになるでしょう。さて、ここで物語のナラティブのひねりです。社会的権威のある人（医療施設や政府）はわかるでしょうが、これは彼らにとっても最も関心ある所です。そして、癒しの関係に入ることを知っている医者を育てることも、社会の最大の関心なのです。癒しとは、誰にとっても良い医療なのです。

ナラティブの失敗とみなせる区別のない領域

Sharon Kaufman はアメリカで死ぬことについて、最高級のエスノグラフィーを書きました。エスノグラフィーとは、生きられた文化的経験的人生の詳細な記録です[2]。彼女は死とは何か、それがアメリカでどうなったかを詳細に述べています。多くの事例は、集中治療室での経験です。彼女が言うには、システムが可能性を狭めているというのです。アメリカでは、終末期の医療があまりにひどいのはなぜかを説明しているのです。極論を言えば、彼女の説明は「区別のない領域（zone of indistinction）」です。つまり、生物学的に機能はしているが、「自己を取り込んでいない」身体に言及しているのです。彼らは生きてもいないし、死んでもいないのです。彼らの身体は人工呼吸器に依存し、特別な病院で「倉庫のようにつめ込まれ」、異なる償還ルールに従っているのです。どのようにその状態が作られたかを検討すると、医者と患者さん、医者と患者さんの家族、患者さんと患者さんの家族が皆会話を、物語を語ることを、情報の十分な共有を避けていたことがわかります。死がやってくるときに何をするかの準備ができていなかったのです。このような不確かさが過剰なまでにアグレッシブなケアに至ったのです。人が本当にまだ人であるかも言えないくらいのジレンマを作ってしまったのです。私たちは、患者さんの終末期の物語の作り方を知りません。超高テクノロジーすべてとともに、私たちはこれを、ナラティブの失敗の一つと考えているのです。

新しいプロフェッショナリズム

Shannon Brownlee は自著のなかで少なくとも七回は言っています[3]。医者は医学文献の読み方を知らないと。分析スキルがなく、エビデンスを解釈できないと。医学校はこのような最重要なスキルを未来の診療医に教えていないと。患者さんが欲していることへの無関心、「もっと手技を」のインセンティブ、医療組織への医者の依存と、こういう言及と組み合わせると、医療のコストは上がり続け、害も増え続けるでしょう。Kaufman と Brownlee の間に、アメリカの医療の悪いところがほとんどすべて明確に見えているような気がします。何かできるとすれば、ナラティブ・メディシンとエビデンス・ベイスド・メディシンとを統合させるようなタイプの医療を始めることです。医者が社会のなかで「癒し手」としての役割を再び主張するよう、私たちは求めたいのです。

私たちの臨床シナリオへの応用

(十年後) ●医者● ジェイソン。来てくれてありがとう。お母さんはあなたに会いたくてたまらなかったんですよ。彼女は何か決めたんです……

●ジェイソン● どんな具合でしょう、先生?

●医者● 安定していますよ。元気です。交通事故で内臓にはかなりのダメージが起きています。最初の手術で腸はほとんど摘出しなければいけませんでした。栄養をとるのに点滴なしでは不可能になってしまったんです。チョコレートケーキが食べられないと残念がっていますよ。彼女にお会いになりますか?

── ジェイソンは一人で母親と面会する

●医者● どうでしたか?

●ジェイソン● ── 泣いて ── わからないよ。おふくろは俺に子どもとミシェルのことを聞いて、それから俺がどうしているかを聞いたんだ。俺が交通事故に遭えばよかったんだ。おふくろには助けが必要なのに。みんな元気だったのに。末っ子は学校にいくというのに……

── 沈黙

── すすり泣き

── 沈黙

●ジェイソン● シャノンちゃんをおふくろに見せれてよかったよ……

── 沈黙

── 沈黙

俺のことを自慢にしていたんだ。生活も安定したしな。たくさんやることはあったし、大変だったけど。でも、考えてみると、おふくろはいつもそばにいたんだ。おふくろが大変なほうを選ばせたんだ。でも、そうして良かったと思ってるよ。

── 沈黙

変なことを言ってたな……「おじいさんの祝福」とか……なんのことだかわからないな。わからないよ。なんか、俺にもう一つ教えたいことがあるとも言ってたな。── すすり泣く……すすり泣く……すすり泣く……

── 沈黙

点滴をつないだままでもいいから家に帰りたがっている。二週間。そうすれば家族と一緒にいられて、何も急がないでサヨナラも言えるからな。でも、おふくろは点滴を取りたくなった。死ぬってわかっていたのに。きれいに死ぬことを俺に教えたいと言った。俺が死ぬときも、どうすればよいかわかるからって。お話を全部おふくろが書いたみたいに言うんだ。何を言っていいのかわからないよ。

怖いな……おふくろみたいに勇気がもてるだろうか……でも、おふくろは俺は大丈夫だって言うんだ。

先生も来るんでしょ?

- ●**医者**●　　あなたのお母さんのことはずっと知っているんです……私たちは友だちでした。今後について、いろいろ話しましたよ。お母さんは何をしたいか、何が起こるかわかってますよ。私は彼女の決断を支持します。もちろん、私も行きますよ。お別れを言わねばなりませんから。看護師も、牧師さんも来てくれますよ。
  ジェイソン、お母さんのまなざしから、私もあなたが一人前になるのを見守って来ました。あなたのことは私も誇りに思っています。あなたにもできることは間違いありません。
- ●**ジェイソン**●　　ありがとう、先生。うん、おふくろも先生と二人で一緒にうまくやったって、ありがとうって言ってたな。
- ●**医者**●　　どういたしまして。明日またお話しましょう。ではまた、ジェイソン。

臨床シナリオのナラティブな解釈

ここがポイントです。私たちは読者によく考えていただきたいと思っています。物語の意味と、個人的な反応を。ナラティブ・メディシンを実践するには、医者は内省的でなければなりません。今こそ練習する良い機会です。

人生は括弧付きで、立ち現れ、条件次第で、文脈依存的である。

人生は括弧付きです。前途に何が待ち構えているのか、私たちにはわかりません。扉を開けたとき、朝起きたとき。私たちは計画します。夢見ます。希望をもちます。これが人生の括弧付きなのです。

人生は立ち現れます。妊娠について考えてみてください。新しい生命についてのあらゆる可能性についても。子どもたちが成長し、自我をもち、自分たちで選択するようになったときを、私たちは見ています。彼らは世界に立ち現れるのです。独自の自己として。

人生は条件次第です。誰も両親を選べません。私たちがこの世界に入っていくのは、条件次第なのです。

人生は文脈依存的です。もし、アフリカに生まれていたら、あなたの人生はどうなっていたでしょう？　考えたことがありますか？　シンガポールだったらどうですか？　生きていくルールも異なっていたでしょう。人生の文脈が違うからなのです。

文献

1. Zhang B. Health care costs in the last week of life: associations with end-of-life conversations. *Archives of Internal Medicine.* 2009; **169**(5).
2. Kaufman S. *... And a Time to Die: how American hospitals shape the end of life.* Chicago, IL: University of Chicago Press; 2005.
3. Brownlee S. *Overtreated: why too much medicine is making us sicker and poorer.* New York, NY: Bloomsbury; 2007.

あとがき

　水曜日の夜に電話がかかってきました。疲れている時間でした。私はこの本を読み始めたばかりでした。「あとがき」を書く月曜日の締め切りは近づいていました。
　電話の向こうでは、二人の若い元患者さんのおばあさんがしゃべっていました。私は、患者さんを生まれたときから診ていました。その後、私は十九年の臨床を離れ、サバティカル（長期有給休暇）に入り、その後、コミュニティー・ヘルス・センターで新たに診療を始めました。弟のほうは高校生です。体重200ポンド（約91 kg）のザカリーはフットボールチームのラインマンで学校のスターです。おばあさんはザックと兄を育ててきました。母親は悲劇的な交通事故で九年前に亡くなっていました。電話で話すおばあさんの声には、心配と混乱が同時にありました。
　彼女の前には、二つの相容れない報告書と画像の入ったDVDがありました。二つの高名で大きな病院から送られてきたものです。孫はフットボールを続けることができるだろうか？　彼女はコーチからの、そして孫からのプレッシャーを感じていました。一人の医者は言いました。ノーだと。脊髄狭窄があり、競技場で間違ってぶつかり合いがあれば麻痺に至るかもしれない。もう一人の医者はイエスと言いました。リスクはとても小さく、プレーは可能だ。彼もコーチもそれをとても望んでいる。
　私にこのおばあさんをいくらか手助けできるでしょうか？　彼女は保守的な意見をもっており、家族との葛藤があり、ばらばらになりそうでした。
　おばあさんから電話がかかってくるのが、この本を読んだ後だったら良かったのに。しかし、実際には、電話があった次の週末に、この本を読みながら、彼女の話を思い出したのでした。もし私が本書の助けを得ていたら、私はどのような異なる対応をしていただろうかと思いました。MezaとPassermanはレンズを私たちに与えてくれました。そこから新しいイベントを、過去に敬意を払いながらみるのです。未知の未来にそれは開けているのです。その瞬間、瞬間に気づき、気を遣うのです。
　MezaとPassermanの文章は私たちに新しいテクニックを教えてくれます。そして、癒しについての深く知られた真実を思い出させてくれます。彼らの方法は二つの根本的な、そして相補的な知ることの方法を統合させています。いかに物語と統計、数字、そしてナラティブを一緒にするかを示してくれます。著者らは可能性を開いているのです。知

ることを超えて、理解することに至る可能性を。その理解が、知恵への期待なのです。

六つの"A"は、個人的な物語を非個人的な科学とつないでくれます。この統合は個人の全体性を、病んでいる我々の医療制度を、患者さんとコミュニティーの一致を回復させる可能性をもたらします。個人的なナラティブから普遍的なエビデンスに流れていき、本書の六つのAは物語と科学を結合するのです。

情報を獲得する（acquire）のは、患者さんの物語に貴重な何かをみつけることです。ここが特別な瞬間で、その瞬間に癒しの機会があるのです。一番役に立つ情報を今日みつけることがともに構築するナラティブです。患者さんの「ナラティブのジレンマ」を引き出し、それは臨床的な質問の形をとり、真なる癒しの可能性をもっています。このような内省的な観察そのものが癒しかもしれません。語り手にとっても、聞き手にとっても。癒しとは、全体であり、意味とコミュニティーに再びつながれるものですが、誰かの物語全体を聞くことで促されるのです。

臨床的に意味のある質問を問うこと（ask）。MezaとPassermanの方法では、これは明確に協働する、境界を広げるような営為です。患者さんの病のナラティブの言語を翻訳し、臨床医学の言語に直すには、物語の表面下に潜り込む必要があります。質問や病が始まった源泉をみつけるのです。このような質問はしばしば激流を逆らって泳ぐような振る舞いを伴います。エビデンス・ベイスドな医療、コモディティーを提供する時間のプレッシャーがあるからです。エビデンスとケアは患者さんにとって意味があるかどうか確認しなければならないからです。エビデンスの流れに乗る前に、著者らは私たちに患者さんの物語をよく理解するよう求めます。私たちが正しい道に乗っているか確認するために。

情報にアクセスし（access）、臨床的に意味のある質問に答えることには、患者さんの個人的な体験の世界から研究者の世界、系統的に多くの人々を研究して得られた経験に移動することを必要とします。診療医の役割は、ガイドすることです。MezaとPassermanは手に入る無料のテクノロジーをどのように使い、検索作業を最小化し、関係と妥当性を最大化するかを我々に示してくれています。私はどのようにPubMedとGoogleを効果的に使うか考えてきました。しかし、著者らのアプローチはより効果的で、透明性があり、使い方も開示されています。私の古いやり方よりも、患者さんのともに構築するナラティブを促進するものです。

情報の質の吟味（assess）は患者さんにとっての新しいニーズです。患者さんはデータが山ほどあってアップアップです。関係性、理解、悟性についてはほとんどありません。こういう属性が情報化時代の特徴なのです。本書の吟味のやり方をとれば、かつての医者の命令の伝達から、患者さんが最良の質、一番関係ある情報を使えるよう助ける動きを効果的にできるようになります。

質問に対する情報の適応（apply）は患者さんのナラティブの流れの分岐点です。人間味のないエビデンスから、人間性を取り戻した情報に移動するのです。患者さんの物語の文脈が癒しの可能性を秘めているのです。それは、number needed to treatによって示すよりもさらに良いものなのでしょう。技術的には、ここにはベイズの理論が入っていま

す。私たちが事前に信じているものが、新しい情報を解釈するとき影響するという理論です。私たちが事前に信じていることが知られたとき、それが患者さんの物語を鋭く尋ねることで得られたとき、新しい情報は注意深くアクセスされ、吟味された情報によって導かれるのです。ナラティブとエビデンス・ベイスド・メディシンの流れは癒合し、医療を個人化し、かつ科学的にします。個人の科学なのです。このような個人化。ある時点での一人の人間の一つの問題の基礎づけ。これはまた、機能していないシステムの癒しへ通ずる道を作り、社会をもっと堅牢に、弾力的に、そして結びつくものにするのです。

　患者さんを支持し（assist）、意思決定を助けること。Meza-Passermanの方法は孤立した認知的選択を超えるものです。ここでは、情報を患者さんの物語の文脈に沿って正しい場所に置き、意味のある解決が立ち現れるよう役立てようとします。ここにはたくさんの翻訳が絡みます。患者さんの生きた経験に共振するような翻訳を選ぶためです。支持は、科学に支えられた推奨にとどまりません。これはケアであり、患者さんがうまく人生をやりくりするのを助けるものなのです。

　七つ目の"A"は、寄り添う（abiding）ことです。これもまた必要です。そして、本書の最後にある「理論」の章でほのめかされています。関係性中心の医療は患者さんと癒し手が長く一緒にいることを必要とします。しかし、私たちが"health care"という二つの単語を"healthcare"という一単語のコモディティーに融合させたために、将来有望なテクノロジーや情報が雨あられと降り注ぎ、個別化を忘れた「患者にする」としてしまいました。一緒に寄り添うのではなく、MezaとPassermanは異なるやり方を見せてくれます。彼らは新しい癒しの社会的実践を求めます。私たちを、私たちの患者さんを、そして私たちの国を、ケアからコモディティーに転化するのを防ぐために。「関係性中心のケアは二つの物語を調和させ、患者さんをコミュニティーに戻します。力を与えられた社会的役者として。それが個人の意味を作り、社会の規範を強化するのです」。

　泳いでいる魚が水を気にしないように、経験あるプライマリケア医は、今続いている共有される物語 ―― 関係性 ―― が癒しをうまくいかせるのにどれだけ重要かわかっていません。ある学生が私たちの患者さんを見たときのことです。新しい、有用な診断に行き着きました。しかし、私たちがその学生が得た「病歴」を追いかけたとき、それは私たちがともに構築するナラティブとは全然違うものでした。物語は語り直され、それは深く共有される経験に根づいていたのでした。新しい見方。新しく共有された物語を始めること。これは、ナラティブの古いマンネリを打破するのに、ときにとても役に立ちます。しかし、それは寄り添うような物語なのです。小川をたくさん集めて意味を長い間シェアすることが、患者さんにも癒し手にも望まれているのです。このような寄り添う物語が、身を切るような医療の激流を統合し、意味のあるナラティブの川になり、それが源泉へと続いていくのです。希望の源泉、癒しへの道なのです。

　ザックのおばあさんは私に電話しました。孫を育てる彼女の物語、亡くなった娘に敬意を払った物語にヒビが入ったからです。二人の癒し手はともに専門家としてのエビデンスをもっており、彼女にアドバイスします。そこにはザックや亡くなった母親に寄り添うよ

うな物語はありません。どんなに権威のあるエキスパートであっても、科学的吟味によるエビデンスと若者と家族の物語を結びつけるのは難しかったのです。私自身のナラティブな流れは不完全なもので、私が去ってブロックされました〔八つ目の"A"——寄り添う（abiding）ことの反対〕。しかし、私たちの関係性の川はとても深く、大きな貯水池を作りました。それがたくさんの流れを統合したのです。ザックと彼の医学的状況。フットボール選手としての、チームのメンバーとしてのザック。ザックとフットボールを止めた後の彼の将来。たくさんの世代の家族の一員としてのザック。まれな出来事で喪失を体験した家族。

電話がかかってきたとき、私は協力しましょう、と言いました。本書のレンズを通して見てみました。私がやったのは、十分な情報を得て（acquire）、患者さんの心配を理解しました。私は臨床的に意味のある質問をしました（ask）。「若いフットボール選手が脊髄狭窄で麻痺に至る可能性はどのくらいか？」。そして、電話を切った後、私はGoogle、PubMed、それからスポーツ医学を専門とする知人たちから情報にアクセスし（access）、吟味しました（assess）。次の夜、私は往診しました。フットボールの練習の後で、情報をザックのおばあさんの質問に応用するために（apply）。彼らが意思決定するのを助けるために（assist）。

本書を読み終えていなかったのですが（日々の仕事をこなしこの家族との面会を準備していたのです）、私はザックのおばあさんに電話しました。往診の前です。

「来るには及びませんよ」彼女は考えて、あきらめた調子で言いました。

助けてあげたいという衝動にかられ、私は聞きました。おばあさんが孫を育てるのがどんなに大変だったかを。娘のジョセリンが望むような形で育てることが。私たちは一緒に、ザックが何年もがんばって宿題をやるのがどんなに大変だったか思い出していました。彼には多動症候群があったのです。そして、彼にとってスポーツをやることがどれだけ重要なはけ口だったことか。とても大事な問題と思うことを話しました。ザックがフットボール以外にアイデンティティーとスキルを身につけてはどうかということを。それに協力するのはどうかということを。今シーズン、彼がフットボールをするかどうかは関係なく、フットボールが彼の人生にはならなそうだったからです。ザックのおばあさんはさらに先を行っていました。彼女は何年もやってきたことを話しました。彼の他の才能、たとえば、歌うこと、去年の夏に二人の子どもたちがおじさんのところに行くために彼女が貯金をしたこと。おじさんは別の国に住んでいました。人生にはあらゆる可能性があると、ここで学べたのです。

彼女の声は柔らかくなってきました。より経験ある医者が麻痺のリスクは小さいと言ったので、それはフットボールをプレーする誰ともそんなに変わりはないリスクなので。そして、彼とコーチがタックルのテクニックについて話し、リスクを最小化することを議論していたので、ザックはもうすぐ十八になり、そうなったら自分のやりたいことをやるだろうから。そしてジョセリンは、おそらく彼の夢を追いかけて欲しいと思ったであろうから、おばあさんは、ザックと座って、またプレーするよう話そうと思っていたのでした。

彼女が二人の少年の人生に与えた影響力について私が話したとき、彼女の決定を支持したとき、そしていくつかの括弧付けの知識を提供したとき、私にはわかりました。この訪問での患者さんはザックではなく、おばあさんだったのだと。

結局、本書をその週末に読んで、ザックのおばあさんとの会話の意味がわかりました。この本は私のとった、得ること(acquiring)、尋ねること(ask)、アクセスすること(access)、吟味すること(assess)、応用すること(apply)、そして助けること(assist)をネーミングしていました。組織論学者のKarl Weickは「意味をなすこと(sensemaking)」という用語を用います。経験に意味を与えるのです。過去に意味を与えると、現在の意味は高まります。継続する学習と成長を促すのです。

日曜日の夜、私はオフィスに戻り、Meza-Passermanの方法を使い、Google Scholarの特異度と、PubMedの感度を用いて情報にアクセスしました。もっと意味のある情報がたくさん手に入り、それは前のサーチや専門家の推奨よりもたくさんでした。高校フットボールの麻痺が起きるような外傷の発生率を知り、脊髄狭窄によるリスクの増加を知り、(制限はあるものの)画像的なエビデンスの的中率を知り、私はザックのおばあさんとの共有するナラティブの流れが変わったかもしれないと思いました。彼女が意見を変え、ザックにフットボールをさせたいという決断は変わらなかったかもしれませんが。

しかし、もっと私を変えたのは、未来の協働する医療を想像することでした。本書のモデルを用い、頭もハートも癒しに向かうのです。最近の医学研究所(Institiute of Medicine)の報告によると、もっと効果的に情報テクノロジーを使い、「継続する癒しの関係性」に医療の基盤を置くよう求めています。ナラティブとエビデンス・ベイスド・メディシンの結合は、本書でどうやるかを示されたのですが、その達成方法を示すものなのです。医療は高度で質の高い情報提供を受けますが、患者さんの物語をともに作ることで関係あるものになります。それが新しいナラティブを作るのです。ナラティブは継続可能なシステムです。賢明にリソースを使い、個人と社会の役に立ちます。物語と科学を結合させ、本書で書かれたやり方でそれを行い、私たちは癒しの関係性を築くことができます。新しいプロフェッショナリズム、価値の高い医療制度。さぁ、次の患者さんを診ましょう。ナラティブとエビデンス・ベイスド・メディシンの統合を一緒にやりましょう。それが私たちが患者として、癒し手として、そして医療制度としての基盤となるのです。

Kurt C Stange, MD, PhD
オハイオ州クリーブランド

パートV

付録

付録への緒言

　本書全体を通して、私たちはどのようにプロセスを使うか語って来ました。「私たちが実践するようなやり方」で説明してきました。いくつかの用語を用い、実際にやったのは診療のやり方を変えるような認知の変化でした。それは「実際やっているのと全く同じ」だったのです。考え直す必要はありませんでした。自然に出てきて、流れました。診察室で、私たちはナラティブを奨励し、患者さんに挨拶します。「何が起きているか、最近のことを教えてください」。意味するところは、前のエピソードを私たちは理解しており、今の健康状態を、患者さんの感じ方を聞く準備ができているということを意味しています。私たちは質問の仕方を知っています。そうして患者さんのナラティブのジレンマにたどりつくのです。私たちは物語を語るよう促します。医療ではこれは特に大事で、慢性疾患のマネジメントに転化するのです。

　このプロセスを教えていたとき、私たちはいつも現実の症例を使っていました。そのとき困っていた症例を。私たちは「六つのA」というフォーマットを踏襲しました。教育現場でそれを振り返るのにも、さほど時間はかかりませんでした。私たちは上手に「二十分間の非構造化のリスニングタイム」を用い、学習者が聞くよう、プロセスのナラティブな側面を理解するよう促してきました。研修医は患者さんの部屋に、回診の後で行くことが求められています。そして、座り、ただ聞くのです。ルールは、質問しないこと。これは難しいことです。しかし、一番教育効果が高いのです。回診の次の日、彼らは聞いたことを共有し、私たちはそれをその日に患者さんに応用するのです。研修医は「やったことカード」を埋めます。指導医はそれにサインします。穿刺とか、他の侵襲的な手技をやったときにサインするのと同じように。

　同様に、かなりインパクトの高い臨床決断を迫られたとき、私たちは、必要な検査すべてを受けることが患者さんの関心なのだと理解しつつ、必要ない検査をすべて回避します。私たちはそのような営為をモデル化します。ある日、回診していたとき、ある研修医が言いました。「CTの肺塞栓プロトコルを実施しようと思うのですが……」。私たちは静かに立ち止まり、奇妙な沈黙にすべてをまかせ、最終的に研修医は言ったのです。「ぼくに数字全部使っていろいろ線を引いて欲しいんですね……」。ベッドサイドのコンピューターと双方向的なノモグラムを使い、臨床意思決定は認知プロセスによって構造化されま

す。これは未来の医療に受け入れられることでしょう。

　パートⅠとⅡで、私たちはプロセスについて重要な点を詳細に説明しました。これが私たちが教科書を書くスタイルだからです。付録では、私たちは、単に、もう申し上げたことを示そうと思います。私たちが医療を提供するプロセスです。これは「カルテ記載」だと思ってください。なぜ、どのようにケアのプロセスが進んでいくのかカルテに書かれていくのです。学習者には、プロセスの構造を学ぶ良い方法だと思います。私たちは付録では詳細な説明はしません。このプロセスがうまくいくことをお示ししたいだけなのです。読者がケアの認知プロセスの「空白を埋める」作業を行っていただければ幸いです。このような短いメモをとると、学習者はプロセスが相互依存的になるありさまを理解できるでしょう。卒業証書に書いてる言葉、「医学のアートとサイエンスの学位」を学ぶのです。何が役に立ち、何が役に立たないかを学ぶのです。ナラティブを使って考え、エビデンス・ベイスド・メディシンを使うことを学ぶのです。癒し手になることを学ぶのです。

　緒言では、私たちはトランスレーショナルな診療についてお話しました。これをトランスレーショナル・リサーチと対比させました。上述のように、カルテの構造を考え、生物医学モデルからトランスレーショナルな診療モデルに変えてみましょう。カルテに書かれる記録も、変わるべきなのです。そのようにして次の二つの例を考えてみてください。私たちはまた、癒しの社会的実践の科学についても書きました。そのためには、新しい文献の基盤が必要です。新しいタイプの文献はナラティブのジレンマから臨床的質問への移行をどのように果たすか、どの研究データが用いられているか、どのようにそれがみつかり、それがそのときの患者さんに何を意味しているのかを示すでしょう。データの質と、それが患者さんが効果的に不確かさに取っ組み合うやり方で使われる方法を示すでしょう。症例は例示にすぎません。いつかは、利用でき、研究に値する文献を私たちは手にするかもしれません。

付録 A

患者さんの心配を理解するため、適切な情報を手に入れよ (acquire)。

- ●**医者**● コーエンさん、こんにちは。慌てていったいどうしたのですか？
- ●**患者**● 先生、具合が悪いのです。呼吸がしづらいのです。
- ●**医者**● ── 沈黙
- ── 沈黙
- ── 沈黙
- ●**患者**● こんなことは前にはなかったのです。いつも息が切れるんです。座っているときも、食べているときも、シャワーを浴びているときですら。シャワーの温かい水滴が症状を和らげてくれるようで、それで息がつけるんです。でも、そんなことはどうでもよいのです。歩けませんし、仕事にも行けません。ひどいんです。咳もありますが、痛みはありません。うまく息ができないんです。
- ●**医者**● それはどうも大変ですね。
- ●**患者**● うっ血なんでしょうか？
- ●**医者**● その前に、うっ血について御存知ですか？
- ●**患者**● ええ、私はうっ血なんじゃないかと思うんです。
- ●**医者**● ── 沈黙
- ── 沈黙
- ── 沈黙
- ●**患者**● 夫のジョンはうっ血で死んだんです。息ができなくなって、病院に行ったんです。私と同じです。彼の心臓は強く動いていなかったのです。半年経って、彼は死にました。悲しかったです。酸素を使っても、息絶え絶えだったのです。そのため薬が必要でした。
わかりますか。ジョンと私は似たような人生を送ってきたのです。二人ともタバコを吸うし、血圧は高いし。お金もないし、医者にも定期的にかかれませんでした。薬を買うお金もなくて、飲めなかったのです。受診しても、先生たちは怒りました。出した薬を飲まないと死ぬと言うのです。ジョンについては、それは正しかったです。彼は死んだのですから。次は私の番です。
- ●**医者**● 私が正しく理解しているか、確認させてください。あなたは自分

が「うっ血」だと思っている。とてもひどくて、そのせいで死ぬんじゃないかと。
- ●**患者**● そうです。
- ●**医者**● 「うっ血」とはあなたの理解ではどういうものでしょうか？
- ●**患者**● 肺から水が出てくるものでしょ。心臓とどういう関係があるのかはわかりませんが。でも、それがジョンの主治医が私に言ったことです。
- ●**医者**● 心臓のやっているのは血液を肺から運び出して、体に送っているんです。心臓の筋肉は弱くなると、血液は肺に逆戻りしてしまいます。血液の細胞はとても大きくて、肺の小さな空気袋に行けません。でも、きれいな黄色っぽい水はそこに流れていきます。そこで空気袋は水浸しになるんです。これが、みんながあなたに肺の中の「水」と呼んでいたものです。水を吸い込んだ後に息をするようなものなのです。溺れかけたときなんかがそうですね。「うっ血」とあなたが言っていたのは、我々が「うっ血性心不全」と呼んでいるものだと思います。心臓の筋肉が弱くて、肺に水が溜まるんです。
- ●**患者**● 私にそれがあるんですか？
- ●**医者**● あなたの肺について説明させてください。
  良いニュースは、あなたにはうっ血はないと思います。そういう音が肺からしないのです。むしろ、私に聞こえるのは喘鳴です。喘息って聞いたことがありますか？
- ●**患者**● 子どものとき、喘息でした。私は今四十八歳です。だから、三十五年前ですね。喘息があったのは。うっ血がないと聞いてうれしいです。さっきここにいた医学生は、ローテーションしたばかりだと言っていました……なんでしたっけ……救急です……彼は検査を受けるようなことを……ええっと……書いておいたんですが……— カバンをガサゴソ探す — BNPを測るって……それでうっ血があるかわかるんだそうです。今日、その検査を受けたいんですが。
- ●**医者**● BNPという検査はありますよ。それをオーダーする前に、あなたの役に立つことをいくつかお話しておきましょう。まず、あなたのご心配を確認させてください。肺に水が溜まっているかどうか知りたいんですよね。うっ血、つまりうっ血性心不全ですが……そうですか？
- ●**患者**● そうです。検査が答えを教えてくれると思うんですが。

適切な臨床質問を問う（ask）

患者さんは検査を求めています。うっ血性心不全の診断に役立つ検査を。患者さんのBNPに対する理解、「うっ血」の理解も考えなければなりません。この診断を助けるために、感度、特異度、そしてそこから「らしさ（likelihood ratio）」を計算しなければなりません。

BNP のうっ血性心不全診断における感度、特異度はどのくらいか？
質問に答えるため、情報にアクセスする (access)

Google Scholar の検索タームは、臨床質問から直接得られます。sensitivity、specificity、BNP、congestive、heart、failure。
Google Scholar 検索ページです：

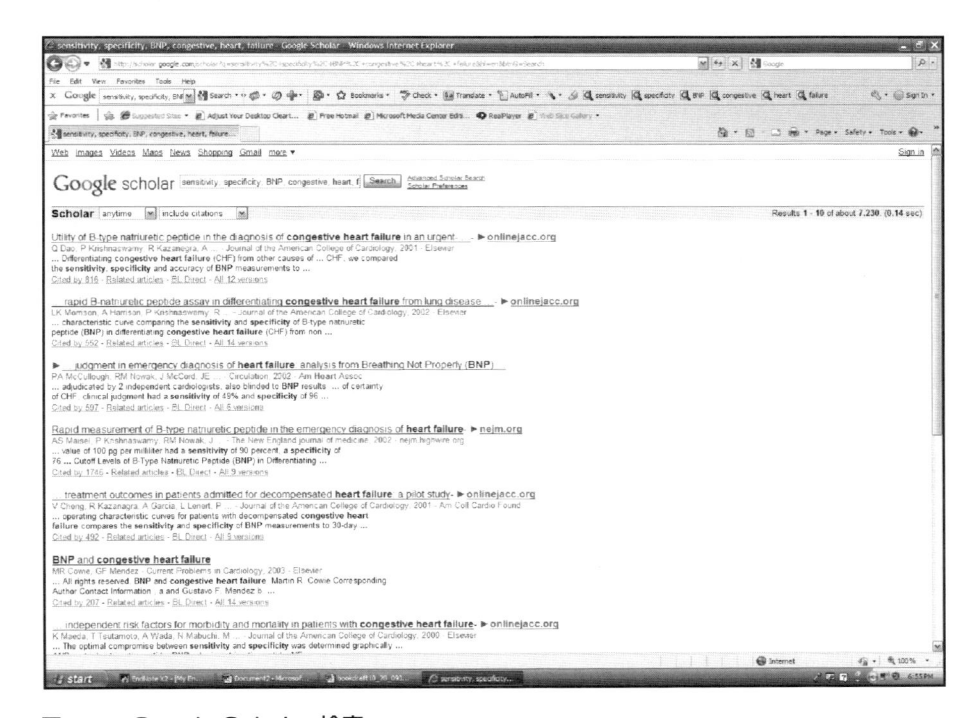

図 A.1　Google Scholar 検索

最初に出てきた Google Scholar のサマリーは役に立ちそうです。ただ、アブストラクトへのリンクを押すと、患者は 250 人でほとんど男性でした。94％は退役軍人センター (Veterans Affairs center) への受診でした。退役軍人センターだから、男性ばかりなのですね。私たちの患者さんは女性です。患者集団にはあまりフィットしません。さらに、対象患者はみな軍隊にいた経験があり、これも私たちの患者さんに合いません。退役軍人のもつ慢性疾患のパターンは異なるのです。そのため、別の論文を探すことにしました。

　二番めの Google Scholar のサマリーも良さそうです。しかし、アブストラクトへのリンクに進むと、ここでは 321 人の患者しかいませんでした。呼吸困難で救急センター受診した患者ばかりです。アブストラクトでは「CHF (n = 134) の患者では BNP が 758.5 ± 798 pg/mL であった。これは結局肺疾患があった患者 (n = 85) のグループよりも有意に

高かった。こちらの BNP は 61 ± 10 pg / mL であった」。私たちの臨床質問は、「うっ血性心不全診断のための BNP の感度、特異度は何か？」であり、呼吸困難の原因が心不全か肺疾患のどちらか、ではありません。つまり、患者さんは心不全があるかないかを知りたいのです。Google Scholar サマリーの三番目を見てみましょう。

三番目の Google Scholar サマリーでは、これが Breathing Not Properly 試験の分析であると書かれています。私たちはオリジナルな研究を探しています。なので、四番目に移ることにしました。

四番目の Google Scholar サマリーはとても良さそうです。この研究は 1,786 回も引用されています。明らかに、多くの人が関連性が高いと考えたのです。アブストラクトへのリンクへ進むと、1,586 人の患者がこの研究では参加していました。急性発症の呼吸困難のため、救急センターを受診した患者です。彼らは BNP を使い、うっ血性心不全の有無を確認したのです。残りのページ、そして次のページも探した後、どうもこの四番目の Google Scholar アブストラクト以上に関係ありそうなものはありません。私たちに必要な論文がみつかったと私は思いました。

四番目の論文に移る前に、最近の論文がないか確認してみましょう。Google Advanced Scholar Search で 2008〜2009 年に絞って検索します。ここ二年間で、同じ検索タームを使いました。BNP、congestive heart failure、sensitivity、specificity。

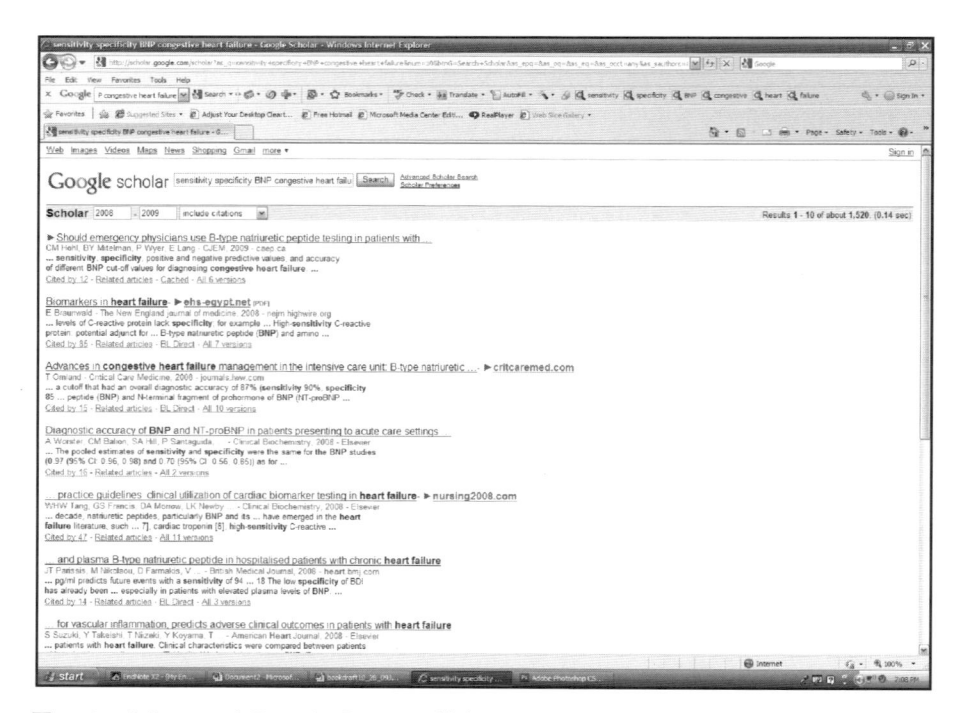

図 A.2　Advanced Google Scholar 検索

最初の二つのサマリーは論説（editorial）で、原著論文ではありません。私たちは原著論文にしか興味はありません。三番目のサマリーは、プロホルモン NT-proBNP に関する研究です。私たちの施設では、この検査はすぐできないので、臨床応用は不可能です。そのため、この論文は私たちの検索では関係ありません。四番目は BNP と NT-proBNP を比較しています。これも関係ありません。

この時点で、確信をもって次のステップに行ってもよいでしょう。私たちが問題にしていること一番関係ある論文を手にしたのですから。

論文を PubMed でみつけ、"Related Citations" を押します。

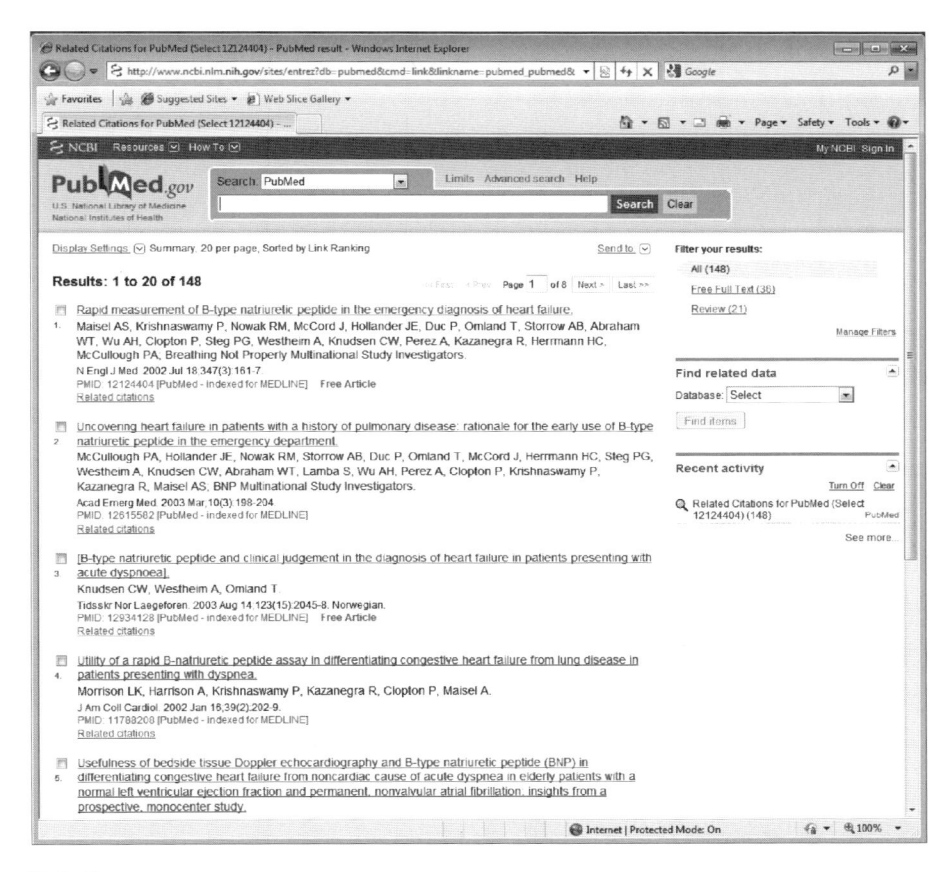

図 A.3

一番注目される研究は、"Breathing Not Properly 研究"（素敵なタイトルですね）でした。いくつか論文を見てみて、これより良い論文はなさそうです。先に進むことにしましょう。

情報の妥当性を吟味する (assess)。

1. 「ゴールド・スタンダード」を用いた独立した「ブラインド比較」はあるのか？

うっ血性心不全診断のゴールド・スタンダードは臨床判断によるものです。胸部レントゲン写真と心エコーも診断に寄与します。しかし、両者には高い感度と特異度がありません。たとえば、患者に臨床的な心不全があり、心エコーが正常なとき、定義としては患者には拡張不全があるのです。この研究では、二人の別々な心臓内科医の臨床判断がゴールド・スタンダードとして使われ、彼らのアセスメントとBNPが比較されました。心臓内科医は情報すべてを得て診断することができます。胸部レントゲン写真、心エコー、臨床症状、治療の経過。

この論文はまた、心臓内科医は「別々に入院経過をレビューし、BNP値は知らされなかった」と述べています。盲検化されているのです。

2. 研究のセッティングや患者さんの選択は適切に説明されてきたか〔採用 (inclusion) / 除外基準 (exclusion)〕？

採用、除外基準は適切に説明されていました。私たちの患者さんにもフィットするようです。呼吸困難で救急センターを受診した患者が対象ですから。ただ、唯一の違いがあり、これはバイアスの可能性となっています。より重症な患者のほうが救急に行きやすいかもしれなく、そうでない患者が一般外来にやってくるかもしれません。でも、みつけたいと思うなかではよくフィットしているので、私たちは受け入れることにしました。

3. 患者サンプルは適切な幅をもっており、実臨床でその検査がアプライできるのか？

言い換えれば、検査は軽症、重症、治療、未治療、多様な基礎疾患など、いろいろな幅の患者で吟味されているか、ということです。

表1では、かなりの幅のある患者が詳細に説明されています。基礎疾患も症状の強さも多様です。

4. 検査結果の再現性はあり、それは検討されていたか？

アウトカムは「二人の心臓内科医に診断されたうっ血性心不全」と書かれています。彼らがすべての臨床情報を吟味するのですが、その臨床アセスメントに使った実際のデータは提供されていません。その代わり、彼らはサブグループ分析を報告し、回帰分析を行い、（おそらく）誰に心不全があり、誰になかったか決定したと書いています。現実には、私たちは彼らが何をしたのかわかりません。それが語られていないからです。

5. 検査を行う方法は説明をされ、それは再現するのに十分であったか？

方法は十分に説明されていますが、結果は私たちの好むやり方では示されていません。論文を書くときに彼らが前提としたものを受け入れざるをえないようです。

患者さんの問題に情報を応用する (apply)

「らしさ (likelihood ratio)」を計算するためには、感度と特異度が必要です。表 A.1 に、この研究結果をまとめました。多くの文献は BNP のカットオフ値を 100 としており、陽性、陰性を分けています。もし、BNP が 100 以上なら検査は陽性で心不全があり、100 未満なら、心不全はないというのです。著者らは異なるカットオフを提供しました。それが検査特性を変えることを示しています。異なるカットオフがあれば、異なる検査特性となるのです。多くの文献は 100 というカットオフ値を使っているので、私たちもそれを用いることにしましょう。

表 A.1 研究結果のサマリー

数字は論文の表 3 から求められる〔*New England Journal of Medicine.* 2002 ; **347**(3)〕

BNP	感度	特異度
50	97	62
80	93	74
100	90	76
125	87	79

陽性検査に対する「らしさ」を計算するために、以下の方程式を用います：

$$LR(陽性) = \frac{感度}{1 - 特異度}$$

$$LR(陽性) = \frac{感度}{1 - 特異度} = \frac{0.9}{1 - 0.76} = 3.75$$

陰性検査に対する「らしさ」の計算には、以下の方程式を用います：

$$LR(陰性) = \frac{1 - 感度}{特異度}$$

$$LR(陰性) = \frac{1 - 感度}{特異度} = \frac{1 - 0.9}{0.76} = 0.13$$

「らしさ」を用いるためには、最初に患者さんの検査前確率を決める必要があります。この患者さんは中年女性で喫煙歴があり、増悪する息切れがあり、長期の、おそらくはコン

トロール不良の高血圧があります。夜間発作性呼吸困難はありません。過去に狭心痛や心筋梗塞はありません。診察上、喘鳴はありましたがクラックルはなく、頸静脈は張っておらず〔頸静脈怒張 (jugular venous distention : JVD)〕、脚に浮腫もありません。JVDと下腿浮腫は右心不全を示唆し、彼女の症状は左心不全を示唆しています。しかし、多くの場合、右心不全と左心不全は併存しており、右心不全の最大の原因は左心不全なのです。胸部レントゲン写真はまだされていませんが、これも必要でしょう。私たちは、彼女のうっ血性心不全の検査前確率を10%と感じました。

図A.4では、検査が陽性のときの数字の応用です。

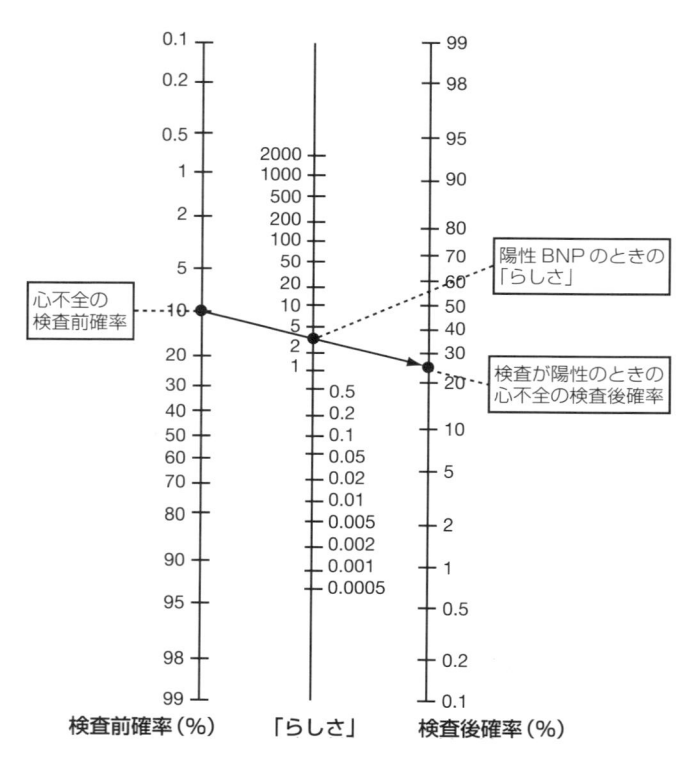

図 A.4　陽性 BNP のノモグラム

図 A.5 では、検査が陰性のときの数字の応用です。

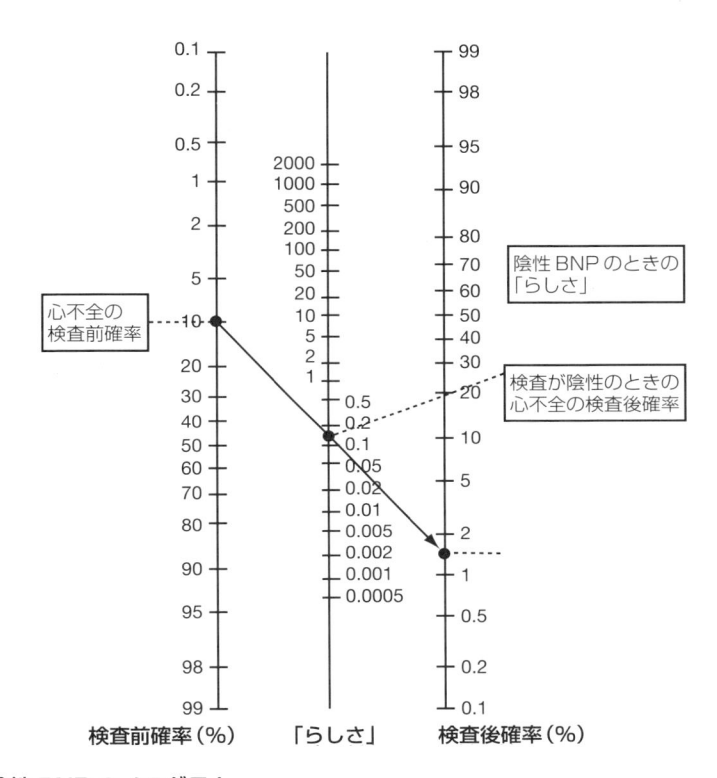

図 A.5 **陰性 BNP のノモグラム**

もし検査が陽性だと、患者さんには心不全の可能性が 25%あります。検査が陰性だと、心不全の可能性は 1.5%となります。

患者さんが意思決定するのを手伝う (assist)

- **医者** ● コーエンさん。研究結果を見ると、医学生があなたに話した検査をオーダーすると、陰性のときだけ役に立ちそうです。検査が陽性のときには、今以上「うっ血」の情報は得られません。この検査にできることについて、あなたのお考えをお聞かせください。
- **患者** ● うっ血は心配です。私にうっ血があるかどうやったら確認できるんでしょう？
- **医者** ● そうですね、研究論文から、どうやればよいのかわかると思います。研究者たちは診察、レントゲン、心エコーなどから情報を集めました。うっ血の診断は医者の臨床的な印象から決められたのです。このテクノロジーの世界でなぜ、と思うかもしれませんが、注意深くお話を聞いて診察し

て、簡単な検査をするだけが一番正確なのです。これを用いてうっ血の検査を吟味しているのです。
- ●患者● ということは、私には知りえないということでしょうか？
- ●医者● この前お話ししたとき、あなたは「うっ血」は死と同じようにお話ししていましたね？
- ●患者● はい……
- ●医者● 一番良い検査は医者の臨床的な意見です。あなたが息ができないのは喘息のためだと思います。喘息を治療して、後で異なる検査をして、喘息があるかを確認したら、うっ血がないことを信じてくれますか？
- ●患者● なんか混乱してきました。
- ●医者● 混乱させてすみません。どの辺を説明しましょうか？
- ●患者● 検査はわたしにうっ血があるかどうか言えないとおっしゃるんですか？
- ●医者● そうです。うっ血があるかを決定する最良の検査はお話と診察なんです。検査にできることは、うっ血の可能性がさらに小さくなるということだけなんです。この検査をオーダーする問題点は、もっと混乱が起き、あなたがさらに心配することです。今ある診断に私は自信があります。私たちを混乱させるような検査をオーダーするリスクを犯す必要はありません。検査は検査を呼び、それはあなたに害を及ぼす可能性もあるのです。
- ●患者● 一番いいのは、先生を信頼することなんですね？
- ●医者● 私を信頼してくださいますか？
- ●患者● うーん、夫を診ていた先生たちは私と話をしようともしませんでした。質問するのもとても怖かったです。うっ血がわかる検査があれば良いと思いますが。でも、医学生が言った検査がそれができないと先生がおっしゃるなら、検査はしたくありません。詳しく診察してくださいね。うっ血がありそうなら、教えて下さいね。
- ●医者● もちろんです。二週間後にまたお目にかかりましょう*。

---

* 訳注—この話は、「いい話」なのだが、ちょっとずるい。元論文の診断のゴールド・スタンダードは単なる医師の病歴と診察だけではない。二人の専門医（cardiologists）であり、方法をよく読むと、その後の入院経過やより侵襲性の高い検査、たとえば、心臓カテーテル検査の結果なども、専門医の診断という判断に用いられている。研究解釈において「何の話」をしているのかはきわめて大事で、研究で行われていることと自分たちの現場の違いを認識するのも著者らが正しく指摘しているようにきわめて大事だ。論文の「ゴールド・スタンダード」とクリニックの臨床判断は等価ではない。だから、このケースの医者はずるいと訳者は思う。

まぁ、「方便」として、あえてそこは隠すというやり方は、訳者個人にはわからないでは、ない。でも、著者たちはそういう「方便」を主張していたんだっけ、とは思う。あと、検査前確率が10%から1.5%になるのも、一つの「価値」ではあるから、そんなに医学生の面子を潰すようなことをしなくてもなぁ、とも思う。

付録 B

患者さんの心配を理解するため適切な情報を得る (acquire)。

- ●**医者**● おはようございます、イングルさん。ご夫妻一緒においでになりましたね。今日の調子はいかがですか？
- ●**患者の妻**● 夫のことが心配なんです。調子が良くないようなのです。認知症が悪くなっているんだと思います。ご存知のように、もうあまり歩けないんです。最近はじっと座ってばかりです。ただ座ってテレビを見ているのです。二日前、右脚をゆらゆら揺らしていました。けがをしてしまいそうでした。うめいていることもあります。脚を触ると、大きな声で呻くんです。
- ●**医者**● 脚には何かしましたか？
- ●**妻**● 心配だったので、日曜日に救急に連れて行きました。検査をして、血栓があると言われました。ここに書類があります。
- ●**医者**● それは怖かったでしょう。
- ●**患者**● はい、血栓で死ぬ人もいるんですよね。
- ●**医者**● 治療も開始されましたか？
- ●**妻**● 薬（ワルファリン）を出されました。あと、注射も（低分子量ヘパリン）。1日2回彼に注射しなければなりません。まだ注射していませんが。普通、血栓があると入院しないのでしょうか？
- ●**医者**● 昔は血栓があれば入院していました。この注射が発明されて、自宅での治療も可能になったのです。
- ●**妻**● はっきり言って、もう病院に入院させたくないんでしょ。安上がりにしようと思って。
- ●**医者**● ── 沈黙

── 沈黙

── 沈黙

- ●**妻**● 大事なスティーブにベストの治療をしてほしいんです。まだ死んでほしくないんです。この注射っていいんでしょ。
- ●**医者**● 注射がどのくらいよいか、みつけてみましょう。

適切な臨床質問を尋ねる (ask)

　患者さんは治療について心配しています。夫が入院すべきか（未分画ヘパリン点滴）を尋ねているのです*。私たちは PICO 質問を次のように作ることができます：

P＝Patient population（患者）＝深部静脈血栓（deep vein thrombosis：DVT）
I＝Intervention（介入）＝低分子量ヘパリン（low molecular weight heparin：LMWH）
C＝Control therapy（コントロール）＝未分画ヘパリン（unfractionated heparin：UFH）
O＝Outcome（アウトカム）＝死亡率

低分子量ヘパリンは、未分画ヘパリンと比較して、深部静脈血栓の死亡率を減らすでしょうか？

質問に答えるため、情報にアクセスする (access)。

Google Scholar 検索用語は、臨床質問から直接出ます。

　Google Scholar 検索用語：low、molecular、weight、heparin、deep、vein、thrombosis、mortality。

最初の Google Scholar サマリーは関係ありそうです。外来での低分子量ヘパリンと入院患者の未分画ヘパリンを深部静脈血栓症について比較しています。しかし、リンクをフォローすると、この論文のエンドポイントは、血栓塞栓症の再発で、死亡率ではありませんでした。私たちの患者さんは死亡率低下に関心があるのです。

　二番めの Google Scholar のサマリーも適切に見えます。論文のアブストラクトにリンクをフォローしました。この論文もやはり、血栓塞栓症の再発と出血をみていました。死亡率はエンドポイントではなかったのです。

　三番目の Google Scholar のサマリーは、最初の二つ同様、関係ありそうに見えました。最初同様、リンクをフォローすると、エンドポイントは患者さんの心配には関連していませんでした。エンドポイントは血栓塞栓症の再発、出血、人生の質（quality of life）、そしてコストだったのです。

　四番目の Google Scholar のサマリーもまた関係ありそうでした。アブストラクトへのリンクを進むと、これは 16 研究のメタ分析でした。エンドポイントの一つは死亡率でした。論文が発表されたのは 1994 年でした。もっと関係ある、もっと新しい情報が必要でした。このことを心に留めつつ、さらに進みます。

　スクリーンをスクロールしていき、六つ目の Google Scholar サマリーはコクランのシステマティック・レビューでした。コクラン・コラボレーションはエビデンス・ベイスド・

---

*訳注—アメリカでは、一般に点滴薬の必要の有無が入院の適応を決めることが多い。「低分子量ヘパリン使用、かつ入院」というオプションはあまりないのだ。また、その点滴すら最近は自宅で行われることが多い。たとえば、自宅での点滴抗菌薬療法は OPAT (outpatient parenteral antimicrobial therapy：オーパットと読む) と呼ばれる。

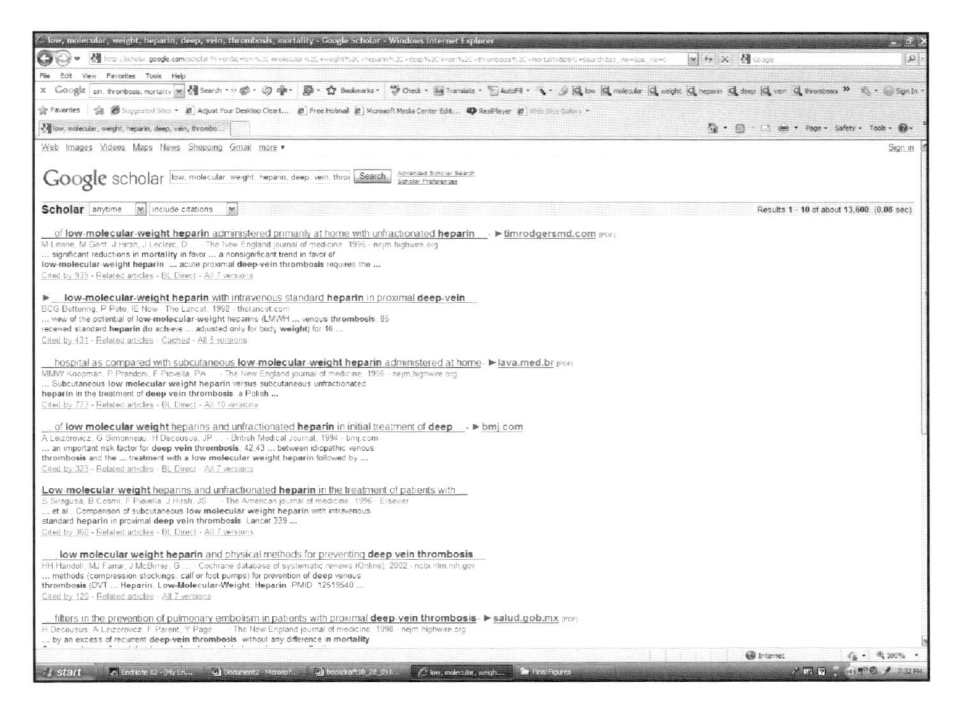

図 B.1　深部静脈血栓症 (DVT) 治療の Google Scholar 検索

メディシンの最も突出した権威の一つです。与えられたテーマについて、彼らはすべての情報を、かなりの詳細に吟味します。この問題にコクランのレビューがあるという事実。私たちの検索はここで止めても良いでしょう。コクランはエビデンスの一番権威のある情報源なのです。論文をみつけました。コクラン・レビューです[1]。

現実世界では、ここで私たちはコクラン・レビューを用いて患者さんに意思決定してもらうでしょう。しかし、ここではプロセスを明示し、次のステップに進むために、私たちはとりあえず、「固定された投与量で、体重に関係なく投与される皮下低分子量ヘパリンと投与量を調整した未分画ヘパリン点滴療法の、近位静脈血栓症の初期治療」を見ることにしましょう。これはコクラン・レビューに使われていた論文の一つです。ここからこの論文を使って残りの議論を行いましょう。

情報の妥当性を吟味する (assess)

1. 患者の振り分けは本当にランダム化されていたか？
はい。これはスタディー・デザインのところに書いてあります。

2. すべての臨床的に意味のあるアウトカムが報告されていたか？

一次アウトカムは、この著者によると DOE です。Marter スコアを静脈造影を繰り返して計算したのです。こんなものに意味があるのでしょうか？ 二次アウトカムは関係あるものです。これは複合アウトカムですが、死亡もまた別に報告しています。適切なアウトカムの測定です。

3. 研究の患者はあなたの患者と似ているか？

いいえ。これは入院患者の静脈塞栓サービスにおける患者から選抜されたのです。私たちの患者さんは外来患者です。

4. 臨床的、統計的有意差の両方が検討されていたか？

統計的には、両者に死亡率の有意差はありませんでした。

5. 治療方法は現場で使えるものですか？

はい。私たちはよく低分子量ヘパリンを使っています。

6. 研究に採用された患者すべてが計算されていたか？

はい。数はつじつまが合っています。

7. 患者はランダム化されたグループで分析されていたか？

はい。intention-to-treat 分析が使われています。

8. すべての患者、医療者、研究者にブラインド化がかけられていたか？

いいえ。ここは重要です。しかし、このような医薬品でそれが可能でしょうか？ 未分画ヘパリンでは、点滴に加え、患者さんは 4～6 時間おきに PTT を測定されます。低分子量ヘパリンでは皮下に毎日注射します。このような問題を回避するには、プラセボの点滴とプラセボの注射を用意し、6 時間おきにすべての患者の PTT 検査を行わねばなりません。医師はブラインド化できません。検査結果へのアクセスがありますから。本当によくデザインされた研究では、医師を二群用意し、検査結果にもブラインドをかけることは可能でしょう。プラセボの点滴も量調節をし、治療医のブラインドを保つのです。ブラインド化されていない研究はとても研究の価値を弱めてしまいます。この論文は放射線科医が繰り返す静脈造影を読影する点に着目しています。しかし、血塊が小さくなったかどうかなんてどうでもよいではないですか。私たちはむしろ二次アウトカムに興味があります。そこには、治療者はブラインドがかけられていなかったのです。患者も、そうでした。ブラインド化がなされていないので、バイアスの可能性はあります。出血が重篤だったかどうか、決めるのは誰だというのでしょう？ 再発疾患のワークアップをするか決めるのは

誰でしょう？　この研究でブラインド化がなされていないのは、問題なのです。

9. 実験的介入以外に、両群は等しく取り扱われていたか？

いいえ。介入群とコントロール群は治療以外にも多くの点で違いがあります。このようなケアの違いは結果を歪めてしまいかねません。もし、一群のフォローがよりしっかりしていたら、イベントはみつかりやすくなるでしょう。患者さんもより積極的に、介入薬以外の治療を提供されるかもしれません。

患者さんの問題に情報を応用する (apply)。

レビューした一つの論文を使い、死亡率減について、number needed to treat (NNT) を計算しようとしています。そして、これをコクラン・システマティック・レビューと比較するのです。

個別の論文における number needed to treat

表 B.1 は一つの研究の死亡率の結果をまとめたものです。死には三つのカテゴリーがあります。初期治療時の死亡、六か月以内の死亡（研究の長さ）、そして全死亡です。私たちの患者さんは全死亡に関心があります。彼が生きるのか、死ぬのか。"n" は両群の患者総数を意味しています。(%) は括弧の中の数字が測定アウトカムのパーセンテージであることを意味しています。つまり、(4.5) は未分画ヘパリングループ患者の 4.5% が六か月のフォローアップ期間中に死亡したということです。

表 B.1　一つの研究の結果のサマリー

	低分子量ヘパリン n = 265 (%)	未分画ヘパリン n = 273 (%)
初期治療時の死亡	0	3 (1.1)
六か月のフォロー中の死亡	6 (2.3)	12 (4.5)
全死亡	6 (2.3)	15 (5.5)

(Harenberg J, Schmidt J, Koppenhagen K, et al. Fixed-dose, body weight-independent subcutaneous LMW heparin versus adjusted dose unfractionated intravenous heparin in the initial treatment of proximal venous thrombosis. *Thromb Haemost.* 2000 ; **83** : 652-6.)

私たちは次のように NNT を計算できます：

$$\text{NNT} = \frac{1}{\text{ARR}}$$

絶対リスク減（absolute risk reduction : ARR）の計算は：

$$\text{ARR} = \frac{\text{コントロール群の測定された}{\text{イベントが起きた患者数}}}{\text{コントロール群患者総数}} - \frac{\text{治療群患者の測定された}{\text{イベントが起きた患者数}}}{\text{治療群患者総数}}$$

上記の方程式に数字を当てはめ：

$$ARR = \frac{15}{273} - \frac{6}{265}$$

$$ARR = 0.055 - 0.023$$

$$ARR = 0.032$$

これを NNT に変えると：

$$NNT = \frac{1}{0.032}$$

$$NNT = 31$$

したがって、未分画ヘパリンの代わりに低分子量ヘパリンで31人の患者を治療すると、一人の命が救えるのです。ただし、この number needed to treat は質の低い研究によって得られたものです。コクラン・レビューのデータを使うとどうか、次に見てみましょう。

コクラン・レビューの number needed to treat
コクラン・レビューのアブストラクトには次のようにあります。

> 九つの研究（に n＝4,451）が近位血栓症について吟味された。2,192人の参加者が低分子量ヘパリン群（LMWH）、2,259人の患者が未分画ヘパリン（UFH）であった。サブグループ分析によると、血栓の合併症や主要な出血は LMWH で統計的に有意な減少がみられた。フォローアップ終了時、LMWH で治療された80人（3.6%）に血栓合併症があり、UFH では143人（6.3%）であった〔オッズ比（odds ratio：OR）＝0.57、95%信頼区間（confidence interval：CI）＝0.44〜0.75〕。主な出血は LMWH 群で18人（1.0%）、UFH で37人（2.1%）であった（OR＝0.50、95% CI＝0.29〜0.85）。九つの研究では（n＝4,157）、統計的に有意な死亡の減少を LMWH 群にもたらしていた。フォローアップ終了時、LMWH 群の3.3%（70 / 2,094）が死亡し、UFH 群では5.3%（110 / 2,063）であった（OR＝0.62, 95% CI＝0.46〜0.84）[1]。

さて、私たちの患者さんは死亡に関心があったのでした。最後の行で、著者は低分子量ヘパリンで治療する患者2,094人中70人が死亡し、未分画ヘパリンでは2,063人中110人が死亡していました。これらの数を使い、絶対リスク減を以下のように計算しましょう：

$$ARR = \frac{110}{2,063} - \frac{70}{2,094}$$

$$ARR = 0.053 - 0.033$$

$$ARR = 0.02$$

ここから number needed to treat を計算します：

$$\mathrm{NNT} = \frac{1}{0.02}$$

NNT = 50

したがって、私たちは低分子量ヘパリンで 50 人治療すれば、未分画ヘパリンと比べ、DVT の治療で一人の命を救うことができるのです。これは前の単独の研究よりも少し高い数字です。患者さんと話すときはどちらを使いましょう？ コクラン・レビューは個々の研究よりも、さらに正確です。ですから、私たちは number needed to treat 50 をこの患者さんとの話に使うことにしました。

患者さんの意思決定を手伝う（assist）。

- **妻** ● では、私が彼に注射してもいいんですね？
- **医者** ● 実は、あなたが注射したほうがいいのです。研究によると、注射のほうが病院の点滴よりも死亡率が低いのです。
- **患者** ● 思いもしなかったことです。調べてくれてありがとうございます、先生。

文献

1　Van Dongen CJ, van den Belt AG, Prins M, *et al.* Fixed dose subcutaneous low molecular weight heparins versus adjusted dose unfractionated heparin for venous thromboembolism (Review). *Cochrane Library.* 2008(4).

付録 C
ヒポクラテスの誓い[*]

「私は厳粛にここに誓います。最も神聖な誓いです：
医の職に忠誠を誓います。他の同僚たちにも正しく、かつ寛容であります。
得られた知識や技術は同僚たちと、次世代の医師たちと共有します。
実直に、そして名誉にかけて、私は自分の人生を生き、アートを実践します。
どのような家に入っても、力の限りを尽くして病人のために最善を尽くします。悪から、堕落から、他者の悪徳の誘いから自らを遠ざけます。
私は自分のアートを、患者の利益のためにだけ用います。間違った目的のためには薬は出さず、手術をしません。たとえ頼まれても、です。ほのめかすことすらいたしません。
患者の人生について私が見聞きしたものは、誰にも口外しません。秘匿は絶対のものです。
これらを私は誓います。私は自分の誓いに忠実であり続け、その結果、私に幸運や評判が訪れますように。偽証すれば、逆のことが起きるでしょう。

---

[*] **訳注**—もともとヒポクラテスの誓いは紀元前5世紀にギリシア語イオニア方言で書かれたものだそうだが（Wikipediaによる）、英訳にはいろいろなバージョンがあるらしい。本書のそれもまた一バージョンであり、これを訳出した。

訳者あとがき

　本書をお読みいただいた皆さん、ありがとうございます。まずはここから読み始めた皆さん、こんにちは。
　のっけから私事で申し訳ないのですが、ぼくは統合という言葉がとても好きなのです。
　もともと医学部に入ったのも、自然科学と社会科学の統合的な勉強をしたかった、というのが最大の理由でした。人命を救い、社会に貢献し、といったヒューマンで高尚な動機はなかったんです。申し訳ないですが。一見対立概念と思われるものもそうでもないんじゃいか、という「信念」みたいなものがぼくにはあります。アメリカと日本の違いばかり皆気にするけど、実は両国は結構似たもの同士なんじゃないか、という「信念」というか直感がもとになって『悪魔の味方―米国医療の現場から』と続編『真っ赤なニシン―アメリカ医療からのデタッチメント』は書かれました（いずれも克誠堂出版）。オランダと日本の感染管理、耐性菌対策の同一と差異に注目し、『オランダでは何故MRSAがいないのか？　差異と同一性を巡る旅』（中外医学社）が書かれました。医者‐患者関係と言ったって、それは一般的な人間関係の延長線上にしかないんじゃないの、という観点から『患者様が医療を壊す』（新潮選書）が生まれました。「モノ」と「コト」の恣意的な、構造主義的な関係性を基盤に『感染症は実在しない―構造構成的感染症学』（北大路書房）や『構造と診断―ゼロからの診断学』（医学書院）は書かれました。「統合」はぼくのライフワークと呼んでも良いかもしれません。現在、ジェネラリストとスペシャリストの統合を目指したジェネシャリストという概念を構築中で、これはいずれ皆様のお目にかけようと思っています。
　さて、あちこちで何度か同じことを書きましたが、カントは、あらゆる自然研究者は二つのグループに分類できると『純粋理性批判』のなかで述べました。同質性の原理により関心をもつグループと、特殊化のほうに傾くグループの二つです。折口信夫はこれを「類化性能」と「別化性能」という表現で分類しました。ぼくはより「同質性の原理」に関心をもち、「類化性能」が強い人間なのだと思います。どれとこれはこう違って……というよりは「あれもこれも似たようなもんじゃないか」的な発想が多いのです。
　というわけで、Meza、Passerman両氏がナラティブとエビデンス・ベイスド・メディシンを統合するという野心的な試みを書籍にしたとき、「これや！」と体温が数度高まっ

たのは当然なのでした。Rita Charon が紹介文を書き、また彼女が本文中に引用されていたのも、本書への興味を引き寄せた理由の一つでした。彼女の書いた『ナラティブ・メディスン』（斎藤清二ら訳、医学書院）を興味深く読んだからでした。ナラティブ・ベイスド・メディシンとしなかったところがシャロン先生、わかっているなぁ、とひとりごちたものです。なんとかベイスド (based)、という言い方には、「こちらの立場」という立場性が内包されています。「あちらは私とは違う他者だよ」と自己と他者を区分けし、自己の優越性をもって他者をこき下ろすようなニュアンスがほのめかされています。それは「統合」とは真逆の観念です。シャロン先生がなんとかベイスドと言わなかったところは、まさに本書の「統合」が前提にあったのではないかとぼくは思うのです。

　本書は認識論など、なかなかややこしいところから議論を開始し、ナラティブのなんたるかを示し、そしてエビデンス、特に求める文献の検索方法と吟味の仕方をケースを用いて追体験する内容です。その後、パートⅢでさらに理論的な説明が理解の助けになるよう付け加えられています。本書を読むと、なるほど、ナラティブなくしてエビデンスなし、エビデンスなくしてナラティブなしなんだなぁ、と思います。両者は補完的なのではなく、一連の流れとして医療の実践のプロセスにビルドインされているものなのだ、と実感できます。

　著者らが書いているように、本書はあくまでも西洋の（というかたぶんアメリカの）文化的背景に則って作られた診療理念です。したがって、本書をそのままコピー・アンド・ペーストしても我々の診療はうまくいかないだろうことは、読者の皆さんもご理解いただけるでしょう。たぶん、我々日本社会の医療では、ここまでクドクド言語化していくと、むしろ人間関係的には結構キュウキュウになってしまうでしょう。日本では、もっと沈黙が多く、より説明的にならないような対話が望ましいと思います。まぁ、本書の「魂の部分」をご理解いただければ、そこは問題ないでしょう。表面的なところだけをすくい取ろうとしてしまうと、まず診療はうまくいかないです。

　まぁ、それを差し引いても著者らの態度には「なんだかなぁ」と訳していてウンザリさせられるようなところも、なくはありませんでした。まず、エビデンスへの（ぼくからみると）過度な偏重です。エビデンスなくして診療なし、的な態度がそこはかとなく感じられます。「サブグループ解析はみなくてよい」みたいな、「バッサリ」な態度はいかがなものか。確かに、画像や検査ばかり追いかける、彼らが言うところの DOEs はアメリカでも日本でも乱用されがちですし、そういう現状に警鐘を鳴らしたい気持ちはわからないでもありません。でも、エビデンスに代表されるクリーンなデータは、目の前の患者にピッタリフィットしないことが多いのもまた事実です。そういうときは、DOEs も補完的に活用して（それ単体ではうまくいかなくても）合わせ技的に活用することは可能なのです。ナラティブとエビデンスが統合可能なように、（ある種の）DOEs と POEMs も仲良くやっていく方法はあるんじゃないか、と類化性能の強いぼくは思ってしまいます。ここだけの話、ちょっと真面目さが過ぎるプライマリケア医にはこのタイプが多いですね。「そんなのエビデンスないよ」とバッサリ切ってしまう、evidence based medicine ならぬ

evidence biased medicine です。情報は、白黒はっきりした二元論的なものではありません。DOEs も「文脈依存的に」、「括弧を付けて」活用すればよいのであって、そこまで敵視する必要はないと思います。

　同様に、著者らの文章から強くにじみ出る専門家嫌いもぼくには鼻をつきました。そんなにボロクソに言わんでもいいやん、と訳していて何度も思いました。まぁ、もしかしたら著者らの周辺にはそういうダメダメな専門家しかいないのかもしれないけれど、それはそれで不幸な話ですね。自画自賛で申し訳ないけれども、上述の「ジェネシャリスト」というコンセプトではこのようにありがちなジェネラリストとスペシャリストの対立概念を解消させ、統合させることを目論んでいます。これだけ integration に優れた Meza と Passerman にしてそうなのだから、自らの内部にあるバイアス（エビデンス・ベイスド・メディシンの隠れた最大の敵）というのはいかに御しがたいものなんでしょうね。

　まぁ、ちょっとクサしはしましたが、全体としては本書はとても画期的な本で、ナラティブに慣れた人にも、エビデンスに馴染んだ人にも、そしてどちらにも疎遠な人にも、ぜひ一度お読みいただきたいと思います。ぼくのみるところ、このような統合したコンセプトは性、人種、文化、世代、地域、イデオロギー、ポリシー、宗教がくっきり色分けされているアメリカよりも、そこはやんわり……な日本のほうが馴染み深い……少なくともそういう可能性はあると思います。「統合」は医療という世界に馴染みの良い、非常に重要なコンセプトです。そして最終的には、我々医療者と患者も統合的に、同じ場所で、同じ方向を向き、同じアウトカムを目指してともに歩んでいくのですから。

2013 年 2 月　春遠からじ神戸より

岩田　健太郎

索引

和文索引

あ
アウトカム 30
アドヒアランス 116
アブストラクト 53, 137
アメリカ・バリント協会 8

い
医者−患者関係 7〜9, 62, 130, 174, 180, 191, 205, 207, 210, 223, 224
意思決定のシェア 102, 180
意味をなすこと 239
癒し 198, 213, 214
癒し手 11, 118, 206, 208, 214, 215, 222
医療のコモディティー化 218

え
英国前向き糖尿病研究（UKPDS trial） 28
疫学探索 68
エピステモロジー（認識論） 6
エビデンス
　── ・データベース 132
　── の吟味 91
　── のレベル 75
エンパシー 117

お
横断研究 68
行う分析 10
オープンラベル・トライアル 145
思い出しバイアス 69

か
解釈モデル 11
介入 30
会話分析 10
案山子分析 146
確率 144
括弧付きの xiii, xxviii, 20, 34, 61, 82, 98, 110, 124, 128, 139, 163, 172, 191, 233
カテゴリカル 143
関係性中心のケア xiv, 102
患者−医師関係 7〜9, 62, 130, 174, 180, 191, 205, 207, 210, 223, 224
患者さん 30
　── の意思決定 101, 174, 182
　── の意思決定を手伝う 253, 261
　── の懸念 24, 115, 125
　── の物語 6
　── を支持する 237
患者主体で意味のあるエビデンス（POEMs） 28
患者中心のケア 102
患者の振り分け 145, 158
感度 85
換喩的 189

き
記述統計学 143
帰無仮説 144
共通の定義 180
キーワード
　── を選ぶ 46
　── を試す 47

く・け
組み合わせエンドポイント 145

経験主義　xv
ケース・コントロール・スタディー　69
ケース・レポート　67
研究努力　65
研究の質を見積もる　64
検索　39
検査結果の再現性　74, 250
検査後確率　90
検査属性　30
検査前確率　89, 97
現実主義　xv

こ
構造の分析　10
コクラン・レビュー　260
個別な身体　198, 201, 200〜202
コホート・デザイン　69
コミュニケーション・スキル　7
コモディティー化（商品化）　xviii, 217, 218
　　——，医療の　218
ゴールド・スタンダード　72
コントロール　30
コンプライアンス　116

さ・し
採用　73
探しまくる　39

ジェネラリスト
　　——の知識　210
　　——の理解　210
システマティック・レビュー　70
疾患ベースのエビデンス（DOE）　28
実験的介入　149, 259
実証主義　xv
質問
　　——に関係ある情報　130
　　——に対する情報の適応　236
　　——のタイプ　29
自分を開示すること　41
社会的身体　200, 201, 204
従順な身体　207
十分な情報を得る　115
終末期ケアのコスト　230
受信者動作曲線　30
出版バイアス　147
条件次第の　xiii, xxviii, 21, 34, 61, 82, 98, 111, 124, 128, 140, 163, 173, 191, 233

商品化（コモディティー化）　xviii, 217, 218
情報
　　——集め　131
　　——にアクセスする　36, 130, 134, 236, 247, 250, 256
　　——の質の吟味　64, 141, 236
　　——の妥当性を吟味する　257
　　——を獲得する／得る　236, 245, 255
　　——を吟味する　45
症例のナラティブな解釈　17, 108, 122, 189, 233
症例報告　67
除外基準　73
職業　220
人類学的理論　200

す
推奨強度分類（SORT）　76
推測統計学　143
スチューデントのtテスト　143

せ
製薬産業　141
絶対リスク減（ARR）　166
絶対リスク増（ARI）　168
選択バイアス　147

そ
臓器年齢，コミュニケーション・ツールとしての　177
創始者効果　204
相対主義　xv
相対リスク　169
それ知識　209

た
タイム・マネジメント　61
正しいキーワードを選ぶ　42
立ち現れる　xiii, xxviii, 21, 34, 61, 82, 99, 111, 124, 128, 139, 163, 172, 178, 180, 181, 191, 201, 207, 223, 233, 236
探求の車輪　210

ち・て
知識系統のヒエラルキー　7
治療のオプション　178

データ
　　——の嗅ぎ回り　68
　　——の地引き網　68

テーマの分析　10

と
統計学　143
統計的有意差　16, 65
特異度　85
独立変数　144
ともに構築されたナラティブ　9, 10, 12, 25, 26, 32〜34, 45, 62, 65, 67, 71, 77, 82, 85, 87, 94, 102, 104, 116, 119
ドラマ　5
トランスレーショナル・プラクティス　217
トランスレーショナル・リサーチ・ロードマップ　xvii
取り出し　39
ドロップアウト率　148

な
七つ目のA　237
ナラティブ
　——　なリーズニング　180, 181
　——　における科学　118
　——　の糸　119
　——　の解釈　10
　——　の構造　4
　——　の失敗　231
　——　のジレンマ　5, 12, 24, 179, 243
　——　の身体化　198
　——　の転換　103
　——　のひねり　103, 123
　——　のプロット作り　25
　——　の分析　10
ナラティブ・エビデンス・ベイスド・メディシン　xvii
ナラティブ・コンピテンス　xx, 8
ナラティブ・パワー　9

に・の
2×2表　209
ニュメラシー　179
認識論（エピステモロジー）　xvi, 6, 175
認識論的不確かさ　175
認知の産物　176

ノモグラム　131

は
発見　39

バリント・グループ・セッション　8
パワーダウン　203

ひ
悲哀　215
ビジュアルな分析　10
ヒポクラテスの誓い　262
標準偏差　143
表面的妥当性　65
非ランダム化比較試験　69
比率　143

ふ
不確かさ　175
プライマリケア医学アブストラクト　66
プライマリケアをベースにする研究ネットワーク（PBRN）　147
ブラインド化　149, 162, 258
ブラインド比較　72
プロット　4
プロフェッショナリズム　217, 218, 231
文脈依存的な　xiii, xxviii, 21, 34, 61, 82, 99, 111, 124, 163, 191, 233

へ
平均　143
米国政府ヘルスケア研究質機構（AHRQ）　147
変数　144
　——, 従属　144
　——, 独立　144

ほ
ボディー・ポリティクス　198, 200, 201, 205, 207, 208
ボディー・ランゲッジ　176

み・む
三つの身体　200, 202
ミラーニューロン　118

六つのA　xxi, 118

め・も
メタファー　4
メタ分析　70, 139
メディケア　218

もしもの振り返り　181

ゆ・よ

有用性方程式　38

予期しながら回顧する　103
読み手－反応理論　xvi
寄り添う　237

ら

らしさ（LR）　86〜91, 96, 131
ランダム化　145
ランダム化比較試験　69

り

リサーチ・クエスチョン　72
リソース　132
リッカート尺度　143
理論構築　85
臨床ケースシナリオ　46, 135
　── への応用　32, 46, 94, 127, 135, 150, 171
臨床的質問　24, 30, 46, 125
　── に情報をアプライする　84, 94
臨床的に意味が（の）ある　65
　── アウトカム　145, 159
　── 質問を問うこと　236, 246, 256

わ

枠組み　181
私たち知識　209
私知識　209

欧文索引

A

abiding　237
absolute risk increase (ARI)　168
absolute risk reduction (ARR)　166, 260
ACCORD 試験　134
access　119, 236, 247, 256
ACP Journal Club　133
acquire　118, 236, 245, 255
ADVANCE 試験　134
Advanced Google Scholar 検索／Advanced Search　41, 248
all related　41
American Balint Society　8
anticipatory retrospection　103
apply　236, 251
as if retrospection　181
ask　119, 236, 246, 256
assess　119, 236, 250, 257
assist　119, 237, 253, 261

B

Balint Group sessions　8
Balint 作業　215

C

Centre for Evidence Based Medicine　131
clinically significant　65
cognitive artifact　176
combination endpoint　145
contexual　xiii, xxviii, 61, 82
contingent　xiii, xxviii, 61, 82
control　30

D

data
　── dredging　68
　── snooping　68
descriptive statistics　143
dialogic analysis　10
disease oriented evidence (DOE)　28
docile body　207
drama　5

E

effectiveness　158

efficacy 158
emergent xiii, xxviii, 61, 82
empathy 117
empiricism xv
emplotment 25
epistemologies 6
exclusion 250
——— criteria 73
explanatory model 11

F
face validity 65
finding 39
Foraging 39
founder effect 204
frame 181

G
Google Scholar 36, 37, 130
——— のサマリーを吟味する 49〜53
——— フィルター 55

H・I
healing 213

inclusion 73, 250
individual body 198
inferential statistics 143
intention-to-treat 分析 148
intervention 30

L・M
likelihood ratio (LR) 86〜91, 96, 131

Mark Ebell 39
Mattingly 183, 204
Medline 37
metaphors 4
Methods 148
metonymically 189

N
narrative
——— analysis 10
——— embodiment 198
——— interpretation 10
null hypothesis 144
number needed to harm (NNH) 168

number needed to treat (NNT) 85, 165, 177, 259, 260

O・P
outcome 30

p 値 144
pathos 215
patient 30
patient centered care 102
patient oriented evidence that matters (POEMs) 28
performative analysis 10
PICO (patient, intervention, control, outcome) 30, 126, 256
——— 質問 256
Platt 夫妻 117
PLCO 試験 134
plot 4
positivism xv
primary care based research networks (PBRN) 147
Primary Care Medical Abstracts 66, 133
profession 220
PubMed 37, 60, 138

R
ratio 143
realism xv
recall bias 69
receiver-operator curve 30
Related article 55
Related Citations 39, 249
relative risk 169
relativism xv
retrieving 39

S
searching 39
self disclosure 41
sensemaking 239
shared decision making 102, 180
shared definition 180
situated xiii, xxviii, 61, 82
SnOut 86
statistically significant 65
Strength of Recommendation Taxonomy (SORT) 76

―― 基準　162
Studentのtテスト　143

T
T1　xvii
T2　xvii
T3　xviii, 223
test characteristics　30
thematic analysis　10
TRIP (Turning Research into Practice)　132
tructural analysis　10

U・V
UK Prospective Diabetes Study (UKPDS trial)　28
United States government Agency on Healthcare Research and Quality (AHRQ)　147

visual analysis　10

ナラティブとエビデンスの間
括弧付きの、立ち現れる、条件次第の、文脈依存的な医療

定価（本体3,400円＋税）

2013年5月9日発行　第1版第1刷 ©

著　者　ジェイムズ P. メザ，ダニエル S. パッサーマン

訳　者　岩田健太郎

発行者　株式会社 メディカル・サイエンス・インターナショナル
　　　　代表取締役　若松　博
　　　　東京都文京区本郷1-28-36
　　　　郵便番号113-0033　電話(03)5804-6050
　　　　印刷：日本制作センター／表紙装丁：福富優子（ORIGINAL POINT）

ISBN 978-4-89592-743-7　C3047

本書の複製権・翻訳権・上映権・譲渡権・公衆送信権（送信可能化権を含む）は(株)メディカル・サイエンス・インターナショナルが保有します。本書を無断で複製する行為（複写、スキャン、デジタルデータ化など）は、「私的使用のための複製」など著作権法上の限られた例外を除き禁じられています。大学、病院、診療所、企業などにおいて、業務上使用する目的（診療、研究活動を含む）で上記の行為を行うことは、その使用範囲が内部的であっても、私的使用には該当せず、違法です。また私的使用に該当する場合であっても、代行業者等の第三者に依頼して上記の行為を行うことは違法となります。

JCOPY 〈(社)出版者著作権管理機構　委託出版物〉
本書の無断複写は著作権法上での例外を除き禁じられています。複写される場合は、そのつど事前に、(社)出版者著作権管理機構（電話 03-3513-6969、FAX 03-3513-6979、info@jcopy.or.jp）の許諾を得てください。